PLAGUE OF CORRUPTION

幻冬舎MC

PLAGUE OF CORRUPTION

腐敗した医療製薬複合体による
ワクチン薬害

ジュディ・マイコヴィッツ
ケント・ヘッケンライヴェリー　著

まえがき　ロバート F・ケネディ Jr.

Dr. Judy Mikovits
& Kent Heckenlively, JD

FOREWORD BY ROBERT F. KENNEDY, JR.

伊藤裕幸　訳

PLAGUE OF CORRUPTION
RESTORING FAITH IN THE PROMISE OF SCIENCE
by Dr. Judy Mikovits & Kent Heckenlively, JD
FOREWORD BY ROBERT F. KENNEDY, JR.

Japanese translation rights arranged with Skyhorse Publishing, Inc., New York,
through Tuttle-Mori Agency, Inc., Tokyo

常に真実を求めて闘う勇者へ

自分の良心に反して行動するのは正しくないし、安全でもない。
それゆえ自分の言動を取り消せないし、今後取り消すこともない。
私はそのままであり変わることはない。神様、お助けください。

映画『Martin Luther』(1953年)より

目　次

まえがき

道徳を守る勇気と私たちの未来

ロバート F・ケネディ Jr.

「それでも地球は動く！」1615年当時の正統派学説では不動の地球が宇宙の中心にあった。その地球が太陽の周りを回転すると主張するガリレオの理論がローマの異端審問裁判で正当でないと切り捨てられ、審判席を去る時に彼が反抗的につぶやいた言葉である。主張を撤回しなければ、彼は有罪とされることになっていた。私たちはガリレオの闘いを暗黒で無知な、そして圧政君主の時代において、政府が推し進める迷信に対し個人が挑戦すればどれほど重大なリスクになるかという現実をあたかも古代の遺跡のように見がちである。ジュディ・マイコヴィッツ博士による本書は製薬会社と腐敗した政府官僚がその権力と利益を守るために推し進める硬直的な「正統派学説」が科学と政治において圧倒的な力を維持していることを明示している。

ジュディ・マイコヴィッツ博士はどのような基準の評価であっても、その世代における最も優秀な科学者の一人であった。彼女は1980年６月10日バージニア大学を化学の学士号を得て卒業し、アメリカ国立ガン研究所（NCI）においてタンパク質の化学研究者として科学者の道を歩み出し、生命を守るプロジェクト、インターフェロンの精製に携わった。彼女はその仕事の質と天才的ひらめきによりやがて男性支配の科学研究の世界の頂点へと進んでいった。マイコヴィッツはNCIにおいて、ヒトレトロウイルス研究分野でのパイオニアであるフランク・ルセッティ博士に出会い、その後20年間共同研究することになる。ルセッティは1977年にロバート・ギャロ研究所の責任者であったとき、バーニー・ポイズとの共同研究で最初のヒトレトロウイルス、HTLV-1（ヒトT細胞白血病ウイルス１型）を

発見し科学史に名を残した。レトロウイルスとは「無症状ウイルス」でエイズウイルスのように免疫システムを作動させずに体内に侵入する。このウイルスは何年も体内で悪さをせず、静かに宿ることがある。レトロウイルスは通常、その宿主を殺す前に免疫システムを破壊する。その結果多くのレトロウイルスはガンを引き起こす。レトロウイルスの作用の解明が急速に進み、ルセッティとマイコヴィッツの共同研究の成果と1991年にマイコヴィッツがジョージワシントン大学で博士号を授与されたことで、エイズウイルスの治療法が一変し、死刑宣告に等しかったこの病気が管理可能な病気になった。

マイコヴィッツが科学者としてキャリアを進めるにあたり障害となったものは彼女の科学に対する信念だった。彼女は常に個人的野望よりも科学への誠実性を優先した。ジュディ・マイコヴィッツは決して一般の健康問題の議論に加わることはなかった。彼女は自身を変節者とか革命的であるとか、決して考えなかった。ジュディの親族は大概が公務員か警察関係者だった。彼らの信念は勤勉さを尊び、権威へ畏敬の念を持ち、そして何よりも真実を語るというアメリカの根本原理にあった。この背景があるために、彼女は生まれつきの誠実さと信念を、たとえそれらが障害になったとしても、捨て去ることができなかった。

彼女はアメリカ国立衛生研究所（NIH）を退職後、アップジョン製薬会社に就職し、同社で爆発的に売れている牛乳を増量させるウシ成長ホルモンの安全性を証明するプロジェクトのリーダーになった。マイコヴィッツは社内にある化学式からヒトの細胞に前ガン性影響を与えることを発見し、直属上司からその発見を秘密にするようにと命令されたが、それを拒否した。マイコヴィッツの発見によるとその牛乳の中には至るところにそのホルモンが存在し、その牛乳を飲む女性に乳ガンを引き起こす可能性があるという。上司の命令を拒否したことで、アップジョン社での退職が早まり、彼女はNIHへ戻り、大学院にて研究をすることになった。ジュディがその後ウシ成長ホルモンに関して闘いを続けた結果、アップジョン社はこの製品を廃止せざるを得なくなった。

2009年には学界において、マイコヴィッツとルセッティは、当時２人ともまだNIHに所属していたが、彼らの率いるチームが、それ以前に知ら

れていなかったあるレトロウイルスと筋肉・脳脊髄炎、一般に慢性疲労症候群として知られる病気とに強力な関係性があることを発見した。予想されるようにレトロウイルスは特定の血液ガンとも繋がっていた。この共同研究者たちは、その数年前に前立腺ガン内のDNAの配列の中にウイルスを発見しており、そのウイルスをマウス白血病ウイルス（XMRV）と名付けた。

医療業界は慢性疲労症候群に罹るのは大部分が女性であることから、1980年代の半ばに発生して以来、怠け者の口実と考えていた。医学界の主流は慢性疲労症候群を「ヤッピーの風邪」と揶揄し、企業環境における強いプレッシャーのもとでプロフェッショナルになろうと頑張るキャリアウーマンにもともと心理的脆さがあるからだと見なしていた。マイコヴィッツの研究結果によると慢性疲労症候群に感染した女性の67パーセントにレトロウイルスが見つかり、他方健康な人間の中ではそのウイルスは4パーセント以下であることが証明された。

2009年10月8日マイコヴィッツとルセッティは近年発見されたマウス白血病ウイルス（XMRV）を初めて分離に成功し、しかもそれの慢性疲労症候群との関係を裏付ける衝撃的研究成果を論文としてサイエンス誌に発表した。彼女がマウス白血病ウイルスについて発表したことに対し、それを快く思わないガンの権威筋はガンと神経免疫系の病気とウイルスの関係を追究する科学に対し意固地に抵抗し、直ちに怒りに満ちた反撃を開始した。

マイコヴィッツがその後研究を続け、もともとネズミに見つかっていたこの新しいレトロウイルスが、なぜか汚染されたワクチンを経由して人間の体内に入っていることを発表すると逆風は更に容赦のないものになっていった。

医療制度側にとって更に不都合なことに、マイコヴィッツ博士の研究結果、マウス白血病ウイルス（XMRV）に感染している女性患者の子どもの多くが自閉症になっていることが分かった。マウス白血病ウイルスがエイズウイルスのように母親から子どもに感染するのかもしれないと考えたマイコヴィッツは17名の子どもたちを検査した。そのうち14名にそのウイルスが見つかった。この発見はワクチンを受けた後に子どもたちが自閉症的退化症状を訴える親の報告の裏付けになった。その後の研究によりマウス

白血病ウイルスは、白血病、前立腺ガン、神経免疫系の病気などの流行、それにアルツハイマー病の大発生に関係していることが分かった。

更に都合の悪いことに、供給される血液と血液製剤がマウス白血病ウイルスに広範囲に汚染されていることが彼らの研究によって判明した。彼女の調査と他の研究者の研究結果により人口の３から８パーセントの人たちが感染していると推定され、今やマウス白血病ウイルスは人間生態学の一部となってしまい、母親から子どもへと体外で、あるいは母乳によって感染しているとみられている。マイコヴィッツのデータによるとアメリカ人の1000万人以上が時限爆弾のようなこのウイルスを持っており、かつてのエイズウイルスの流行よりもはるかに深刻な脅威になる可能性がある。

2011年１月エイズウイルスの権威であるベン・バークホウトは「フロンティア イン マイクロバイオロジー誌」という学術誌に衝撃的な論文を発表した。彼はマイコヴィッツの論文を引用し、ワクチン製造に使用したネズミの細胞が人間へのウイルス感染の媒介になった可能性があると論じた。ジュディは知らなかったが、本書の共著者であるケント・ヘッケンライヴェリーが過去の医学調査を独自に発見していた。慢性疲労症候群の最初の大感染が記録されたのは1934年から1935年のロサンジェルス カウンティ病院で198名の医師と看護師が感染したもので、ネズミの脳細胞で培養したポリオ（小児マヒ）ワクチンを試験的に注射したことが原因だった。

マイコヴィッツの提示した証拠は、ワクチンやその他薬品を生産するのに不注意にも動物の細胞を培養に使ったという責任を問われることになれば、世界の製薬会社にとって財務的破滅を引き起こしかねないものだった。彼女の研究結果は、動物の細胞とその生成物に依存するいわゆる「バイオロジック」と呼ばれる医薬業界全体において何十億ドルの収益を生み出す医薬をリスクにさらすことになった。

製薬会社とそれに癒着した国の規制機関はマイコヴィッツとルセッティを取り囲み、あらゆる拠点から猛り狂ったように一斉攻撃を開始した。

サイエンス誌はマイコヴィッツに対し2009年10月の論文を撤回するよう強烈に圧力をかけた。2011年９月にはネバダ大学レノ校ウィットモアー・ピーターソン研究所は研究員であるジュディを解雇した。ジュディと家族は彼女がトラックに乗った目つきの悪い男たちにつけ回されていることか

ら、彼女が監視されていることに気づいた。乱暴者が彼女の家を取り囲み、彼女がボートで脱出することがあった。彼女が逃げ出した後、彼らは家の中に突入し、政府関係者であることを名乗った。11月にはベンチューラ警察がジュディを令状なしで逮捕し、保釈なしで5日間も勾留した。警察は彼女の家を隅から隅まで捜索し、彼女の書類をそこら中にばらまいた。同日、警察は彼女の友人リリーの家に押し入り、家中家捜しする間、リリーを椅子に5～6時間座っているよう強制した。アメリカ国立衛生研究所の幹部はネバダ警察にマイコヴィッツ博士がその研究ノートを研究所から不法に持ちだしたと訴えた。これはでっちあげの告発だった。2つの政府補助金による研究の筆頭研究者であったマイコヴィッツ博士は研究関係の書類をすべて保管する義務を負っていた。そしてジュディは自分のすべてのノートを9月29日に大学の事務室に保管していた。同日誰かが不法にジュディの事務室に押し入り、彼女のノートを持ちだし、その後彼女の家のクローゼット内に置くことで彼女を罪に陥れようとした。数週間後ジュディが拘置所に入れられているとき、夫のデービットが南カリフォルニアの自宅のクローゼット内に麻のビーチバッグに整然とまとめられたノートがあるのを見つけた。真夜中過ぎであったが、デービットは必死でそれらを拘置所へ届けようと、ベンチューラ警察へ持って行った。

ジュディが拘置所に入れられていたとき、彼女の元上司は、もし彼女があの論文が間違っていると謝罪文を書きさえすれば、警察は彼女を釈放するし、彼女の科学者としてのキャリアを救ってあげると、彼女の夫とルセッティ博士に申し出た。ジュディは拒絶した。検察官の誰一人として彼女を起訴することはなかったが、製薬業界のカルテルとその支配下にある医学界は彼女に対し中傷キャンペーンを開始した。2年足らず前には、サイエンス誌は彼女を称賛していた。今や同じサイエンス誌は彼女の犯罪容疑者顔写真を掲載し、彼女の論文を撤回したのだった。

ジュディは筆頭研究者であった国の補助研究を失った。彼女は仕事を探し、名誉を挽回しようとして、破産状態になった。科学の学術機関誌はすべて大製薬会社の支配下にあるのは周知の通りであり、彼女の論文の掲載を拒否した。アメリカ国立衛生研究所の図書館は彼女の出入りを禁止した。彼女は数十万ドルの弁護士費用を負担して努力したが、裁判所は取り

上げてくれなかった。ネバダ州の連邦検事はこの事件を数年間「封印」した。合衆国保健福祉省の最上部の厚生官僚による詐欺的行為により、彼女は完全に勤務できなくなった。

時代の正統派学説にあえて挑戦しようとする科学者や医師に対する迫害は、ガリレオの後も止まることはなかった。それは続いてきたし、現在も職業的冒険となって残っている。1882年のヘンリック・イプセンによる『民衆の敵』という劇は科学の完全性の落とし穴を寓話にしたものだ。南ノルウェイのある医師が地元で大人気で繁盛している公衆浴場に健康回復目的で集まってくる旅行者が実際には病気になっているという事実を発見するというのがイプセンの物語である。地元の皮なめし業者が流す廃液が温泉に流れ込んでいて、毒性の高いバクテリアの発生原因になっていた。その医師がその情報を公開しようとしたところ、地元商店街が役所と一緒になり、しかも「進歩的独立心のある新聞」と連合し、その他利害を共にするグループとともにその医師を沈黙させようとした。医師会は彼の医師免許を取り上げ、町の人たちは彼を中傷誹謗し、彼を「民衆の敵」と決めつけた。

イプセンの作品に登場する医師は社会科学の学者がいう「センメルヴェイス反射」を体験することになる。この用語は条件反射を意味し、メディアや医学、科学の世界で利害関係者となる者たちが一緒になり、確立した既存の科学的枠組みに矛盾する新しい科学的根拠に直面したときに見せる拒絶反応をいう。この反応は新しい科学的情報が既存の医療慣行が実際には公衆の健康を損ねていたと主張する場合、ことさら強烈なものになる。

ハンガリーの医師であったイグナーツ・ゼメルヴェイスの実生活がイプセンの劇のきっかけになった。1847年にゼメルヴェイス医師はウィーン総合病院の産科における準教授であったが、当時10パーセントの女性が産褥熱で死亡していた。彼には清潔であることが病気を引き起こす「粒子」の伝達を軽減するという持論があり、ゼメルヴェイスはインターンたちに死体解剖と赤子の分娩の作業の間では必ず手を洗うことを強制し義務づけた。その結果産褥熱による死亡率は直ちに1パーセントあたりまで減少した。ゼメルヴェイスはこの発見を公表した。

ところがゼメルヴェイスの銅像を建てて讃えることはなく、医療業界は過去における多くの患者に対する加害についての過失を認めようとはせず、

この医師を医療業界から追い出したのである。彼の元同僚は1865年にゼメルヴェイス医師を欺して精神病療養施設に連れて行き、抵抗する本人を閉じ込めてしまった。ゼメルヴェイスは2週間後不可思議な死に方をした。その10年後、ルイ・パスツールの細菌理論がジョセフ・リスターの病院における衛生管理の実践により認められてゼメルヴェイスの考えが正当化されたのだった。

現代でも至るところで同様のことが起こっている。ピッツバーグ大学のハーバート・ニードルマンは1980年代に鉛に脳細胞を破壊する毒性があることを明らかにしたが、センメルヴェイス反射を体験することになった。ニードルマンは1977年にニューイングランドジャーナルオブメディシン誌に、歯に高レベルの鉛を有する子どもは、聞き取り、スピーチ処理、注意力の維持などの知能テストが一般より著しく劣る結果となったという全く新しい研究結果を公表した。1980年代の始めから（有鉛ガソリンは儲かる石油製品であった）鉛と石油の業界は広告代理店と科学・医療関係のコンサルタントを動員して、ニードルマンの研究を攻撃し彼の信用を失墜しようとした。業界は環境保護庁、アメリカ国立衛生研究所の研究公正局、それにピッツバーグ大学に圧力をかけ、ニードルマンに対する調査を開始させた。最終的には連邦政府と大学はニードルマンに対する嫌疑を取り下げた。しかしながら産業界による悪意ある攻撃により、ニードルマンの学界でのキャリアは壊され、鉛研究の分野は停滞することになった。このエピソードは産業の作り出す製品の安全性にあえて疑問を呈する研究者がどのように破滅させられていくかをよく示している。

レイチェル・カーソンは1960年代の初め、モンサント社のDDT殺虫剤の危険性を暴いたときに同じような一斉攻撃を受けた。製薬業界が当時シラミとマラリアの予防としてDDTを売り出していた。米国医師会に先導された政府役人と医薬の専門家たちはモンサント社と他の化学製造会社に同調してカーソンを執拗に攻撃した。一般誌や人気メディアは彼女のことを「ヒステリー女」と誹った。業界はカーソンを「オールドミス」とさげすみ、今で言うレスビアンだとにおわせ、非科学的な人物だと決めつけた。彼女の著書に対する悪意に満ちた批評が、タイム紙、ライフ誌、ニューズウィーク誌、サタデイイブニングポスト紙、USニューズ＆ワールドレポー

ト誌はてはスポーツイラストレーテッド誌にまで溢れる有様だった。私の叔父にあたるジョンF・ケネディ大統領がカーソンの汚名を晴らすきっかけになったことを私は非常に誇りに思っている。1962年彼はモンサント社と癒着していた合衆国農務省を無視して、独立した科学者からなる審査団に調査を指示し、その後彼らはカーソンの著書『沈黙の春』に書かれている様々な重要な主張の正当性を立証した。

英国の医師で疫学専門家であるアリス・スチュアートの経験は医療カルテルがジュディ・マイコヴィッツをリンチした状況にほぼ完璧に類似したものだった。1940年代、スチュアートは当時数少ない女性医師で、しかも王立内科医協会の最も若いフェローに選ばれていた。彼女は裕福な家庭に小児ガンが頻発することを不思議に思い調査し始めた。通常は病気は貧困に関係するもので、豊かさには関係しないと考えると説明がつかない現象であった。スチュアートはランセット誌に論文を発表し、妊婦にX線診療をする慣行が癌腫発症のもとになっていると疑われ、それが後に子どもに影響するという証明を行った。『見て見ぬふりをする社会』の著者マーガレット・ヘファーナンによるとスチュアートの発見は、当時の医療業界は新しいX線技術に入れ込んでおり、「医者が自分たちは患者を助けているという思い込み」を暴き、かつ「伝統的な知見に真っ向から反対する」ものだった。政府の規制機関、原子力促進派、原子力産業の連合がアメリカとイギリスの医業エスタブリッシュメントと組み、スチュアートに対し猛烈な攻撃を開始した。スチュアートは2002年に95歳で亡くなったが、イギリスではその後二度と重要な研究の許可を与えられなかった。スチュアートの論文が発表されてから、医療エスタブリッシュメントがついに彼女の研究を認め、妊婦のX線診療を止めるのに25年もかかったのである。

ジュディ・マイコヴィッツはこれらの殉教者の後継であり、歴史的な科学者に直接繋がっており、支配的なワクチン正統派に抵抗したために、厚生官僚により処罰、追放、そして破滅させられる対象になってしまった。

バーニス・エディ博士は受賞経験のあるウイルス学者であり、アメリカ国立衛生研究所（NIH）始まって以来の最高ランクに上りつめた女性科学者の一人だった。彼女と共同研究者のエリザベス・スチュアートはガンを引き起こすと初めて実証されたポリオーマウイルスの分離に成功した研究

者だった。1954年NIHはエディにサルクポリオ（小児マヒ）ワクチンのテストを依頼した。彼女はニホンザル系の猿18匹で実験したが、サルクワクチンにポリオの生きたウイルスが残留して含まれており、猿たちにマヒが見られた。エディ博士はNIHの上司にワクチンが有毒であると警告的報告をしたが、彼らは彼女の指摘を無視した。ワクチンはカリフォルニアのカッター研究所が配布し、歴史上最悪のポリオの感染を引き起こした。厚生官僚が20万人に生きたポリオ菌を感染させ、内7万人が発症し、200人の子どもたちにマヒが残り、10人が死んだ。

1961年にエディはガンを引き起こすサルウイルスSV40が9800万のサルクポリオワクチンに含まれていることを発見した。彼女が実験でSV40を生まれたてのハムスターに注射すると腫瘍が発生した。ワクチンの仕事に携わる多くの科学者にとってエディの発見は困惑させられるものだった。彼女の洞察力のある実績を讃えるかわりに、NIHの幹部は彼女にポリオの研究を禁止し、他の仕事を割り当てた。NIHは警告情報を隠蔽し、ワクチン接種を継続したのだった。

1960年秋、ニューヨークのガン協会が年次総会に基調講演のためエディを招待した。エディは講演にポリオーマウイルスにより腫瘍が引き起こされるテーマを選んだ。しかし、彼女はサルの腎臓細胞に存在するサルウイルスSV40のウイルス媒体により腫瘍が引き起こされる事実についても説明した。彼女が公の場で研究成果に言及したことにNIHの上司はカンカンになってエディを叱責した。そして一般の健康被害につきコメントすることを禁止した。エディは汚染されたワクチンの配布は一般大衆の健康被害に繋がる緊急問題であるとしてウイルスに関する彼女の研究結果を公表するよう主張した。厚生官僚の大物たちはその公表を阻止し、メルク社とパークデイビス社（現在ファイザーの子会社）に腫瘍発生に繋がりかねないワクチンを何百万人のアメリカの成人、子どもたちに売り込ませ続けた。

1961年7月ニューヨークタイムズ紙はメルク社とパークデイビス社がサルクワクチンの事業から撤退することを報道したが、記事にはガンのことは何も書かれていなかった。タイムズ紙は記事の詳細を33ページ目の図書返却遅延罰金の記事の後にひっそりと記載した。

メルク社とパークデイビス社は1961年にポリオワクチンをリコールで

回収したが、アメリカ国立衛生研究所の役員は残りのワクチンをすべて回収することを拒否した。それは公衆衛生局がワクチンがガンを引き起こすウイルスに感染している事実を承知の上だったことをもし国民が知れば、ワクチン行政に批判が生じると恐れてのことだった。その結果何も知らされていない何百万人ものアメリカ人が1961年から1963年の間に発ガン性のあるワクチンを接種された。公衆衛生局は40年間この「秘密」を隠蔽した。

総計で、9800万人のアメリカ人がガンを引き起こしかねないウイルスに汚染されている可能性のあるワクチンを接種されており、今ではヒトの遺伝子の一部になっている。1996年に政府の研究者が健康な成人から採取した血液標本の23パーセントに、そして成人男子の精子標本の45パーセントにサルウイルスSV40があることを識別した。1980年から1995年にかけて生まれた子どもの6パーセントに感染が見られた。公衆衛生局の役人はワクチンが汚染されていることを知った後も何年もの間、数百万人に対しワクチンを供給した。彼らは人類をサルのウイルスで汚染させ、その事実を認めようとしない。

現在ではサルウイルスSV40は安定的な発ガン性があるという理由で、世界中の研究所で実験に使われている。研究者たちは動物実験で様々な骨肉腫と中皮腫、脳腫瘍などの軟部組織ガンを作り出すために使用している。1955年から1963年にかけてサルクポリオワクチンとサビンポリオワクチンを接種されたベビーブーム世代にこれらのガンが爆発的に発生してきた。皮膚ガンは70パーセント増加、リンパ腫と前立腺ガンは66パーセント増加、脳腫瘍は34パーセント増加である。1950年以前には人間が中皮腫にかかることはまれだった。現在ではアメリカで医師が毎年およそ3,000人の中皮腫患者の治療にあたっている。そして検査した腫瘍の60パーセントにサルウイルスSV40が見つかっている。現在科学者は幅広い死に至る腫瘍にサルウイルスSV40を発見しており、脳腫瘍の33〜90パーセント、8件の上衣腫において8件、そしてテストされた骨肉腫のほぼ半数においてSV40が見つかっている。

アメリカ国立衛生研究所は更なる処分としてバーニス・エディ博士に対し、講演や学術会議への出席を禁止し、彼女の書類を取り上げ、ワクチン研究をできないようにし、その後彼女の実験動物を処分し、研究所への出

入りをできなくした。彼女への扱いは科学コミュニティにおける消すことのできないスキャンダルになったが、アメリカ国立衛生研究所のバーニス・エディの取扱い手順は、異論を持つワクチン研究者がワクチンについて真実を語ろうとする場合の連邦ワクチン管理者にとって標準的手続となった。

ジョン・アンソニー・モリス博士はバクテリアとウイルスの専門家で、アメリカ国立衛生研究所と食品医薬品局（FDA）とを通じて1940年から35年間勤務した。モリスの勤務部門はアメリカ国立衛生研究所の生物学的製剤研究所（BBS）で、1970年代にBBSがFDAに移管された後もそこでワクチン研究の主任管理者として働いていた。モリス博士は研究の結果、インフルエンザワクチンがインフルエンザの予防に有効であるというデータが得られないと主張し彼の上司を困らせた。特に保健福祉省の大規模な豚インフルエンザワクチン計画について科学的な根拠のない恐怖キャンペーンであり、製薬会社による不正な宣伝であると上司らを批判した。そしてこのワクチンは危険であり、神経系の障害を引き起こしかねないと警告した。それに対し、アメリカ疾病予防管理センター（CDC）の彼の上司はモリス博士に「君にはこのことを口外しないよう忠告しておく」と警告した。

ワクチン投与された人たちがギラン・バレー症候群などの副反応を訴えだしたとき、モリス博士は命令に背き、研究結果を公表した。彼はインフルエンザワクチンに効果がなく、むしろ危害を及ぼす可能性があり、他方豚インフルエンザが危険であるという証拠が見当たらず、それがヒトからヒトへ感染する証拠もないと宣言した。

食品医薬品局（FDA）は報復として彼の研究資料を没収し、彼の研究室の鍵を取り換え、彼の研究スタッフを配置換えし、彼が研究成果を公表するのを阻止した。FDAはモリス博士を電話もない小さな部屋へ配置した。研究所の所長の許可がないと彼には面会できなくなった。1976年、保健福祉省は図書館への書籍返却が遅れたことを理由に、モリス博士を解雇した。

モリス博士の豚インフルエンザワクチンに関する疑問は、その後の事実が答えを出している。1976年の豚インフルエンザワクチン計画は問題が多発したため、4900万人がワクチン接種された後、政府は中止した。このワクチン被害の内訳は、500名がギラン・バレー症候群になり、内200名にマヒが残り、33名が死亡した。更にワクチンを受けた人が豚インフルエン

ザに罹った数がワクチンを受けなかった人の7倍にのぼったことがニュースで報道された。

モリス博士に関するニューヨークタイムズ紙の死亡記事では、故人は「この（インフルエンザ）ワクチンの製造会社は効かないこと知っていて売り込んだ」と言ったという。1979年のワシントンポスト紙では彼は「これは医療詐欺なんだ。一般の人には彼らがワクチンを受けるかどうかを決めることができるよう真実の情報を提供すべきだ」そして更に「ちゃんとした情報をすべて知ったなら、人はワクチンを受けなかっただろう」と言った。

FDAの花形疫学研究者バート・クラーセン博士が2002年に広範囲にわたり伝染病の調査を実施し、大規模に調査した結果、ヒブ型インフルエンザワクチンが若年性糖尿病を多く発症させることを解明したとき、FDAはそれを取り上げず、その内容を発表させず、彼を公職から追放するという同様の手口を使った。FDAはクラーセン博士に政府補助による研究成果を公表することを禁止し、警戒を要するような病気の蔓延につき語ることを禁じ、やがて彼を政府の仕事から追い出してしまった。

1995年、アメリカ疾病予防管理センター（CDC）はコンピュータ分析の専門家で博士号を持つゲリー・ゴールドマン博士を採用し、かつてない巨額の補助を出して水疱瘡ワクチンの調査をさせた。ゴールドマンによるとカリフォルニアのアンテロープバレーの30万人の住人を調査した結果、ワクチン接種の結果、成人に驚くほど水疱瘡が発生し、しかもワクチンを受けた10歳児にワクチンを受けなかった子どもの3倍もの数に帯状疱疹がでた。帯状疱疹の死亡率は水疱瘡の20倍であり、失明の原因になる。CDCはゴールドマンにその調査結果を隠蔽するよう命じ、データを公表することを禁じた。2002年ゴールドマンは抗議のため退職した。彼は上司に宛てて「私は研究不正に荷担することを拒否します」と記載しそれが理由で辞職する旨の手紙を送った。

最近の医療の世界では、ワクチンの危険性を暴こうとする科学者を情け容赦なく抑圧する事例で溢れかえっている。このような被害を受けている優秀で、気の毒な医師や研究者に、ウエイニー・スクエアー医師、罪を被せられた英国の消化器専門医のアンドリュー・ウェイクフィールド、信念の親子研究家デービットとマーク・ガイヤー医師、それにイタリア人の生

化学者アントニエッタ・ガッティらがいる。まともな社会ならこれらの独創的偉人には銅像を建てて名誉を讃え、尊重するであろう。腐敗した我が国の医療界の官僚は彼らを組織ぐるみで抑圧し、発言を封じてきた。

英国の神経病理学の専門家で、オックスフォードのラドクリフ病院に勤務するウエイニー・スクエアー医師は赤ん坊の揺さぶり症候群で傷害を与えたと起訴した事件で被告側の証人として出席した。スクエアー医師の意見では赤子の脳傷害は物理的な衝撃によるのではなくワクチンが原因であった。2016年3月医療行為裁定サービス機構（MPTS）はスクエアー医師に対し虚偽の証拠に基づき嘘の発言をしたとして医師登録を抹消した。スクエアーは2016年11月裁定サービス機構の決定を不服として訴えた。高等法院（イギリスの高等裁判所）はMPTSの決定を覆し、「MPTSの決定には多くの重要な点で欠陥がある」と結論した。

ピーター・ゲッチエ教授は大製薬会社によって広範囲に腐敗した科学論文や科学者を是正する目的で作られたコクラン共同計画の設立メンバーとなった。コクラン計画には世界中から3万人以上の指導的科学者がボランティアとして参加し、科学成果の独立性と完全性を立て直そうと集まった。ゲッチエは責任者としてコクランを世界をリードする独立的研究機関にしようとした。彼は2003年にノルディックコクランセンターを設立した。2018年10月29日製薬会社の利益を守るためビル・ゲイツが首謀者となりゲッチエ教授をコクランから追放するのに成功した。ゲッチエ教授が子宮頸ガンワクチンを批判する根拠ある論文を発表した直後、ゲイツにより支配された役員たちがゲッチエを解任したのだ。2018年には製薬会社の圧力を受けたデンマーク政府はコペンハーゲンのリッグス病院のピーター・ゲッチエを解雇した。子宮頸ガンワクチンに関する彼の発見成果が製薬業界の利益に悪影響を及ぼすことを恐れてのことだった。

科学とは、たかだか実存主義的真実の追究にすぎない。しかし、この真実は強力な経済的パラダイムを脅かすものになる。科学と民主主義は共に正確な情報が自由に流れることを前提にしている。強欲な企業とそのいいなりになる政府関係者たちは、今までずっと科学をねじ曲げ、歪め、歪曲し堕落させてきた。情報を隠蔽し、自己の権力と企業利益を守るために自由な議論をさせないよう検閲してきた。検閲こそが民主主義と国民の健康

への極めて有害な敵であると言える。フランク・ルセッティ博士はしばしばロシアの勇敢な物理学者バレリー・レガソフを引き合いにだすが、彼はKGBによる検閲、拷問、生命への脅威にもめげず、チェルノブイリ原発事故の真の原因を世界に伝えた。「科学者にとって大切なことは率直であることです。私たちは真実を求めて研究に没頭しますが、実は世界には真実を発見することを望んでいる人がほとんどいないという事実を見失いがちです。しかし、私たちが真実を見ても見なくても、あるいは見ようとしても、しなくても真実は常に存在するのです。私たちの求めていることや必要としていることと真実は関係ありません。政府、イデオロギーあるいは宗教もお構いなしです。真実は常にそこに存在していて発見を待っているのです」

ジュディ・マイコヴィッツとケント・ヘッケンライヴェリーによる本書は私たちの子どもたちの健康と民主主義の永続性にとって非常に重要である。私の父は道徳を守る勇気とは、勇敢さのうちでも最も希少な特質と考えていた。それは戦場あるいは情報戦での兵士の活動を伴う勇気よりもさらに希少なものである。彼は世界を救うのに必要な重要な特質ととらえていた。

もし民主主義のもとで引き続き暮らし、そして私たちの子どもたちを、人類を商品化しようとする勢力から守りたいのであれば、個人的に酷い目にあわされても権力に対し真実を主張しようとするジュディ・マイコヴィッツのような勇気ある科学者が必要なのだ。

序　章

ジュディ・マイコヴィッツ博士

私は自分が21世紀の科学界における最大のお騒がせ人間の一人になるとは思いもしなかった。

常にデータを追い、患者に耳を傾けることが私の仕事だった。問題解決によって人類を救うことが科学者の仕事である。それこそが私たちの使命であり、そのために人生を捧げてきた。慢性疲労症候群や自閉症、神経の病気、ガンなどについてこれほど議論が対立する状況になっているのに、医学界の多くの人々がこれらの病気の原因から目をそむけるのはどういうことだろうか？

なぜ知恵を出し合って、これを解決しようとしないのか私には理解できない。私の考えは正しいかもしれないし、間違っているかもしれない。いろんな考えを集めて詳細に検討し、どうなるか見てみるべきだ。

私が研究室で、現代における最大の感染症エイズウイルスの大流行を解決するためにエイズ薬を開発していて大発見をしたときですら、栄光や名声を求めていたわけではなかった。

それは人の命に関わることだった。

そのことで私は最高の満足感を得ることができた。

私自身スポットライトを浴びたいと思う人間ではないと思う。研究所で働いていたときはいつも朝の5時には出勤し、夕方の6時まで帰ることはなかった（カムデンヤードで野球があるときは別であるが）。私は多くの科学論文を読み、この分野で活動する最高レベルの人たちが何を発見しているのかを理解しようとしてきた。気晴らしには野球観戦が好きで、私がよく野球帽をかぶるのもそのせいだ。リラックスできる。他にはバスケットボールやフットボールが好きで、長年にわたり「文無し野郎のヨットクラブ」（実際はピアポイント湾ヨットクラブという）とふざけて称したクラブに所

属していた。夫や友人たちとともに太平洋にヨットで乗り出して楽しんだものだ。ガン患者を支援するいくつかのグループにも参加し、研究者としての知識を生かして、医師の提示するいくつかの療養方法につきアドバイスして援助している。

こういう生活をしている私を警察が2011年11月中旬に自宅を家宅捜査し、そのあげく5日間も保釈することもなく拘置所に勾留した。理由は全くわからない。私は人を殺したわけでもない。私は外国のスパイでもない。事実、犯罪を犯したとして裁判にかけられたことも一度もない。私に対する申し立てはカリフォルニアの早朝によく発生する霧のように消えてしまった。

私の犯した真の犯罪とは一体何なんだろうか？

この疑問を解決する鍵は、天使の街、日差しのまぶしいロサンジェルスに1934年に発生した事態にあると私たちは考える。

＊　＊　＊

アメリカで最初に慢性疲労症候群が発生したのは1934年と1935年のロサンジェルスだと多くの専門家の意見が一致している。ポリオ（小児マヒ）が大流行した頃に、ロサンジェルス カウンティ病院の198名の医師、看護師、医療技術者その他従事者にこの慢性疲労症候群が大発生した。

不思議なことに病院のスタッフだけが慢性疲労症候群に罹り、患者には感染がなかった。

ここに何か手がかりがあると思えないだろうか？

この病気がもたらす症状は困惑するものだった。患者はちょっとした作業で疲れてしまい、吐き気をもよおし、光がまぶしくなり、バランスがとれなくなり、やがて手足を上げることが困難になるマヒが生じ、呼吸が困難になり、頭痛、激しい痛みそれに不眠症になり、更には集中力を維持できず、記憶力も低下した。患者は上機嫌から急激に鬱に落ち込んだり、理由もなく泣き出したい衝動に駆られたり、以前好きだった人や物を嫌うようになり、その感情を抑えることができなくなる。[1] それはあたかも身体と脳が本人の思い通りにならず暴れているかのようだった。

私がこれに関わりだしたのは2006年5月で、ある研究者が講演で、長年慢性疲労症候群を患った患者が非常に珍しいタイプのガンに罹る確率が

高まっているとコメントしたのを聞いたときだった。これはウイルスかもしれないと直観的に思った。ちょうどHIV（ヒト免疫不全ウイルス）がAIDS（後天性免疫不全症候群）を伴って、免疫システムが対応できないほど様々なガンや他の問題を引き起こして人間を死に至らしめているのと同じパターンかもしれない。

エイズウイルス（HIV-AIDS）は1980年代と1990年代に世界中を荒らし回った感染症であり、今日まで3500万人以上もの人の命を奪った病気で慢性疲労症候群の流行と双璧をなすものだ。慢性疲労症候群は1980年代に爆発的に拡がり、最初はカリフォルニアとネバダの境にあるタホ湖周辺で1984年から1985年に大発生し、地元の高校の教員にまず感染し、その後サンフランシスコ、ロサンジェルス、ニューヨークの郊外へと移っていった。そしてそれぞれの地区から全国へ拡がった。当時、エイズウイルスは男性にだけ感染すると思われていたため、慢性疲労症候群は非エイズウイルスと呼ばれたりした。

エイズウイルスは数年間かけて患者を殺す。慢性疲労症候群は患者を生かしたままにするが、ウイルスは冬眠するような状態になる。この患者の友人や家族は患者が「元気そうに見える」とか「もっと外出して活動しないと」と言って「ストレス発散」させようとする。この２つの病気では患者に共通する免疫マーカーの多くに異常が見られ、それでいて症状が全く異なる。

慢性疲労症候群の患者は生きながらえるが、死ぬことで解放されたいと望むことが多かった。

＊　＊　＊

科学の現場では、通常病気の流行当初に、手がかりを求めて詳細に調査される。

研究者はその病気がどの要因が従来の病気と共通するかを問いかける。多分読者も本、映画、テレビなどでそのような手順が取られるのを見たことがあるだろう。

1934年と1935年のロサンジェルスの病院スタッフに慢性疲労症候群が広く感染したとき、当初少なくとも同様に調査が実施された。この新しい病

気が最初に拡がったとき現場で調査したのはエール医科大学教授のジョンR.ポール博士とニューヨークのロックフェラー財団の医師レスリー・ウェブスターだった。

1971年に出版されたポリオの歴史に関する本で、ポール博士は当時は筋肉・脳脊髄炎（ME）と呼ばれ、今では慢性疲労症候群として知られる新しい病気について1章まるまる使って説明している。MEは文字通り脳と脊髄の炎症を意味する。多くの人はこの病気を慢性疲労症候群／筋肉・脳脊髄炎、略してCFS/MEと言い、他の人はME/CFSと称するほうがより正確に表示していると考えている。疲労は多くの病気の症状であり、この疲労という用語を使ったために科学的解明が遅れ、患者たちを40年間も無視する状況に置いたと私は考えている。患者たちはME/CFSという用語を支持しているので、本書ではこれを使うことにする。（以下日本文では慢性疲労症候群と称します。訳者注）

数十年経ってもポール博士はこの慢性疲労症候群の最初の大発生とその起源かもしれない事態に直面した経験にうなされているように思われる。彼らは決定的に重要な何かを見逃していたのか？　ポール博士は次のように書いている。

> ロサンジェルスの事例は、自分たちが専門家だと自負する人ですら、特に患者に対しては認めることをひどく嫌うだろうが、時には無茶をしてひどい目にあうことがあるという教訓になる。それは耐えられないほど苦い思いをもたらす教訓だ。私たち調査班のメンバーはなぜか、現状認識の常識を覆す事態に気づかなかったし、ヒステリー症的要素とかポリオのような病気が現場に溢れている可能性について充分重要視することを怠ったのだ。言い訳にならないかもしれないが、私たちは最初からポリオウイルスを別物として分けて考えるものだと思い込んでいたせいか、他の可能性に思いが及ばなかったと言える。[2]

私はポール博士のような正直で反省力のある研究者になりたいと自身で思っているが、博士は何か秘密にしているのではと思う。私たちの研究結果、高まった議論を考えてみるにつけ、ポール博士が述べた「現状認識の

常識を覆す事態」とは何を意味するのかを考えてしまう。病気に関して真実を追究するのに覆す事態などあるのだろうか？

ウイルスは科学者がそれに関し何を発見しようがお構いなしだ。

ここで科学が何かを隠蔽しているのではないかという疑問が残るのだ。

＊　＊　＊

私の前著書『プラーグ』の共同執筆者で本書でも共同しているケント・ヘッケンライイヴェリーがその答えを発見した。

ケントはロサンジェルス カウンティ病院の医療スタッフ全員がポリオ（小児マヒ）ワクチンを接種されていたことを示す研究論文を発見した。そのワクチンはモーリス・ブロディ博士がニューヨークのロックフェラー財団と共同開発したものだった。[3] ポリオウイルスは毒性を薄める目的でネズミの脳細胞で複数回培養されていた。ネズミの細胞を使ってウイルスを培養するのは1930年代では新しいことであり、それ以前には黄熱病ワクチンの開発に使われただけだった。[4] 医療スタッフはワクチンに加えて、水銀を含むメチルサールという防腐剤に浸けられた免疫システム補助刺激剤を投与された。[5]

ケントは他にG.スチュアート博士が1953年にウガンダで開催された世界保健機関（WHO）の総会で黄熱病とネズミ要素における諸問題につき行った講演の内容を発見した。

> このワクチンに２つの反対の声があがった。その一つは理由として(i) ワクチン製造に使われるネズミの脳はネズミでは潜伏しているけれども人間には発症原因となりうる、あるいは具体的には髄鞘・脳脊髄炎の原因になるウイルスに汚染されているかもしれないこと、(ii) 向神経性の物質で活性化されたウイルスを抗原として使用すると中枢神経系（脳と脊髄）において深刻な反応がおこるかもしれない。[6]

私は慢性疲労症候群の科学的な名称は筋肉・脳脊髄炎だと説明した。「向神経性の物質で活性化されたウイルス」が「中枢神経系に深刻な反応」を起こしかねないって？　恐怖のSF映画の筋書きのように聞こえる。

しかしこれはWHOでなされた講演内容なのだ。

「これが本当に起こったことなのか？」とケントは私に聞いた。「ウイルス培養のために動物の細胞を使うことで、結果として動物から別のウイルスをピックアップして、ワクチンとして人間に注入したのだろうか？」

私はそれはいい質問だとしか答えられなかった。科学の定説では人間に感染するウイルスは異なる動物、例えばネズミ、ウサギ、犬、猿などの細胞で培養しても通常より弱い病原性を持つウイルスになると言われていると思った。しかし他の動物のウイルスがそのワクチンなどの培養物に乗り込んでくるかという疑問については明確な答えはなかった。

私は長年の共同研究者であり、私のメンターでもあるフランク・ルセッティ博士にこの問題をどう考えるか聞いてみた。彼は彼自身若い研究者だった頃に同じ疑問を持ったが、人間の免疫システムは優秀にできているので、動物のウイルスがワクチンに入り込んでくることはないと言われたと答えてくれた。彼はまた数年年上のジョン・コフィン教授から物知り顔の兄貴づらで「ヒトウイルスなんか研究するな。そんなの存在しないんだから」と言われたようだ。

フランクは彼の反応を見て「それっておかしい」とまず感じたと言った。最初からジョン・コフィンは見当外れなことばかりにとらわれ、とんでもないアドバイスをしてくる。私もコフィンと意見を闘わせているし、フランクの意見に同調している。

フランクはその後初めて知られるようになった病原性ヒトレトロウイルスHTLV-1（ヒト細胞白血病ウイルス１型）をロバート・ギャロ、バーニー・ポイズらとの共同で発見し、ヒトレトロウイルスという研究分野が生まれた。世の中のどうしようもないエンジニアと同じで、コフィンは「しばしば間違ったが、決して疑問に思うことはない」男だった。

＊　＊　＊

1930年代の研究者たちは自分たちが何をしでかしたか理解していたのだろうか？

ジャーナリストのヒラリー・ジョンソンは1980年代の半ばに始まった慢性疲労症候群の感染爆発の成り行きを詳細に論じた『オスラーのウェッブ』

という本で、カナダ人の研究者から、1934年と1935年のロサンジェルスでの感染被害者198名が約600万ドルの和解金を受け取ったという情報を入手したことを回想している。この和解金は1939年あたりで支払われたと思われる。[7]

ケントは1939年に一体誰がこのような支払をしたのか調査した。今のお金で1億ドル以上になる金額だからだ。あの大恐慌の時代に一体誰がそんな多額のお金を持っていたのだろうか？　ケントは当初ワクチン培養にネズミの細胞を使用するとして資金提供をしたロックフェラー財団を疑った。彼はまた公表された財務諸表に奇妙な動きを発見した。1935年にはロックフェラー財団は1億5300万ドルを超える総資産を公表していたが、1939年の後、総資産は1億4600万ドルにまで減少しており、700万ドル以上失っていた。[8] この期間の前と後の年度では増減は従来5万ドル以下の小さな変動だった。

これが状況証拠であるが、ロサンジェルスの大感染での最初の犠牲者について医学文献において科学的フォローアップがあまりに少ない理由が説明できると思われる。

*　　*　　*

2009年10月8日に私たちはレトロウイルスであるマウス白血病ウイルス（XMRV：異種指向性マウス白血病ウイルス関連ウイルス）を初めて分離することに成功し、それが慢性疲労症候群に関係するという世界を驚かせる発見をサイエンス誌に発表した。[9] しかし、当時はロサンジェルスの大感染のことなど何も知らなかった。私たちの研究結果では慢性疲労症候群の感染者の約67パーセントにこのレトロウイルスが発見された。健康な人々の間では4パーセントを少し下回る程度だ。

これは慢性疲労症候群で苦しむ患者にとっては歓迎すべきニュースだったが、見方を変えると1000万以上のアメリカ人が時限爆弾のようなこのウイルスを持っているということだった。人間の体内にいるこのウイルスを何がきっかけになり目覚めさせ、病気を引き起こすのだろうか？

私たちはレトロウイルスが免疫システムのB細胞とT細胞などの単核白血球に潜みやすい特性を持つため免疫活性に注目した。その以前に行った

エイズウイルスの研究で、エイズに感染した母親から生まれる子どもを守る標準的手続は、生まれた赤ちゃんに対し直ちに、種々のワクチンに先行して、レトロウイルス予防薬を投与することであることを知っていたからだ。ワクチンによる免疫刺激療法そのものが、免疫システムが統制不能になるほど、エイズウイルスを活性化させ、増殖させる結果、エイズによって死に至ることになる。

ここでレトロウイルスの中でもエイズウイルスについて、重要なポイントを指摘しておきたい。1980年代にエイズに感染していると診断された人にとって、それは死刑宣告も同然だった。ただ、生きながらえた人もいて、彼らには特殊な遺伝子の特徴があり、私たちはそれを「エリートコントローラー」と呼んだ。大抵のレトロウイルスは、エイズのようにひどい殺し方はしない。通常は免疫不全になって、ガンなどを含む様々な病気を引き起こすことになる。これをくい止める必要があるわけだ。このウイルスは人類の活動力とまっとうな生活を奪っていき、何年もの苦痛を与えたあげくに寛大にも死をもたらすものであり、私たちはそれを阻止しなければならない。

私たちはこの慢性疲労症候群の系列の中でいくつかの病気のパターンに興味を持った。もしマウス白血病ウイルスがエイズウイルスと同じように活動するなら、母親から子どもへとうつっていくはずだ。研究の当初から感染した母親から自閉症の子どもが生まれることを注目し、その子どもの17名をマウス白血病ウイルスを持っているかテストした。自閉症とは幼少期の慢性疲労症候群ではないか？　発育過程においては、話すこと、人と交わること、思考力を形成することなど神経コネクションの発育に大量のエネルギーが必要とされるのだ。

自閉症の子どもで17名をテストした結果、14名にマウス白血病ウイルスが存在することが判明した。

この発見はワクチン接種後に親が体験し、報告する自閉症的退化症状に一致するので、私たちは広く議論されるべきだと考えた。特に輸血でエイズに感染した子ども、ライアン・ホワイトの事例が教訓になった。当時、私たちはマウス白血病ウイルスがワクチン製造に使われた動物の細胞に起因するという可能性までは考えていなかった。

しかし、自閉症の子どもを持つ家族をサポートする活動を続け、ワクチンに対する彼らの不信感に触れるというだけであっても、科学者仲間に対する裏切りのような感じだった。正直なところ、私たちの研究の意味するところを無視しようとしたこともあった。

しかし、私たちはその問題からは逃げなかった。フランクと私はエイズを取り巻く独断的主張がもたらした結果としての殺戮を直接見てきたのだ。私たちは何百万人もの人を苦しめ、死なせたことを二度と再現してはならないと決意した。

あれは私たちの通常のやり方ではないし、決してまともな科学と言えるものではない。

＊　＊　＊

2011年1月の『フロンティア イン マイクロバイオロジー誌』に掲載された論文がズバリ問題点を指摘した。

> つい最近まで世の中に広く提供されていた生物学的製造物で、ネズミの細胞に関係するものの内の一つがワクチンであり、特に抗ウイルスワクチンがある。マウス白血病ウイルスの粒子がワクチン製造に使われるネズミの細胞で育成するウイルス群の内部に存在しており、そのウイルスがワクチン接種によって人間に感染していった可能性がある。[10]

私たちが医学学界において嫌われている理由がこれで分かるだろう。研究室で科学者が数十年前にとんでもない失敗をしでかして、人類の生命を危険にさらした可能性があるのではないか？　私たちの研究結果はその可能性を示唆している。

私たちの研究が古傷を開き、不都合な疑問を投げかけていることが明らかになった途端、私たちを葬り去ろうとするかつてない狂ったようなキャンペーンが開始された。その様子は前書『プラーグ』に記載した。2012年には医学学界において私たちの研究は完全に否定されてしまった。私は逮捕され、5日間拘留され、米国保健福祉省（HHS）の最高幹部による不

正な決定により私は雇用禁止処分にされた。

もしウィキペディアで私のことを見れば、私たちの研究は否定されており、私たちが感染と考えた事実は単なる研究室内での汚染であったという記事になっている。私が逮捕されたときにサイエンス誌が掲載した容疑者顔写真も載っているかもしれない。私の場合、２つの巨額の政府補助金を受けて研究しており、連邦法で定められている要件として主任研究者は研究記録を残す義務がある。しかし、奇妙なことに私自身が研究記録を「盗んだ」ことになっているのに、起訴されていないのだ。本日に至るまで７年以上経過したが、私や研究チームの研究日誌の１ページたりともコピーですら、私には提供されていない。

もし私が法律を犯したというならば、なぜ私を告訴しないのか？　私には全く犯罪歴がない。私をデタラメに逮捕、拘留して何年も経つのになぜ一度も裁判において私の訴えを聞いてもらえないのだろうか？　私は諦めずに裁判で明らかにしたいと思っているのに。

＊　＊　＊

2013年９月にイアン・リプキン博士が奇妙な公開電話会議を行った。彼はその前年にレトロウイルスと慢性疲労症候群との関係についての私たちの研究を虚偽だと決めつけていた。彼はスタンフォード大学のホセ・モントーヤ博士と研究を続けていた。彼の研究対象は私たちがサイエンス誌に発表した研究で使った患者群とほぼ同じであったが（しかしながら2012年にアメリカ国立アレルギー・感染症研究所の所長トニー・ファウチが研究で使った患者群は排除していた）、次のように発表した。

> 私たちはサンプルとして選んだ患者の85パーセントにレトロウイルスを発見した。再説するが、この時点でこの事実が臨床的に重要であるか否かを決めるのは非常に困難である。それに慢性疲労症候群におけるレトロウイルスに関する過去の経験を前提にするとモントーヤ教授のサンプルから考えて、私も彼も病気に関係ないと結論したということを明確に表明したい。[11]

理解できるだろうか？　彼はサンプルに選んだ病気の患者の85パーセントにレトロウイルスを発見し、たった6パーセントの照査基準で、それが何を意味するか考えられないと言っている。さらに驚くべきことだが、彼らはこれ以上研究するつもりはないというのだ。

これが現在の言論統制された「危険な」科学という悪夢の実態である。適切な研究が禁止され、言論統制されているため、データが存在しないのだ。

＊　＊　＊

この話に深入りする前に私の長年の共同研究者であるフランク・ルセッティについて少し話したい。科学者としての私の存在はすべて彼のお陰である。

私は私たち2人の性格をよくトーマス・ジェファーソンとアレキサンダー・ハミルトンに例える。この2人はよくアメリカ人の性格を形成する2つのDNAとして説明される。ジェファーソンは自由を重視し、分権制による政治を主張し、他方ハミルトンは混乱を避けるために強い中央集権的な政治であるべきという信念を持っていた。ジェファーソンは批判を気にしなかった。ハミルトンは批判されるとカンカンになって怒るという性質だった。そのためか彼は1804年に当時ジェファーソンの副大統領だったアーロン・バートと名誉を守るため決闘し、死んでしまった。

私は複数のセンターを使って調査することが必要だと認識しているし、遠慮のない活発な議論が好きで、人にアイデアを批判されても気にしないので、自分はジェファーソン的だと思っている。フランクはハミルトンに似ていて、科学はまとまった主張があったうえで語られるべきだと考え、もし自分が不当に批判されたと思ったら憤りで毛を逆立てるのだ。

多分、男性中心の科学の世界では女性である私は相手にされていないといつも感じていたからかもしれない。でも感心するほどの優秀な男性科学者にはあまりお目にかかったことはない。例えば、フランクはジョン・コフィン教授からどう思われるか気にするのだが、ヒトレトロウイルスが存在するかという重大なテーマでも、コフィンがほぼ40年間的外れな学者であったことをフランクが証明しているのだ。（エイズウイルスちゃん、あんたら3500万人も殺したヒトレトロウイルスだもんね！）ジョン・コフィ

ンは私には傲慢な女嫌いとしか思えない。

ジェファーソンとハミルトンはしばしば重要なテーマに関し対峙した。ジェファーソンはモンティチェロに自分とハミルトンの胸像をお互い相対して置き、彼らの物事を見るそれぞれの観点が将来何世紀にもわたり本質的対話として受け継がれると考えていたようだ。ジェファーソンは後にハミルトンのことを「鋭い理解力」を持ち、「私心のない、誠実で、高潔な」卓絶した人物だと称した。このことはすべてフランクに当てはまると私は思う。

ミュージカル『ハミルトン』がフランクのお気に入りであることは当然だろう。彼は「誰が生きながらえた？　誰が死んだ？　誰がその話をしたんだ？」という歌詞を口ずさむのが好きだ。

私はジェファーソン的な人間であるが、それはジェファーソンが設立したバージニア大学で卒業論文を書いたからというわけではない。ジェファーソンが記憶されたいと思い、墓石に刻ませた彼の偉業とは「アメリカ合衆国独立宣言書の起草者であること、宗教的自由に関するバージニア州制定法を起草し、バージニア大学を設立したこと」であった。独立と自由と知の追求、私にとってこれらがすべてである。

多分、私はどちらかというと革命的で、フランクはより保守的というのが正確かもしれない。でも現実はこう決めつけるより複雑だ。私は革命的かもしれないが、安定性が必要なことは理解している。そしてフランクは保守的かもしれないが、彼は新しく変化していく必要性を理解している。私たちは異なる観点からスタートすることが多いが、良好な議論の結果、いつも合理的なやり方に落ち着くことになる。

しかしこの現在の科学暗黒の時代において、革命的な者も保守的な者も追放されてしまった。革命的な人たちはその新しいアイデアを責められ、他方保守的な人たちは現状の方針が正しいのか確認するために証拠を求めると、その問題は解決済みだとはねつけられる。質問をするな！ということになる。科学においては革命的な人、保守的な人がいなくなり、今では嘘つきとカネ目当ての連中と卑怯者だけになってしまった。

科学は誠実で知性ある研究者たちがお互い正直に議論し、対立したところでびくともしないのだが、この現代の腐りきった病んだ状況では生き残

ることはできない。

＊　＊　＊

私の前の同僚たちは誰一人、研究に参加するよう誘ってくれなかった。大学やカレッジのどれ一つとして私に教職を申し出てくれなかった。その代わり、私は長年の共同研究者であるフランクとちょっとしたコンサルティングの仕事をしながら時には論争するなど恵まれた環境にいる。それは私たちが過去35年間に研究したことの続きであり、主として病のプロセスを理解し、多くの病に苦しむ人の不要な苦しみを無くす方法を模索している。

バーナード・マラマッドの古典的野球小説『ナチュラル』で、主人公は「ロイ君、僕たちには２つの人生がある。学ぶ人生と学んだ後の人生だ」と言われる。学ぶ人生とはケントと私が『プラーグ』で書いた内容と言えよう。今読者が読んでいる本書はその後の私の人生についてであり、私たちは科学の多くの分野で腐敗しきっていることを発見したが、それでも希望がある根拠を実感したのだ。

終わりに見えたものが実は何か新しい始まりになることがしばしばある。

私が科学の世界に入ったのは、1980年６月10日にタンパク質化学者としてであり、国立ガン研究所に就職し、当時革命的ガン治療薬としてのインターフェロンの純粋化の研究に携わった。国立ガン研究所での私の指導者であったフランクは最初にヒトレトロウイルスを発見したチームのメンバーだった。そのレトロウイルスとはHTLV-1（ヒトＴ細胞白血病ウイルス１型）だった。私たちは当時流行していて将来に暗い影を投げかけていたエイズウイルスと闘う体制を整えていた。1980年代の中頃、国立ガン研究所に勤務していた頃、病気治療ができていないと叫ぶ怒れるエイズ活動家のデモの横を歩いたことを思い出す。

1991年私は博士論文のテーマとして、エイズウイルスは免疫システムの目をくらませるためにトロイの木馬のようなかたちで侵入しているので、このトロイの木馬を標的にして薬を投与すれば、この不治の病を管理可能なものに変えることができると主張した。私の論文の検討委員会開催の１週間前に、プロバスケットボールのスター、マジック・ジョンソンがエイズウイルス陽性になった。

論文の検討委員会のメンバーからマジック・ジョンソンはエイズで死ぬだろうかという質問を受けた。私の長ったらしい分子生物学的回答の結論としては彼は感染して時間が経っていないのであれば、エイズで死ぬことはなく、多分エイズを発症することはないと簡潔に答えた。そして新薬が彼の免疫システムが破壊されるのを防ぐためにウイルスの活動を抑えることになると説明した。この説明は当時の学説に全く反するもので、新薬は危険すぎるためエイズが進行し悪化したときに投与されるべきだと考えられていた。私はそれに対し、遅れればマジックの免疫システムは破壊されてしまい、薬に反応できなくなっていると反論した。

それから25年経過したが、マジックはエイズを発症しておらず元気に暮らしている。この治療がなければ死んだに違いない何百万人の人も発症していない。私たちはそれ以上のことを成し遂げている。私たちはウイルスを鎮めるだけでなく、その隠れているところからあぶり出して、根絶する方法を見つけ出した。だから実際に完治できるようになったのだ。

科学は最高の生活環境をもたらしてくれる。

科学が真実を語り、答えを見つけ出す。

たとえ、真実が闇に包まれたものであっても、光を当てる方法を見つければよい。

なぜ本書を書くのかと問われることがある。私についての話は既に語られたのでは？　私たちの研究はある瞬間称賛されたが、その後私は抹殺された。話はそれでおしまい。

しかし、科学が私とフランクを無視しているからといって、私たちが科学を諦めたわけではない。私たちは何百万人の人の体内で発作的な炎症性疾患（サイトカインストーム）が暴走する症状を研究しており、それに対し医療用カンナビス、スラミン、東洋医学、ダイエット、その他自然食品などをどう使えば炎症を鎮めるかが分かってきている。

過去の亡霊には休んでもらい、すべての人に健康がもたらされる最高に明るい将来に向かって進むことができるのだ。

第1章

渚にて

それは2011年10月の終わり頃、私が共同設立した神経免疫研究所から解雇された後、拘置所にぶち込まれる迄の間の頃で、カリフォルニア、オックスナードのハーバー通りの横マクグラス州立公園内の砂丘内を自転車で通過していたときのことだった。

南カリフォルニアの美しい景色を思い浮かべてほしい。青い太平洋に白い波頭が見え、秋の心地よい風と浜辺、それに公園で子どもたちに凧揚げさせる親たちなど、このコースを通るのが好きな理由がよく分かっていただけると思う。その日はPBヨットクラブに通じる小運河に面する自宅（ボートを係留している）から自転車で出たところだった。私はこのヨットクラブのメンバーで在宅のお年寄りを世話する組織で介護に携わる人たちを支援する募金集めを目的とするヨット競技会を毎年計画していた。

人通りの少ないマクグラス州立公園近くを自転車で行く私はどのように見えたのだろうか？　当時私は背丈は5.4フィート（165センチ）、体重は140ポンド（63キロ）で50歳代なかばだった。オレンジ色のヘルメット、明るいバイク用ウェアーを着て青色の自転車に乗っておれば、大勢の人に埋もれて、多分目立たなかったはずだと思う。

失職したばかりで、学界で議論が紛糾するなか、当事者であった私はあまり心配していなかった。当時私は政府から年間150万から200万ドルの補助金が与えられる研究の筆頭研究員で、どの大学で研究するか決める権利も与えられていた。その面接で希望してきたのは、カリフォルニア大学ロサンジェルス校（UCLA）、カリフォルニア大学サンタバーバラ校、カリフォルニア州立大学、チャネルアイランド大学であり、更にはニューヨーク市のマウントシナイメディカルセンターでデレク・エンランダー博士との共

同研究の話まであった。私たち夫婦は3つの家を持ち、車も数台所有し、ボートも所有し貯蓄もあった。夫はある有名な病院で長年人事の管理職として働いたため、年金にも恵まれていた。

私が共同設立した研究所はネバダ大学レノ校内にあった。私を雇ってくれたのはハーヴェイ・ウィットモアというネバダ州で最も権力を持つと言われた人物だった。彼は、当時上院の多数派リーダーであった上院議員ハリー・リードの選挙違反に関係して、その後18ヶ月の懲役刑に処せられた。一度は私の親しい友人であったこれらの人たちは私と何百万人の人々を裏切ったのだった。私は彼らの言いなりになることは道徳的ではなく、しかも違法なことだと考えたので、それを拒否した。そして、そのまま泣き寝入りしなかった。私たちの研究結果、しばらくの間ともった希望の灯りを消さないように、恐ろしい病に罹り忘れ去られた人々のために、私は怒りを持って立ち上がった。

ネバダプレートを付けた白いピックアップトラックが私を追い抜き、自転車レーンに停車した。その車の横を通過するとき、その運転手が携帯を手にして私の写真を撮ろうとしているのに気づいた。髭づらで、その野球帽から茶色の髪の毛がでており、サングラスをかけ日焼けした気味の悪い雰囲気の大男だった。後部の窓あたりにライフルが置かれているのが見えた。その後私を後ろから追跡し、追い越し、前で停車して私に追い越させ、また追い越すということを何度か繰り返し、私が通りを横断して反対方向へ向かうと、その男は去って行った。

ヨットクラブにたどり着き、「とっても変なことがあったの。その男はただ後をついてくるのよ」とこの話をした。「バカね」と友人は言った。「あなた行方不明にされちゃうよ。その男の仕事はあなたを確認して、拉致し、自転車は砂丘に捨てて、あなたの携帯は海に投げ捨てるわけよ。そしてさ、あなたの死体が発見されたとしなさい。きっとマウス白血病ウイルスの研究に行き詰まって自殺したんだといわれるだけよ。だからお願いだから、もう二度と自転車なんか乗らないで。そんなことしたら生かしておかないわ。私が家まで送ってあげるから。今後はそんな連中に一人でいるところを見つけられるようなことはしないで」

彼女が言い張ったので、私は言うことを聞いたが、自分自身が人から危

害を加えられる状態にあることが分かっていないという欠点に気づかされた。政治家や資金援助者に愛想良くしたり、あるいは実験のためにこき使う大学院生をしかりつけながらも、彼らの手柄を自分のものにしてしまう上級科学者が多い一方、実験中に現場で過ごすのが好きな科学者は「実験室のネズミ」と言われるが、私はよくそのように言われた。私は実験室で実際にフランクや研究スタッフそれに学生たちと肩を並べて実験するのが好きで、彼らを指導し、彼らに議論をふっかけ、また彼らも同じようにするため、私が彼らにする説明や私たちの結論が妥当か確認するのだ。

これがフランクとやってきた科学者としての日常であり、支配的な定説と違うことが顕微鏡で見えた場合、私たちはその定説に挑戦してきた。

しかし、威嚇と嘘で固められた人類に対する闇の魔術の間近に私は来ていた。この手腕に長けている者たちの力がどのようなものか充分に知ることはなかった。私は光の世界に戻る方法を見いだしたのかどうか自信がない。私たちの多くは知らないうちにこの魔術に支配されているように思われる。

＊　＊　＊

科学でどうすれば完全犯罪を成し遂げることができるだろう？

私たちは最初からこんな問いを考えたことがないので、全くの初心者ということになる。フランクは研究データを正確に記録し、世界中の共同研究者のデータと比較し、異常値は除外しそして結論に到達するという手順の必要性を私や他のスタッフにも30年以上指導してくれた。もちろんデータには変動がつきものだ。しかし結果のデータがまとまった形である方向へ向かうことがあれば、それで人間の生物学的プロセスを一つ解明したことになる。

ただ、それは現実の世界で実際に起こったならばという限定がつく。

現実の世界では製薬、農薬、石油、化学などの企業が存在し何十億ドルものカネを投じて科学者に研究させている。もし数十億ドルあれば、闇の魔術を使い、広告会社に製品を売り込ませ、その製品に疑義をとなえる者に対して、その信用性を損なう種をまかせ、ニュースネットワークの広告を買い占め、ネガティブな話が放送されないようにできるし、党を選ばず

政治家にカネをばらまくことができる。そうすれば資金援助を受けた政治家は当選すればたんまり援助してくれた組織の利益になる法律を作ってくれる。17世紀のエリザベス王朝の著名なメンバーがよく言った言葉に「勝利者が歴史を作る」というのがある。

このような金融と企業の巨人に対抗するのが、純粋で研究に没頭する科学者なのだ。私たちはどう猛であれと教わったことがない。勇気を学ぶ大学院のコースなどもない。私たちは実験室の手順のルールに従い、得られた生のデータを信じるように指導されてきたので、たとえ理解できないデータであってもすべてのデータを報告するのだ。

科学の道を歩む者は弁護士のあり方を見習うべきだと思うことがある。弁護士と話していると、彼らは知的闘争を楽しんでいることがよく分かる。彼らは立ち上がり、社会で最も嫌われている人物を弁護する。それはその人物が本当に無罪だと信じているからか、あるいは判断を下す前にある一定の手続がなされるべきだと考えるからだ。フランクはこのような知的闘争の面白さを教えてくれた。フランクの考えでは、もし科学のやり方に従うなら、科学者には研究成果のデータを死に物狂いで守る義務がある。フランクと仕事をする場合、彼にデータを見せる前にあなたはデータをチェックし、再チェックし、更に3度目のチェックをする必要があるのだ。

ある時ある同僚が私たちに「科学論文を発表するとき、一番重要なデータは実は公表しないんだよね」と言ったが、この発言にフランクはカンカンになって怒った。彼は「最高の論文とは回答できないくらい、読者に多くの質問をさせる論文なんだ」とよく言ったものだ。2009年10月8日にサイエンス誌に発表した私たちの論文には、当時私たちが理解していなかった部分も含めてすべてのデータを公表していた。この論文のせいで私の研究者としてのキャリアは終わってしまったが、今日現在でもこの論文は真実を語っている。

法曹界の人々は猛々しくあれと教育される。フランクが私を弁護士のように猛々しくなるよう教育してくれたことに感謝している。

歴史上の最高の科学者は私たちと同様に伝統的な考え方に反旗を翻してきた。太陽は地球の周りを回っているのではないと言ったガリレオはどうだろう。あるいはすべての生き物、動植物も、陸も海も6日間で創られ、

神は7日目に休息されたという聖書の教えに刃向かったダーウィンはどうだろうか。

ある時マウス白血病ウイルスと慢性疲労症候群との関係についての私たちの理論を否定する論文に私が愚痴を言っていると、フランクは私を彼の研究室に連れて行き、隅にあるファイルキャビネットを指さした。彼はキャビネットを引き出したが、そこにはT細胞増殖因子（インターロイキン-2）とか成人のT細胞白血病を引き起こすヒトT細胞白血病ウイルス1型（HTLV-1）に関する彼の説が間違っていると主張する論文が沢山入っていた。彼の発表の同じ月にそれを否定する論文が発表されたのもあった！　彼は「暑くてたまらなければ、台所から出たらいいんだ。さあ、仕事に戻ろう」と言った。

読者には本書で提議される科学的な疑問については、時折全国的にセンセーションを呼ぶような重大な犯罪事件を追いかける感じで考えていただきたいと思う。当然反論が生じる。ある人を殺したと起訴される人がいるとする。犯人だとする証拠があるだろうし、被告側からの反論証拠も見ることになる。そしてどの証拠が信用でき、どれが信用できないかあなたが決めることになる。こういう手続を踏むことになる。どちらもそれぞれの証拠を提出し、それぞれ相手側の証拠の信頼性にクレームを付けるのを聞いた上で、あなたは結論にたどり着く。

私の言い分を以下に書かせていただきたい。

科学は企業のカネの力で腐敗してしまった。この腐敗により私たちの健康は直接、悪影響を受けている。それは肥満の蔓延であり、自閉症、アルツハイマー病、パーキンソン病などの神経系疾病や多発性硬化症、あるいはガンの爆発的増加、それに学校での襲撃事件に見られる若者の精神病などだ。これは人類の全滅に繋がらないかもしれないが、一種の間引きだという人もいる。私たちの実際の体験から考えてみると、このとんでもない意見に反論するのはなかなか難しいというのが本音である。

私は大学を終えた1年目に世の中のことを知らないままこの世界に入った。今とは違い、当時私たちの健康に関する科学がこれほど根本的に腐りきっているとは思いもしなかった。私のことをハンス・クリスチャン・アンデルセンの童話『裸の王様』にでてくる男の子だと思ってほしい。この

物語では王様がいかさま師に、馬鹿には見えない服を作ることができると言われる。王様の周りの人たちは皆馬鹿だと思われたくないので、美しい服だと褒め称えた。一人の幼い男の子が、他人にどう思われようがかまわなかったので、王様を指さして裸だと言った。

この本を読み続けるなら、あなたは科学は誤った進路を選んだという告発を審理する陪審員に選ばれたことになる。読者は心を開いて、私たちの主張と他の者の言い分を聞くことになる。私たちは簡単に結論に達したわけではない。

読者も簡単には結論できないと思う。

でも皆さんと一緒にこの旅を続けたいと思う。

本書を書けるとは私は思っていなかった。語るには大変なほど、多くの事件が起こった。戦闘の最前線で闘う兵士や警官、消防士に見られる心的外傷後ストレス障害になっているのかと思ったほどだ。これは数少ない勇敢な科学者が、ほとんど限り無い資金を持つ敵と戦う戦闘の物語である。

科学はこの闘いに関わらないかもしれないが、私は闘うつもりだ。

私は神に忠実であり、神は人類に苦しむより健康であることを求めていると信じている。

時に私は人によく生きているねと言われることがあるが、「神様にはユーモアのセンスがあるのよ」と答えることにしている。私の運命が結局どうなるか、この世でどう判断されるかは分からない。それはどうでもいいことだ。でもいつか神の前に立ち、私が神の求めに従順であり、そして貢献したかと聞かれる日が来ると思う。これから書く事柄が最後の審判で全能の神に話す内容である。

＊　＊　＊

2011年11月9日の午前5時頃、オックスナードのジェームズタウン通りにある船乗り場付きの自宅玄関ドアをドンドンとたたく者がいた。

私はシャワーを浴びていて、夫のデービットは目覚め、私がとなりにいないのに気づき、いつものように仕事に出たと思った。私は仕事を早く始めるのが好きなのだ。

いつもそうだった。デービットは補聴器を付けているが、寝るときは外

している。彼はベッドからよろよろと出て、私が浴室にいるとは気づかず、1階に降りていった。

玄関にはバッジを付けた男がいて、ジュディ・マイコヴィッツの逮捕状を持ってきたと言った。

「彼女はいません」とデービットはTシャツとパンツ姿で弱々しく答えた。「彼女はとっくに仕事に出ました。多分夜の8時頃帰ってきます。また明日来てもらうか、待っていてください」

その男は帰ろうとはせず、車の前で待つことにした。

その朝私はUCLAで会議の予定があり、以前サンタバーバラのエピジェネシス製薬会社で一緒に勤務した良き友人であるケンとその会議に出ることになっていた。UCLAは家から60マイル離れているが、ロサンジェルスのラッシュアワーにこの距離を運転すればとんでもなく時間がかかることになる。その日の午後遅くには、ケンと私はパトリック・スーンシオンとの会議を予定していた。彼は後にロサンジェルスタイムズ紙を買収した中国人の億万長者で、彼の所有する会社の一つと仕事の打ち合わせをする目的だった。移植専門の医師だったスーンシオンはバイオテクノロジーの会社を設立し成功して巨額の富を築いた。私たち3人が話し合えば、話は早いとケンは考えていた。

デービットが2階へ向かうときに私は浴室から出てばったり会ったので「どうしたの？」と聞いた。

デービットは卒倒しそうなほど驚いた。夫は私より20歳年上なのでこういうことはよく起こる。でも私たちのようなカップルが多いので、普通のことのようだ。

彼は気を取り直してから何が起こったか話してくれた。

「それは変ね」と11月2日に元の雇用者から訴えると脅されたことを思い出して私は言った。その書面では48時間以内に回答することになっており、慢性疲労症候群を患っている私の友人で弁護士のルイに依頼して対応した。私たちは友人リリーの自宅から期限内の11月4日に回答をファックス送信した。

ネバダプレートの白いピックアップトラックに乗った気味の悪い男に追われた事件の後、疑わしいことに気づくようになった。私たちの船乗り場

付きの家は道路を挟んで2列に並んだ家々のつきあたりだった。家の前には歩道に沿って狭い芝生のスペースがあり、その向こうには長期にわたり空き家になっていた家があった。10月に急にそこに入居があり、新しい住人は私たちの家に向けて明るいライトを照射するかのように設置した。この近辺の住民はよく家にライトをあてて、港内の水辺に反射するようにするのだが、この人たちのライトの向きは妙だった。私は自然光が好きで、家にはブラインドやカーテンを付けていないので、スポットライトをあてられて生活しているような感じだった。

私の弁護士マイク・ヒューゴは後に開示請求により、この時期私はネバダ、カリフォルニア、それに地元警察の監視下にあったことを確認した。

私はすぐにケンに電話し、事情を伝えて、その日UCLAでのインタビューに出席できない旨を説明した。

ケンは直ちに警戒態勢をとった。私の研究のもたらす金銭的影響が分かるのはケンだった。彼は財務の分かる人間で、私たちの発見が数十億ドルの価値があることを知っており、この隠蔽工作が何かも彼はよく理解していた。まさに知的財産権なのだ。私たちは新しくレトロウイルスの一群を発見しただけではなく、同僚の研究者たちによるとそのウイルスはワクチン接種によって大勢の人にばらまかれ、1000万人以上のアメリカ人が感染させられた可能性があるというのだ。

私はなにかトラブルに巻き込まれるのだろうか？

「携帯電話を処分するんだ」と彼は言った。「携帯からバッテリーを外して海に捨てるんだ。二度と携帯を使うんじゃない。奴らは携帯電波から追跡するからね」

ケンも私もシークレットエージェントだったわけではない。私は科学者で、彼は医療関係の経歴を持つ財務畑の人間である。

「オーケー」と私は答えた。

「君が来られないことは説明しておく。でも君はすぐそこから出るんだ」

私たちはそのあと数秒話し、すぐに切りあげ携帯からバッテリーを取り出した。

その時、慢性疲労症候群の患者で自閉症の子どもを持つ母親から2011年夏に送られてきた物が詰まった縦横7×5インチのマニラ封筒を思い出した。

私たちは当時慢性疲労症候群が自閉症に関係するかについて注目していたが、実際のところ私たちの研究はもっと広い領域に及んでいた。

レトロウイルスに感染すると、その人の遺伝子に固有の弱さによってはいろんな病気が引き起こされることになる。

私は政府機関に所属する科学者として約20年間の大半を国立ガン研究所で働いてきた。長年慢性疲労症候群を患う患者に異常なガンが発症するパターンがあり、その状況に私は問題意識を持つようになっていた。エイズウイルスと同様にマウス白血病ウイルスを持つ母親はそのウイルスを子どもに直接感染させることになる。配偶者への感染もありうるが、その確率は低い。

膨らんだ縦横7×5インチのマニラ封筒には100ドル紙幣が数枚、キャンプ用ポータブル便器、録音可能なカメラ付きペン、使い捨て携帯電話、そして「あなたは分かっていないだろうけど、これらは必ず必要になるわ」と書かれたメモが入っていた。

これを受け取ったとき、私はどうしようかと悩み、デービットに相談した。「私たち銀行に預金もあるし。100ドル紙幣10枚って必要かしら？　このお金はこの優しいお母さんに返すべきだわ」私はその母親に電話し、送り返すと申し出たが、断られた。夫は長距離ドライブではトイレが近くなるため、少なくともポータブル便器は頂いておこうと思っていた。私って実務的！

その携帯電話にカードを差し込み起動させ、フランクに電話した。早朝でも彼がフレデリックの研究室に出勤してることは分かっていた。フランクは2013年に退職させられる前まで国立ガン研究所に39年も勤務していた。私は手短に起こったことを説明し、アドバイスを求めた。

「バカだなあ」と彼は言った。「ボートがあるだろう。君が住んでいるのは海上なんだ。奴らは水上を脱出する人を捕まえることはできないよ。家から逃げ出すのは可能だよ」

なかなかのアイデアだったので、すぐさま私は実行することにした。

義理の娘エリザベスは当時うちのセカンドベッドルームで暮らしていた。

年齢はというと、算定する日によるが私より6歳、または7歳下で、体つきも髪の色も私と同じようなかんじだった。ちょうどその日が彼女の誕生日で、私たちは彼女をランチに連れて行く予定だった。デービットは

彼女を起こしに部屋まで行き、下に降りてくるよう伝えた。
私はデービットとエリザベスに計画を説明した。「あなたたち2人は外へ出て、近所を散歩するの。どんな様子か確かめるのよ」
「僕散歩になんか行きたくないよ」とデービットは文句を言った。
「あたしも行きたくないわ」とエリザベスも同調した。
「大丈夫だからね。彼らは何かの口実で私を逮捕しようとしてるの。どんな様子か確かめるのよ」
2人は準備して出ていった。少し歩いたところで、3名の男が彼らに近づいた。1人はうちのドアをノックしていた男だった。「ジュディ・マイコヴィッツ、あなたを訴状に基づき拘束する」と彼は書類を見せながら言った。
「あたしはジュディ・マイコヴィッツじゃないわ」と言ってエリザベスは免許証を取り出して彼らに見せた。「ここにいるのはあたしのパパ。今日はあたしの誕生日なの」と笑いながら、彼らの出足を挫かせた。彼らはその免許証を調べた後、2人を行かせた。
2人が家に戻って私が包囲されていることが分かった。海上経由で脱出するのが残された方法だった。「エリザベス、あなたボート乗り場に行って頂戴。奴らにあなたを見させるのよ。デービット、あなたはベビージョナ号で出航できるよう準備して頂戴」
「僕ボートなんか乗りたくないよ」とデービットは文句を言った。
「あなたは娘の誕生日だから彼女を連れてボートで出かけるの。彼女をランチに連れて行くって約束したでしょ」彼は言うことを聞いてくれ、私は家の中で外部から発見されないよう窓に近づかないようにしていた。2階に上がりバックパックに荷物を詰めた。そうこうしているうちに午前11時近くになった（正午には潮が引く）。
デービットが戻ってきてボートの用意ができたと言ったので、私はエリザベスが何を着ているかたずねた。
「なんだったけなあ」と彼は答えた。
うんもう！という感じだった。この数週間私がどんな目にあっていたかを考えたら、彼らにはこの状況がはっきり分かっているはずなのにと思った。
デービットは出ていき、戻ってきて、彼女は黒のヨガパンツと黒っぽい

Tシャツを着ていると言った。私は同じようなかんじの服を探し、ある患者さんからもらった「アホには我慢できない」と印字されたダークブルーのTシャツを選んだ。包囲されているときにはちょっとしたユーモアが必要だよね。

その日は風が強かったこともあり、ちょうど私の友人のボート番号が印刷された野球帽で同じようなのが2つあったので、エリザベス用にとデービットに1つを渡した。「いい、よく聞いてね。帽子を彼女に渡して、ボートのところに2～3分行き、エンジンをかけるの。エリザベスにランチに行こうと声をかけるの。彼女は寒いので行きたくないと言うわけ。あなたは家の中に戻ってジャケットを着ておいでと言うの。そこで私たちが入れ替わるのよ」

デービットは理解したようだが、ばかばかしいと思っているようだった。5分くらいでこの手順が実行され、エリザベスは家に歩いてきた。私は彼女の着ている物を確認しジャケットを羽織ったが、2人ともほぼ同じようだった。

数秒待ってバックパックを手に私は裏口から船乗り場へ歩いた。私はボートに乗り込み、デービットは係留用のロープを外し、ボートは左岸の防潮堤に沿って水路を進んだ。

メインの水路に来るとデービットはアクセルを踏み込んだ。彼はこの13フィートのボストンホエラー社製ボートをとばすのが好きだ。彼は私のほうを見て、いつものふざけたロシア人風の訛りで言った。「カトリーナ、わしら脱出でけたで。そやけどどっちへ行ったらええのかわからへん。どないしょう？」

「いいこと思いついたわ」私は38フィートのクルーザーを所有していてそれをチャネルアイランド港に停泊させている親友のロビンに電話した。そのクルーザーには5人が泊まることができ、デービットと私は、よくロビンと彼女の夫スティーブと一緒にクルージングしたものだった。彼女には事情があって、2～3日彼女のクルーザーに滞在できないかとたずねた。彼女は快諾してくれたので、食べ物を持ってきてもらうようお願いした。

「それでもう一つお願いがあるんだけど、船にウオッカはあったかしら」

「ウオッカならいつでも置いてあるわ」と彼女は答えた。

まだ午前中だったけれども、その夜は寝付けないだろうことは分かっていた。

デービットは（カリフォルニア沿岸にある）チャネルアイランド港へのルートとロビンのクルーザーの係留場所を知っていた。15分も経たないうちに彼女のボートのある場所に到着した。私は彼がクレジットカードを使わないですむように、封筒から100ドル紙幣を２～３枚彼に渡した。この時点では私はハーヴェイ・ウィットモアが私を脅すために差し向けたネバダ大学レノ校の乱暴者と何人かの地元警備員を相手にしているものと思い込んでいた。私たちはカリフォルニアとネバダで登録している弁護士を探すだけだった。見つかれば大丈夫。私はデービットに弁護士を見つけるまではロビンのボートに近づかないよう言っておいた。

クルーザーに乗船した後、キャビンに向かい、使い捨て携帯電話を引っ張り出した。慢性疲労症候群の患者で友人のジーネットに電話した。彼女とその夫エドは２人ともサンフランシスコの弁護士だ。事の始終を説明すると、彼女は私の事件を扱える地元の弁護士を探すと言ってくれた。

ジーネットとの電話のあと、私は一息ついた。風の強い日でマストのロープが音を立てており、船はゆっくりと揺れて、私は怯えきっていた。50名以上の学者による審査を受けるような論文を書く博士号を持つ科学者が体験することなどあり得ないような事態だった。特に私は世間を驚かせるような論文を、それも独自研究を取り扱う世界で最も高名な科学誌にチームリーダーとして発表したばかりだった。

高まるパニック感を押さえながら、私はフランクに連絡して無事を伝えようとした。彼は私の声を聞いて喜んでくれたが、彼にも別の問題が発生していた。サイエンス誌が連絡してきて2009年10月に発表した私たちの論文を全面撤回するよう圧力をかけてきたというのだ。この論文では新しい種類のヒトレトロウイルスを分離したこと、それにこのウイルスと慢性疲労症候群との関係性を論じていた。今まで述べた理由から、私たちはこの闘いが避けられないことが分かっていた。

もし、私たちのデータが認められたなら、その結果世界の大手製薬会社は巨額賠償債務による財務破綻に直面するに違いなかった。すなわちワクチンや他の製剤を製造するのに彼らは危険性のチェックを怠って動物の細

胞を使うという過失を犯したからだ。刑事事件専門の弁護士によると、法廷での闘争はいつも動機とチャンスについてだという。

読者には動機をお示しした。

マウス白血病ウイルスによって創り出されたチャンスについてお話ししよう。

2006年３月にクリーブランド病院で評判の高いロバート・シルバーマン博士とそのチームは前立腺ガンの患者から採取した細胞のサンプルにマウス白血病ウイルスに関係する核酸長鎖状高分子を発見したと発表した。彼らはこのウイルスをXMRV（マウス白血病ウイルス）と名付けた。ウイルスがガンの原因かもしれないという考えは広く支持されてきており、医薬研究の分野で最も活発に研究されていた。

この新しいヒトレトロウイルスが急性の前立腺ガンを引き起こすというシルバーマンの論文には１つだけ問題があった。彼らはそのウイルスが感染するとか他に転移することを示すためにウイルスを分離したわけではなかった。彼らはマウス白血病ウイルスの数百の塩基対を発見しただけで、その後生体から切り取ったDNAの数百の塩基対を使って、実験室で残りの8000の塩基対を複製したのだった。

生体から切り取った細胞にはDNAの量がわずかしかなく、感染力のある分子的な複製にするためには、充分な量のDNAを確保して合成し、完全な長さにする必要があり、シルバーマンとその共同研究者たちは異なる患者から採取した細胞から取り出したウイルスを使い合成せざるを得なかったのだ。

複雑なことに遺伝子の安定性という問題がある。

どういうことかというと、人間とチンパンジーとの間には遺伝子レベルで99パーセントの類似性があるが、この２つは全く異なる生物だ。しかしながらレトロウイルスの逆転写酵素はエラー率が高い。その結果ウイルスの世界では遺伝子に大きな差異が生じる。

レトロウイルスにおいてはその遺伝子情報の差異が10パーセントまでなら同じレトロウイルスの系統に分類される。異なる系統、分岐によりエイズとかヒトＴ型白血病などに分けられる。

シルバーマンとその同僚がやったことは、３名の異なる患者から生体組

織を採取してDNAを取り、フランケンシュタインを創るように継ぎ合わせて感染性のある分子の複製を造り上げ、マウス白血病ウイルスと呼んだのだ。実際に人間から自然のマウス白血病ウイルスを最初に分離したのは、サイエンス誌に公表したとおり私たちだった。シルバーマンの縫い合わせたような怪物フランケンシュタイン的マウス白血病ウイルスの複製は、自然界に存在したことがない物であり、VP62という名称が与えられた。

シルバーマンは3つの異なる生体組織から感染性のある分子の複製を創り出したとは2011年の6月になるまで言わなかった。私たちが理解できなかったすべてのデータの結論を彼はごまかしきれず、フランクに対し自己の誤りを認めただけで、サイエンス誌からの論文撤回は断固として拒否した。しかしその後彼のごまかしがばれる結果となった。

シルバーマンが2006年にしたことを世界に白状しなかった事実は重大な犯罪だと私は考える。それ故に、彼は科学の世界から追放されるべきだと思う。

あれはミスではなかった。

彼は重要な事実を秘密にした。

VP62は私たちが慢性疲労症候群の患者、ガン患者それに自閉症の子どもたちから採取した自然界に存在するマウス白血病ウイルスとは、分子構造や成長特性が劇的に異なる。シルバーマンの研究に何百万ドルも投資したアボット社がVP62に対し血清学テストを実施したが実際には全く陽性反応を探知することはなく、ごまかしが明らかになった。他方私たちがサイエンス誌に発表した血清学テストでは大半の雑多な系統のウイルスが探知された。

VP62にはもう一つの問題があった。VP62は自然分離されたマウス白血病ウイルスよりも少なくとも25倍の速度で複写していくが、その多くはエイズウイルスなどのたいていのレトロウイルスに見られるように正確な複写ではない。どういうことかというと、もしVP62が自然分離されたマウス白血病ウイルスの近くで存在しておれば、どんどん侵略する形で急速に広まることになる。

2011年に私たちはVP62とマウス白血病ウイルスは共にエーロゾル化する性質があることを発見した。すなわちちょっとした気流の流れがあれば

空気中を漂うことになるということだ。腐敗した科学を守ろうとする連中は同じ施設にそれぞれのサンプルを保管すれば、VP62を放置することであたかも殺し屋のように自然のマウス白血病ウイルスを破壊できると考えたに違いない。

私が懸念していたのは、ワクチンのために毒性を弱めたウイルスを作り出すためによかれと努力した結果、新しい問題を作り出してしまったのではないかということだった。科学者たちは人間と動物の細胞組織をごちゃまぜにすれば、動物のウイルスを人間に感染させるリスクがあるという問題をきちんと検討したのだろうか？　あるいはこのような動物のウイルスがヒトウイルスと結合して、新しい病原体を作り出す可能性を考えなかったのか？

フランクはこのテーマを真剣に検討しており、2011年の夏も私たちはサンプルを入念に調べ、マウス白血病ウイルスが含まれているが、シルバーマンのVP62の分子複製は含まれていないことを明示して、懸命に研究を続けていた。私たちは繰り返し実証した。私は信頼できた支持者から厳しい批判者に転じたジョン・コフィンと2011年９月22日にカナダ、オタワでの学会で討論し、その議論で明確に勝利を収めた。私の結論として彼に次のように質問した。「私たちが今までどれだけのマウス白血病ウイルスを作り出したか、ジョン言ってよ。どれだけ？」この議論はIACFS（国際慢性疲労症候群協会）の２年に一度開催される総会で、科学者が団結して血液製剤に対しマウス白血病ウイルスをふるい分けする診断的テストを実施するかを論じる会議でなされた。なぜサイエンス誌は患者グループを標的にした詐欺的な論文の公表を急いだのか？　あれは協会が実施した研究成果ではなかった。たった15名の患者に関するものだった。それに私たちが分離した自然界の存在するマウス白血病ウイルスのグループとは関係のない研究室で創られたフランケンシュタイン風ウイルスを使って協会が研究することがあるだろうか？

もしこの恐れていたことが真実ならば、科学者たちはその犯した過ちを認めるために立ち上がっただろうか？　コフィンのような研究者たちは事を荒立てることはしたくないのだ。誰も立ち上がって、科学はとんでもない過ちを犯し、何百万人もの人に危害を与えたかもしれないと言いたくな

いのだ。

この不条理はのさばらせてはならない。

他方、この私はというと、ネバダでできたばかりの研究所で働く中年の女性科学者で、男性社会の科学の世界に対し、彼らと彼らの先達がとんでもない失敗をやらかしたと告発しているのだ。

しかも私は止めるべきだと主張していた。私は自分の主張の裏付けになるすべてのデータを記載した論文の撤回を拒否した。そして今現在もこの論文は正しいし、真実を述べている。

11月13日日曜までにデービットが弁護士を見つけてくれたので、私は安全を確保できたと思い、隠れ家から出て、その午後には教会に行くために帰宅した。

翌週の金曜日、海岸を散歩して帰宅すると、3台のパトカーが家の前で待っていた。私は逮捕され、拘置所に入れられ、保釈なしで5日間拘留された。警察は私の家を隅から隅まで捜索し、書類をひっくり返し、2つの政府補助研究の筆頭研究員として研究資料を持ちだしたはずだと決めつけた。

彼らはこの家宅捜索で研究ノートを見つけることはできなかった。

同日、警察は私の友人リリーの家にも押しかけ、家宅捜索する間、彼女を数時間椅子に座らせていた。なぜここまで彼らが行ったかというと、私が民事事件に対応する回答文書を送るために彼女の家のファックスを使ったからだと思う。ここでも研究ノートは見つからなかった。そんな物はなかった。実際なかったのだ。2011年9月29日私は研究ノートを事務所に保管していた。ウィットモアはそのことを知っていて、自分たちの犯罪を隠蔽するためにでっち上げたのだと思う。その犯罪とはジョン・コフィンと闘わした科学的議論で詳細に論じられ、2011年9月30日のサイエンス誌に公表された記事に記録されている。この日の後私は解雇された。その記事はジョン・コーエンが書いているが、「彼女はこの1〜2週間でこの新しく発見したウイルスの全貌を明らかにしたいと述べた」という文で締めくくられている。[1] これが理由で私を解雇する必要があった。それでも私が研究を続けようとしたため、彼らは私の経歴を破壊する行動にでたのだった。

私が収監されていた間、私を逮捕し、苦しめようとしていたネバダ州の権力者ウィットモア一族は、私を保釈させるために夫のデービットを駆け

ずり回らせていた。警察が私の家を徹底的に捜索した後の日曜の夜、自宅に突如問題の研究ノートが現れた。それは2011年9月末に解雇されたときにレノの事務所にあったバッグに入れられていた。今思うと、元雇い主であるウィットモア家の人々の死にもの狂いの様子がよく分かる。29日に私を解雇した。直ちに私の研究室と2つの事務所を閉鎖した。2011年8月の終わり頃、マウス白血病ウイルスがもたらした惨状に関する私の見解をハーヴェイ・ウィットモアに説明していた。フランクも同様に同じ情報を持っていた。私は解雇された後、自分の研究ノートに近づけないようにされたため、自分自身の弁護のための情報源を失ってしまった。

この問題には2つの可能性しかない。

一つの可能性は私が嘘をついていて、しかも警察は私を逮捕したとき、無能なために家宅捜査しても見つけることができなかったということ。

もう一つの可能性は私が真実を話しているということ。

読者には次の事柄を考えていただきたい。

いかなる法廷においても私に対し裁判や告発はされていないということだ。生まれて一度も起訴されたことはないと豪語するマフィアの連中とは違う。彼らはベストを尽くして起訴しようとする検察に法廷に引っ張り出されている。私の場合、事実検察の誰一人この事件を調査していない。デービットはハーヴェイ・ウィットモアに呼び出され、もし研究ノートを見つけることができなければ、感謝祭の期間ずっと私は拘置所で過ごすことになると言われた。デービットがあの麻のビーチバッグにきちんと入れられたノートを見つけたとき、深夜であるにも関わらず、慌てて拘置所に持って行ったが、対応した者は彼が何を言っているのかさっぱり分からない状態だった。彼らはデービットを担当警官のいる場所へ行かせた。

以下は私が2015年（もともとは2014年11月17日である）7月27日にハーヴェイ・ウィットモアその他に対し、不法行為に関するRICO訴状として（RICO法：組織犯罪に対抗し被害回復を規定する法律。訳者注）記載した事件の流れである。

2011年11月21日に原告の夫はHW（ハーヴェイ・ウィットモア）、AW（アネット・ウィットモア）、キンネ（カーリ・ウエスト・キンネ）、

ロンバルディ（ヴィンス・ロンバルディ）それにヒラビー（マイク・ヒラビー）らの代理人から電話を受け、彼が研究ノートを返還しないならば、原告は感謝祭の２日間牢に拘留されたままになるということを告げられた。

家の中にあるすべての物品、衣服、書籍その他諸々の物はUNRPD（レノ大学警察部門）の警官による捜査令状もない不法な捜索のもとでほとんど完璧に放り出されて調査されたので、彼は家中くまなく探したがノートは見つからなかった旨を伝えた。彼は代理人に仮に原告がノートを持っているかについて夫婦ともそのことは知らないし、ノートが家の中にあるのか、ないのかについても知らないと主張した。

その時、HW、AW、キンネ、ロンバルディ、ヒラビーの代理人は原告の夫に対し「デービット、よく聞くんだ。おまえはノートを持っている。さっさと探しに行って見つけてこい。そしてジュディを拘置所から出すために返却するんだ」と言った。

代理人は電話を切ったが、原告の夫は家中の引き出し、クローゼット、棚、それにテーブルの上にある物すべてをひっくり返して調べまくったことを考えると言われたことで全く困惑してしまった。

翌朝目覚めた原告の夫は原告がノートを隠したかもしれない場所を探し、一方でHW、AW、キンネ、ロンバルディ、ヒラビーの代理人に言われたことを頭の中で繰り返しながら、探索を再開した。

原告の夫がHW、AW、キンネ、ロンバルディ、ヒラビーの代理人により家の中に絶対あると言われたノートを求めてキャビネット、本棚、引き出しなどを調べたが、何も見つからなかった。彼と警察がそれぞれ探したことを思いだし自分が正気か何度も思いながら同じ探索を続け、異なる結果になることを幾分か期待したが、人生で一番寂しい感謝祭になると思い、一気に落ち込んでしまった。

ゲスト用の部屋の一つを探しているとき、原告の夫は今まで見たことのない、しかも前の探索で数えた対象に無かったJAMと刺繍された布製ビーチバッグを見つけた。さらに怪しいことに、そのバッグはクローゼットの前、中央にあたかもそこに最後に置いたように存在していた。バッグの中には原告の研究ノートが入っていた。

これらのノートはHW、AW、キンネ、ロンバルディ、ヒラビーの代理人か、あるいはHW、AW、キンネ、ロンバルディ、ヒラビーの他のエージェントによりクローゼットのところに置かれたのである。[2]

私はこれらの研究ノートを持っていなかったし、布製ビーチバッグも私のものではない。これらのノートは2011年９月29日に研究仲間であるマックス・プフォストに預けられていた。彼はウィットモアが実証されていないテストを売り払うのではないかと疑っており、布製のビーチバッグがネバダ、レノの私の事務所内にあることは知っていた。多分、ハーヴェイ・ウィットモアに渡すよう強要されたのだと思う。彼らは私がそのノートを盗み出したという筋書きで私を陥れるためにノートを利用し、私が拘置所に拘留され、夫が弁護士を求めて奔走していた間に、私の家に置いたのだ。ハービーか、彼の関係者がレノの私の事務所に入り、あのバッグを持ちだし、ノートをその中に入れた上で、クローゼットのところに置いた。

私は木曜の午後遅くにベンチューラ カウンティの判事の前に立った。そこにはサイエンス誌のジョン・コーエンが待っており、オレンジ色の囚人服を着て、手足を鎖で繋がれた私の写真を撮る申請書を出していた。有難いことに判事はそれを拒否した。それにも関わらず、ジョン・コーエンはもしマウス白血病ウイルスについて同様に研究するなら同じ運命が待っているというメッセージをすべての科学者に送ったのだ。

私は逮捕されるかもしれないという恐怖心を抱えたまま、ネバダに戻らされ、そこで犯罪容疑者顔写真を撮られ、それはジョン・コーエンによりサイエンス誌に醜聞記事として掲載された。これは科学界のみならず更に広い社会で私を貶める目的でなされた。サイエンス誌はその目的を達成し、さらに攻撃的に論文を撤回させようとした。こうして私の科学者としてのキャリアは破壊された。

私の老後のための預金は？

無くなった。

私たちの家は？

無くなった。

私たちは不法行為による市民権の侵害に対する訴えとアメリカのすべて

の町に行き渡ったこの腐敗を終わらせるための訴えのための弁護士費用にお金を使った。

あれだけのお金を使っても司法による公正な裁きを受けることはできず、私は破産に追い込まれた。それはお金が無かったからではない。私の弁護士は、もし私が法廷で闘おうとすれば「新しい」証拠が見つかり、多分私はネバダの刑務所で一生過ごすことになり、不可思議な状況で死ぬ可能性が高いと言う。

「私は破産する必要はないわ。与信評価も完璧だし。残りの家を売り払って、私を支持してくれる97名の証人をレノの裁判所に連れて行って、公聴会であの不正事件を主張するわ。科学が正しいことを証明し、これらの患者全体に対しなされた犯罪行為を証明するわ」と私は言った。

私の弁護士、デニス・ジョーンズは頑固だった。「もしあなたがそんなことをすれば、どうなるか教えてあげよう。レノの裁判所の階段を上がろうとすると、直ちに地区の検察に逮捕され、彼らはあなたに対して新しい証拠を入手したと言うんだ」

「そんなバカな」と私は言った。「新しい証拠なんかあるわけがない」

デニスは私に近づき冷たく言い放った。「最初から証拠なんかなかっただろう？」

それを聞いた途端、涙が溢れてしまった。この事件で私が泣いたのはこれが最初で最後だった。私が初めて拘置所に入れられたことで、夫はショックで死にそうになったことを知っている。今度は死んでしまうだろう。

私は破産手続を行った。このことで夫の命を救ったと思っている。これは戦略的な負けだった。こんなことはしたくなかった。でも時には戦争に勝つために、戦闘に負ける必要があることもある。

私は闘い続けている。

私はFBIのエージェントに何時間もかけて科学の学界の腐敗を告発した。具体的にはネバダ大学レノ校、NIH（アメリカ国立衛生研究所）、CDC（アメリカ疾病予防管理センター）、FDA（アメリカ食品医薬品局）それに科学アカデミーのリーダーたちに関してである。2018年秋、私は不正行為内部告発事例の通知をもらい、この事例は３年間封印されていたが、その封印が解かれたと告げられた。その結果私は訴えることができることになった。

私は事件解明のための動議を提出した。2019年４月11日私は強要と司法妨害について刑法の宣誓供述書を提出した。

本書執筆中も、まだ裁判所からの返答はない。この世の中で司法による公正な裁きが実施されることがあるのだろうか？　アメリカ合衆国はすでにジェファーソン的考えあるいはハミルトン的考えを忠実に守るという姿勢は捨て去ってしまっている。私はよくクリント・イーストウッドの映画『許されざる者』のセリフを思い出す。映画の中でシェリフが命乞いし、俺は死ぬに値するほどの悪いことはしていないと言うのに対し、イーストウッドは「値するかしないかは、これとは関係ない」と答える。

ケントは本を出版して君の言いたいことを述べるという自由はアメリカに残された最後の自由なんだと私に言ってくれた。多分彼の言っていることは正しい。裁判所は腐敗しているし、メディアも政治家も科学者もさらに医者も買収されるか脅されて黙ってしまっている。

今は正直な科学者がならず者にされる時代なのだ。

第2章

反抗者

私は定例ミーティングのため上司ラスの部屋に居た。実験ノートを手にして彼の机の前に立っていたとき、彼は忘れもしない言葉を私に放った。「君はね、私が命じたとおりに行動する道徳的、法律的、そして倫理的責任を負っているんだ」

それは1987年の夏のことで、私は29歳で、ミシガン州カラマズーにあるアップジョン製薬会社に勤務していた。その前年にアップジョン社の品質管理部門の研究室の技術者として採用されていた。それまではメリーランドのフォートデトリックで生物学的応答調節物質研究チームの一員だったが、そのプログラムが解散されたための転職だった。ラスがあのように発言したとき、私のアップジョン社での仕事がすでに終わりに近づいていることに全く気づいていなかった。

科学を追究するのによい場所なんてどこかにあるのだろうか？

私は何十年も研究を続けながら、何度も自問した。政府が支援する科学であれば、偏見や政治から無縁だろうか？　それとも利益重視で動く産業界なら、真剣に資金を投入するため人命を救う可能性を秘めているのではないか。私は政府が支援する科学も、産業界も偉大な善をもたらす可能性を持っていると信じるようになっていた。しかし、どちらであっても、それぞれの責任者に高潔さが欠ける場合、簡単に歪んだ方向へ向かいがちになる。それに政府が支援する科学であれ、産業界であれ、その組織でのし上がっていくほど、高潔さを持つ人は希少な存在になっていく。

私が本書を書くのも科学にその原点に立ち戻ってもらいたいと願ってのことなのだ。

私が医者になりたいと思ったのは、10歳の子どもだった頃に、愛する祖

父が肺ガンで衰えていく様子をなすすべもなく見ていたときだった。祖父とはよく野球中継をラジオで聞いたものだ。そのお陰で今もスポーツが大好きだ。1980年私がバージニア大学の４年生だったときにタイム誌のインターフェロン特集記事を読んだ。当時インターフェロンはガン治療の革新的手法であるともてはやされていた。その年の秋に私はメリーランド州フレデリックにあるアメリカ国立ガン研究所の研究室技術者として採用され、科学者としてのキャリアが始まった。私の仕事はインターフェロンを精製することだった。

アメリカ国立ガン研究所で私が一番好きだった仕事が生物学的応答調節物質の研究プログラムで、いろんな分野から博士や医師、看護師それに私のような研究技師がフォートデトリックに集まった。その頃エイズ患者に対し養子免疫療法を試しており、インターフェロン アルファがどのような効果を上げるかとか、インターロイキン-2や他のサイトカインのような免疫マーカーが彼らの命を救うのに何かの手がかりを与えてくれるかを研究していた。

また当時は騒がしい時代で、1980年代と1990年代に最も名の売れた科学者ロバート・ギャロ博士がエイズウイルスを最初に発見したという名誉をフランスの科学者リュック・モンタニエから奪い取ろうとしているのではないかという論争が起こったりしていた。

これは意図的な盗みだろうか？　それとも勘違いなのか？

モンタニエはその後2008年にエイズウイルスを発見したとしてノーベル賞を受賞し、ギャロの名前は明らかに論じられることはなかった。ギャロや彼のような科学者がこの科学の世界においてやってきたことに関し、私なりの確固たる意見を持つに至った。

1986年、政府は計り知れない英知のもとで、生物学的応答調節物質研究を廃止する決定をした。私は研究所内で新しい職位を探すことになった。ちょうどその頃ある上級研究者が実験データを若い博士課程を修了した日本人研究者に改竄するよう命じているのを目撃した。その研究者は命じられて明らかに困惑していた。それがあって間もなく彼はアジ化ナトリウムを飲んで自殺した。この薬品は白い固体で電子伝達鎖をバラバラにし、結局は人を窒息させて死に至らせる。私はプログラムの担当役員（フランク

の上司）のところへ行き目撃したことを彼に話した。「彼がなぜ自殺したか知っているんです」と私は言った。その上司は興味を示さなかった。そしてその上級研究者はよい評価を受けた。博士課程修了の若い日本人研究者は妻と２人の幼い子どもを残してノイローゼで死んだと切り捨てられた。

その日の午後、アップジョン社で働いている前の職場での同僚から電話があった。「ジュディ、君に仕事があるんだ。絶対気に入るよ」私はミシガン生まれで、デトロイトタイガーズのファンだった。ミシガンは地元だ。しかも給料は政府で働くよりずっとよかった。

「決まりだわ」と私は言った。

＊　＊　＊

私はアップジョン社では変わり者だった。それは読者の皆さんが思い浮かべる理由によるものではない。

アメリカ国立ガン研究所での勤務の大半はフランクの元で働いていた。私たちには科学に対する自然な思いがあり、２人とも同じようなアプローチをしていた。フランクと私は朝の４時か５時に職場に出て、実験の準備をして夕方の６時まで働くことにつき何とも思わなかった。

科学は楽しくってしかたなかった。

産業界ではこのような働き方はしない。アップジョン社では研究者は朝の８時30分に出社し、９時45分まで働き、15分休憩をとり、戻って正午少し前まで働き、その後30分ランチ時間をとり、２時頃に午後の休憩が入り、その後また仕事に戻る。アップジョン社では夏には午後３時30分で仕事が終わる。会社には社内に沢山のスポーツチームがあり、私はソフトボールチームと冬にアイスホッケー、それにサッカー部に所属した。サッカーをしたと言ってもほとんどボールに触れることはなかったので笑ってしまう。

私たちのサッカーコーチはウェインという背の高くてハンサムな黒人で人事部の責任者だった。私はよく走り、自転車にもよく乗ったのでお陰で耐久力が少しばかりあった。サッカーは初めてで、うまくなかったがしつこさがあった。ウェインは私のその素質を見抜き、相手チームのトップ攻撃選手の防御に抜擢した。私は彼らに瞬間接着剤のようにつきまとい、彼らは耐えきれず「私から離れてよ！　離れなさいよ！」と言い出す始末だった。

私たちのチームの勝利は私が相手チームのトップ選手にボールをコントロールさせないでいたことでもたらされた。

私の職業倫理観が人事問題になっていると最初に言ってくれたのがウェインだった。私は上司のラスが来る9時より3〜4時間前に出勤していた。朝9時は私にとって一日の真ん中くらいの感じだった。私たちは当時売り出されたばかりのウシ成長ホルモンの研究中だった。他の多くの製薬会社も同じような製品を売り出していた。その売りはこのホルモンは家畜に副作用を及ぼすことなく牛乳の生産量を増やすということだった。素晴らしいアイデアだと私は思ったが、アップジョン社には製品が細胞系に与える影響を研究する生化学部門がなかった。会社には多くの優秀な化学者がいて、実際に質量分析計とか高速液体クロマトグラフィーなどを使って素晴らしい実績を上げていたが、実は生化学の充分な経験を持つ研究者はあまりいなかった。このこともあり私はアップジョン社に来たいと思ったのだった。朝早く出社していたのは国立ガン研究所での私の慣行であり生化学の評価分析方法を考案設計するためだった。

私が朝早く出社することで懸念があるとウェインが言ったので「なぜそれが問題なの？」とたずねた。

「みんな君が何をしてるのか分からないと言っているんだ」と彼は答えた。

「仕事してるのよ」

「君は何をしているか、社内の人に知らせないといけないんだ」とウェインは言った。彼は少し考えこみ「ラスと定期的に会って君がチェックするっていうのはどう？」

「あのミスター人格さんに？」ラスは平凡な男で、にこりとしたり、笑うところを見せたことがない。彼は無口だった。彼は私より少し年上で、最近博士号を取得したところだった。彼は口からあごにかけて赤い髭を生やしており、眼鏡をかけ、口はいつも堅くしまっており、こちらから話しかけても目をそむけてしまうことが度々だった。ホント彼は人付き合いのいい人だった。

私はラスのところへ行き、朝早く出社して仕事してもよいかとたずねた。彼はいいよと言った。私は週に数回ミーティングして私の仕事の状況を報告するのはどうですかとたずねた。彼は了承したが、どうでも良さそうだった。

しかし、アップジョン社で別の問題が発生し、そのためラスの元でしている仕事から外れ、結果としてウシ成長ホルモンに関する私たちの対立が遅れることになる。

＊　＊　＊

臓器移植を受けた患者に投与されるATGAMという薬があり、それは人間の血液から製造される。しかしこの話は1986年のことで、エイズ感染が全盛の時期であり、何十万人のアメリカ人が毎年このウイルスに感染し、その後数十年の間アメリカではかつてないほど多くの人に緩慢な死をもたらした感染症だった。エイズは血液を通じて伝染する病原体であり、そのウイルスは感染防止手段をとらないセックス、注射針の共用、さらには輸血により感染することが確認されていたが、人間の血液から製造されるATGAMのような薬剤の製造過程でウイルスが生きのびることは誰も知らなかった。

政府の「公式」見解では、エイズはミシガン州には及んでおらず、ニューヨーク市とサンフランシスコに限定されるということだった。

アップジョン社の名誉のために述べると、同社は同じ見解ではなかった。

アップジョン社はミシガン州の住民から採取した血液から薬剤を作るのにエイズウイルスが混在する可能性があるかを問題視していた。私がミシガンに来て利用し始めた美容院のヘアドレッサーはエイズ陽性だと言っていたし、その後彼はエイズで死んでしまった。

私はアメリカ国立ガン研究所から来たこともあり、薬剤の製造過程で、最終製品になるまでに残ったエイズウイルスを排除できるかという問題解決に役立つ経験を持っていた。私はすぐにボブという名の科学者と協働し始めたが、彼は素晴らしい人物でアップジョン社の別の部門で頭角を現していた。彼は聡明で、しかもオペラ歌手だった。一緒に仕事するのは楽しかった。

私は彼に、会社の製造する薬剤が安全だと言えるためには、まず国立ガン研究所からエイズウイルスを含む生の血液製品を入手して、ウイルスの濃度を確かめ、その後製造工程でテストしていきウイルスの残留率を少なくとも現状数値の6乗分の1まで減少していることを求めたいねと話した。

彼はそれはいい考えだとすぐに同意してくれた。
国立ガン研究所に連絡し、エイズウイルスのサンプルをカラマズーのアップジョン研究所に送ってもらえるか聞いたが、それは難しいと断られた。エイズは公式にはミシガン州には存在しないことになっていたので、そんなサンプルは持ち込めないのだ。
ミシガン州にエイズを持ち込んだ女として、私の名前を永遠に残したいわけでもないのに。
ボブは素晴らしいひらめきで独創的な解決案を考え出した。アップジョン社には役員や科学研究者をワシントンDCまで行き来させて、アメリカ食品医薬品局の幹部と自社の製品に関して会議するのによく使うリアジェット社の小型ジェットがあった。
国立ガン研究所で自分の実験をしたくって、私はリアジェットに飛び乗りたいと思ったのかしら？
私は当時研究所のただの下級技術者だったが、フランクが陰で私を支えてくれていた。（可哀想なフランク！　私は値打ちのない1セント玉のように、いつまでも彼につきまとうのよね！）月曜の朝に私はバックパックをひっさげて、アップジョン社のリアジェットに乗り込み、ワシントン（レーガン）空港へと向かい、そこでレンタカーに乗ってメリーランド州フレデリックにあるアメリカ国立ガン研究所へ行き、実験をしたり会議に出たりした。時にはその日のうちにカラマズーにとんぼ返りすることもあり、時には週末まで滞在して金曜の夜に帰ることもあった。当時長く滞在できる時には、以前の同僚と会ったり、母と義理の父親ケンの家に滞在することもあった。
私がワシントンにジェット機で行くことには幾分秘密めいたものがあったと言わざるを得ない。
28歳のガキのような私がアップジョン社のトップ経営者と一緒にリアジェットに乗り込むなんて、同僚の仲間に何をしているのか話すことは実際できなかった。私は普段カジュアルな格好でジーンズをはき、いつも野球帽をかぶってあの小さなリアジェットに会社のトップ経営者たちと乗り合わせるのだ。幼いときから私は人との会話はうまくできたので、すぐにアップジョン社の多くの有力経営者たちと仲良くなった。

フランクとまた一緒に仕事できて楽しかった。2～3週間で私たちは実験の体制をすべて整え、すぐさま研究に取りかかった。私たちのテストによって、汚染されている可能性のある血液から会社の製造過程がエイズウイルスを充分に取り除いていることを実証するのに役立ったと思っている。私は会社の製造過程でもう一段安全性を高めるために温度を上げるなど、マイナーな変更を提案したが、それがなくとも充分安全であった。

アップジョン社に入社して最初の数ヶ月で、私は創造的な研究者として注目されるようになり、トップ経営者とも知り合い、更にボブとは生涯にわたる友人となった。（アップジョン社がエイズに関し素晴らしい貢献をしたこともあり、その後の1992年にフランクと私はイタリア、ジェノアでフランクが議長として開催した会議に、ボブを招待し、講演をしてもらった）それに博士号など関係なく、皆が参加する社内のスポーツ活動で楽しく過ごした。

しかし、もともと採用された品質管理の仕事に戻る時期となった。具体的には、会社が遺伝子組み換えにより製造する生物学製品をテストするために、細胞株につき生物学的品質管理部門を確立し、会社が製造するウシ成長ホルモンの安全性に関する問題点を研究することだった。

＊　＊　＊

当時私は牛乳の増産と家畜を早く育成して成熟させるためにウシ成長ホルモンを使うのは素晴らしい考えだと思っていた。

私の仕事はそれが安全か確かめることだった。

ウシ成長ホルモンは人間の細胞には影響を与えないということだった。品質管理担当の私の仕事はそれが本当かどうかを確認することだった。

私は実験の準備を整え、いくつかの異なる細胞株をそろえて、ウシ成長ホルモンを加え、何が起こるか待つことにした。

ウシ成長ホルモンが細胞に影響しないという説明は虚偽だった。細胞培養において私が最初に気づいたのは、ウシ成長ホルモンがいわゆる脂肪細胞の形態（外観）に与えた影響だった。簡単に言うと、脂肪細胞は外観が変化しており、健康な脂肪細胞とはかけ離れてしまっていた。さらに脂肪細胞が健康な脂肪細胞の正常な分子を作り出して他の細胞に対する伝達シ

ステムなどに影響しているかをテストしたところ、重大な違いが見られた。ウシ成長ホルモンを加えられた脂肪細胞は異なる分子を製造していたのである。ほぼ確実にこれらの異なった分子は他の細胞型の機能に影響を与えていたのだ。

いくつかの細胞サンプルにブレビング（小疱形成）と呼ばれる状況が見られた。これは細胞がその細胞骨格を細胞膜から剥がすために、膜が球形の気泡として腫れあがる状態である。細胞膜は適切に機能し、他の細胞と情報伝達するためには特に重要なのだ。私が観察したのは、多分細胞の伝達機能が破壊された状態だと思われる。その他、何かの神経突起が巨大化した糸状物から形成される異常な細胞を観察した。

私は実験結果から単純だが危険な結論に達した。

ウシ成長ホルモンは人間の細胞培養に重大な影響を与えたのだ。

国立ガン研究所での私の仕事は大半がレトロウイルスの感染症で引き起こされる免疫不全に集中していた。私はウイルスを識別する方法から、どのような状態でレトロウイルスが生き続けるか、さらには免疫不全がガンを引き起こす可能性を大幅に高めることを学んだ。過去に人類に影響したレトロウイルスの多くは私たちの遺伝子の構成物として同質化してしまっている。

これらはERVs（内在性レトロウイルス）として知られている。これらは基本的には攻撃性はなく平和に共存している。しかしいったん体内の状態が異常になれば、これらのウイルスは活動し始め病気を引き起こす。

その時私は、細胞培養に観察された異常性が牛の体内に長期にわたり眠っていた牛白血病ウイルスを目覚めさせ、問題を起こすことはないかとフランクに質問した。この分野ではフランクはよく知られており、彼とバーニー・ポイズは病気を引き起こすヒトウイルスHTLV-1（ヒトT細胞白血病ウイルス１型）を初めて分離したのだった。フランクは牛白血病ウイルスの論文を複数発表しており、私もその技術研究をおこなった。ロバート・ギャロはHTLV-1の業績を独り占めした。他方、フランクとバーニーは「称賛されすぎ」だという理由でクビにされ、ほとんど知られることはなかった。免疫不全が休眠するレトロウイルスを目覚めさせるのではという私の懸念は妥当だとフランクは考えた。

私はウシ成長ホルモンが異なる細胞培養にどのような影響を与えるかを

時間をかけて観察した。単発の単純な実験ではなかった。

私は細胞の写真を撮り、それらが膨らみ異常な様相になっていくのを示し、細胞が多様化し、糸状の神経突起が成長する様子、それにどれだけの細胞が死滅していくかを記録した。

私は異常な分子を読み出していた。アップジョン社の一つの製品の製造過程でエイズウイルスを排除できているという報告をした後であったが、ウシ成長ホルモンの研究では全く反対の結論になっていた。私は常々科学者は野球の審判のようなものと考えていて、ボールかストライクかを判定するのである。

そしてこういうことがあって、ウシ成長ホルモンは生物学的品質管理では認められないというデータを持って、ラスの部屋に来ていたのだ。彼が心の中で、私のせいで彼の生活が困難になっていると怒りで煮えくりかえっているように感じられた。なぜならこの薬剤は安全性が確立するまでは製造を停止すべきだと私が言ったからだ。モンサントなどの他社も同じような製品を販売していた。もし当社が製品に危険性があると認めれば、彼らも追随することになるだろう。

問題が生じるかもしれないが、研究所の技術者である私の知ったことではなかった。

データはデータなのだ。

激しい言い合いになった。私は席を立ち、部屋から出ようとした。その時にラスは私の実験ノートを渡せと言い、30年経過しても私の頭に刻み込まれたあの言葉を言い放ったのだ。「君はね、私が命じたとおりに行動する道徳的、法律的、そして倫理的責任を負っているんだ」

ラスは私の実験ノートを求めた。彼の言い分にある程度納得していた。アップジョン社は私に給料を支払っている。私の仕事は会社のものといえる。でも一言言っておきたかった。

「私のノートを欲しいって？　ほーら」

昔のボーイフレンドにダン・ケントという男がいて、彼はフリスビーのチャンピオンだった。だから、単純にノートを彼に投げ渡すのではなく、フリスビーのように回転させて彼の頭のすぐ上に飛ばしたのだ。ラスは見たこともない素早さで頭を引っ込めた。ノートは彼のすぐ後ろにある掲示

板に当たり、2〜3のメモ用紙をはね落として床に落ちた。
私は彼の部屋から飛び出し、その近くにある人事マネジャーの部屋にいるウェインに会いに行ったが、その騒ぎはまるわかりだった。
彼の目は冷静に「何かあったの？」ときいているようだった。
「あのバカ！」と私はとっさに言った。
ウェインは笑った。研究所でラスが好きだという人はいなかった。「もう少し具体的に話してくれる？」
私はウシ成長ホルモンの実験のこと、何がなされるべきか私が考えていたこと、そしてラスがそれを全くしそうもないと私が考えるに至ったこと、そして最後にノートをラスにフリスビー投げしたことを話した。
「ジュディ、君にはそれを言えないんだ」と私がアップジョン社がすべきことを言おうとしたことに対してウェインが言った。「それに上司に対し物を投げつけてはいけないよ」
「あいつには当然よ」
「そうかも」ウェインはしばらく沈黙した。私はこんなことになり彼に申し訳ないと思った。
「もういいのよ。あなたの問題じゃないわ。ウェイン」と私は言った。「どちらにしても家に帰らないと。フランクに電話させてね」
その前日、私は母から電話で義理の父親ケンが55歳という年で進行性の前立腺ガンに罹ったことを知らされていた。彼女はこの困難な時期に私が家に帰ってくれて彼女の手助けをしてくれないか知りたがっていた。問題は、義父の連れ子が母親を乳ガンで亡くしており、ケンは子どもたちに自分がガンであることを知らせたくなかったのだ。もし私がワシントンDCに戻るなら、メリーランド、ベセスダの国立ガン研究所の近くになるので、距離にして10マイルもなかった。
フランクに連絡がつき、起こったことを説明していると、私たちがずっと以前に棚上げにしていた話題になった。フランクと仕事を始めた最初の頃、彼は私にロバート・ギャロの部下たちから受けた侮辱についてグチを言い、私は彼にバージニア大学の化学の教授が女性は決して医者になってはならないと頑固だったことをグチった。その教授はクラスの女性に対しひどい評価をし、そのため私は医学校に進学する道を絶たれたのだった。

私たちの個人的トラウマを告白しあった後、それぞれ禁制の「G」があると言ったものだ。私はギャロという言葉は口にしないし、彼は大学院という言葉を口にしない。でも今は事情が全く違う。

「私は大学院のこと、いくらでも話せるよ」とフランクに言った。国立ガン研究所で働く研究室の技術者にはジョージワシントン大学の博士課程で勉強している者が何人かいた。「私をジョージワシントン大学に入れてもらえない？」と私は頼んでみた。

「できると思うよ」とフランクは言った。

「前の仕事に戻ることはできるかしら？」

「それは多分難しいだろう。でも外注業者としてここで働くことはできるだろう。検討してみるよ」

フランクはいつもよくしてくれる。そのお陰で最初会ってから35年以上になるのに、私たちは一緒にコンサルティングの仕事をしている。アップジョン社のその後の社内報では、会社は大々的な祝賀の言葉と共に私がジョージワシントン大学の大学院に受け入れられたこと、それに将来私が会社に戻ってくれることを希望すると報じた。

ラスはというと、私たちの言い争いの責任として、感受性訓練講座を受講させられた。

＊　＊　＊

2015年９月、カリフォルニア大学のバークレー校の研究者が乳ガン患者239名の乳ガン組織に牛白血病ウイルス（BLV）が存在するという研究結果を発表した。59パーセントの乳ガン組織のサンプルがBLVにさらされていた証拠があった。他方で乳ガンが全くない女性の組織のサンプルでは29パーセントだけがBLVにさらされていた証拠があった。

カリフォルニア大学のバークレー校のプレスリリースで筆頭研究者のゲートルード・ベーリングは次のように語った。

> 1970年代の研究では牛白血病ウイルスに人間が感染した証拠を探知できていなかった。私たちが今日実施するテストはより精密であるが、牛白血病ウイルスが人間には感染しないという既存の定説を覆すのは

今も困難であった。その結果、畜産業においてウイルスの感染拡大を封じる手段を講じる充分なインセンティブが足りなかった。乳ガンに罹るリスクファクターとしてしばしば広く論じられる肥満、アルコールの飲み過ぎ、それに閉経後のホルモン使用などと比較しても、このウイルスのリスクが極めて高い。[1]

この意見表明には考慮すべき重要な事項が述べられている。1970年代のテストでは乳ガン組織内のウイルスの存在を探知するほど精密でなかったかもしれない。あるいはもう一つの可能性として、当時の家畜は今ほど牛白血病ウイルスに感染していなかったのかもしれない。

1980年代に始められたウシ成長ホルモンの使用が家畜の遺伝子構造の中に静かに潜んでいた牛白血病ウイルスの発現を変えてしまったということはないだろうか？

これについても私には分からない。

しかし、これはもっともな疑問であり、しっかりと追究すべきだと思う。

そして上司から「そんなことは言ってはならない！」と言われたとき、人はどうすればよいのだろうか？　たいていの場合、黙ったところで問題が消えてなくなることはないのは確かなことだ。1980年代にウシ成長ホルモンが細胞培養に影響していたという明確な証拠を私は見たし、当時このホルモンを投与された牛からとれた牛乳内の牛白血病ウイルスの発現にそれがどのような影響を与えるだろうかと思ったものだ。

現在、牛白血病ウイルスが乳ガンに関係しているのではという懸念がある。

女性は生涯にわたって、常に乳ガンの心配をしているのではないか？

私のかつての研究とカリフォルニア大学バークレー校の研究とには大きなギャップがあることは理解しているが、それを放置してはならない。私たちは社会に新製品を売り出す場合には原因になりうるすべての要素とその国民の健康への影響についての全体の流れを理解する必要がある。このプロセスは難しく、時間を要するものであることは分かるが、人の命がかかっていることなのだ。

科学とは難しい問いかけに答えを出すものと期待されているわけで、それは大衆が求めていなくても同じことである。私が最初にフランクのとこ

ろで就職面談したとき、彼は採用したいと思ったが、その部門のマネジャーが採用不可と判断した。その理由を聞かれて、そのマネジャーは「彼女は質問しすぎる」と答えた。フランクは科学においてまさにそれが必要だと考えていたので、マネジャーの意向を無視して私を採用した。

人に黙りなさいと言われても、まだあなたが話し続ける場合、たいていのケースではウェインやフランクのような善良な人がいて、たとえ少々やり過ぎたとしても見守ってくれるだろう。私の経験ではどのような状況でも正直さを尊重し、真実を話す人を支持しようとする人々が実際に存在した。

それでも、あなた一人だけというケースがあるかもしれない。安全ネットはないことになる。その場合一人の人間すらあなたを支持してくれるかどうかに関わりなく、自分で真実を述べるべきかを決定しなくてはならない。人生においてこういう状況に直面することはまれかもしれない。

非常にまれである。

しかしそれで人間性が分かるのだ。

それは子どもを救うために燃えている建物に飛び込んでいく消防士と同じだ。あるいは銃声が聞こえたときそこから逃げるよりも、その音のほうへ走り出す人間がそうだ。死をもたらす病気に罹った人々を救おうと決心する人々がそうだ。あるいは権力を濫用する上司や会社の不正を告発する人々も同じだろう。

彼らの決定がその人間性を語るのだ。

人から黙っていろと言われたときに重要な問題点に関して声をあげることができるためには、この世で自分を支持してくれる人がいるか分からないとき、読者の皆さん、強い信念が必要なのです。

賢明に選択しなさい。

そしてできることなら上司にノートを投げつけてはならない。ましてフリスビーのような投げ方はダメですよ。

第3章

博士たちの死

バージニア大学の大学院に在籍していた頃、ジェニーという友人が「真実って何？」と印刷されたTシャツを着ていた。当時この若い学生に似合ったかっこよくしゃれた感じだと思った。でも年を経るにつれ、より深い意味を持つと感じるようになった。気がつけば、自分が何を知っているのかと自答していることがしばしばある。人が言ってくれること、テレビで見ること、新聞で読むことは分かっている。これらの情報から世の中を理解しようとするのだが、これらの見方をそのまま受け入れないほうがよいと思うようになった。

例えば、大学でルームメイトだったテリーがよい例だ。彼女の両親、トーマスとルシールは外交官だということだった。大学4年生のとき、彼らがシャーロットビルに買った家に住まわせてもらったことがある。世界中を知っているトムとルシールの異国への旅の話を聞いていると、彼らに比べ私は退屈な人間に思えた。私は彼らが大好きで、その豊富な話題を楽しんだ。私は栄養生物学と化学を一生懸命勉強し、朝の4時起きでボート部で練習し、一日中実験室で過ごした。そしてマリファナには近づかなかった。というのはその成分は脂肪に溶け込むために体内に何十年も残留することを知っていたからだ。

30年経ってトーマスとルシールが外交官ではなく、CIA（中央情報局）のエージェントだったことを知った。トーマスは1980年から1982年の間、ちょうどテリーと私が卒業した後、ポーランドのワルシャワにあるCIAの部局責任者だった。トーマスとルシールはポーランドの参謀で大佐であるリザード・ククリンスキーを離れた街角で身柄拘束し、アメリカ大使館へ連れ込み、そこから別のCIAチームが彼を国外へ連れ出した。ククリンス

キーはアメリカのスパイとして９年間活動しており、ソビエトによるポーランド経由の西ヨーロッパ侵略計画書を持ち出した。彼はその他に企業組合のソリダリティが力を持ちすぎるようなら抑圧する意向であるという秘密文書をも持ち出した。これは冷戦時代における最も偉大な諜報分野での一撃であった。

私はここで国家機密を公開しているわけではない。トーマスとルシール・ライアンの英雄的行動は2004年に出版された本『ア シークレット ライフ：ポーランドの大佐、彼の隠密の使命、祖国を守るために払った犠牲』[1] に描かれ評判になった。ワシントンポスト紙でベスト書籍と賞された。ウォーターゲートで有名になった記者ボブ・ウッドワードは「冷戦時の冒険スパイ劇だ」と語った。

1993年にも真実は何かと思ったことがある。公園警察官だった義理の弟ケビンがビル・クリントン大統領の直属副法律顧問だったヴィンス・フォスターの遺体を最初に発見したときだった。フォスターは明らかに自分で撃った銃痕を残してフォートマーシー公園内で死んでいた。ケビンは後に目撃証言で報道されたフォスターの手元にあったという拳銃など実際には見なかった。それに現場でのいろんな事象はケビンを当惑させるものだった。

拳銃自殺による死体は普通よじれた形になるのだが、フォスターの場合、小さな丘の斜面にあたかもそこに横になって昼寝でもするかのように、何げない感じで横たわっていたという。吹き飛んだはずの頭蓋骨の破片はなく、わずかの血痕が路肩に発見された。彼の口腔内の柔らかい部分をめがけて至近距離で撃ったはずなのに、閃光火傷の跡は無かった。他にも不審な痕跡があった。たとえば彼の靴には泥がついておらず、衣服のある部分には粉が焦げたような粒子が付着しており、彼の妻とは異なる人物のブロンドの髪の毛があり、不明のカーペットの糸くず、それに彼のパンツには精液の跡が付着していて死ぬ数時間前に性行為があったことが示唆された。[2]

誰にきいてもヴィンス・フォスターは真面目な男だったが、彼とクリントン夫妻とは長い付き合いがあった。彼は幼稚園のときからビル・クリントンと一緒で、良く知っており、ヒラリーとはアーカンソー州リトルロックのローズ法律事務所で共にパートナーとして一緒に仕事をしていた。彼の死後、辞任の手紙の下書きと言われる破られた紙切れが彼のカバンの中

に発見された。そこには「今の仕事やワシントンで注目を浴びる政治関連の生活は私には向いていない。ここでは人を破滅させることが楽しみと考えられている」と彼が書いたと言われているメモが残されていた。[3] 矛盾する話や証拠があったことから、いろんな説が語られることになった。フォスターが大統領夫人と情事を重ねていてクリントン夫妻の増え続けるスキャンダルに嫌気がさして、彼らが密会していたアパートで自殺したとか、あるいはクリントン夫妻にとって彼がお荷物になったため、彼を殺させたとかである。

私の義理の弟はこのようないくつかの説を裏付ける証拠を見つけることはできなかった。しかし、彼が最初に目撃した問題の現場の様子は警察の公式報告書に書かれたものとは大きく違っていたという信念はぐらつくことはなかった。私の義理の弟の経験から、自分の職責をただ実行しようとしても、他の力が働く嵐の中でいかに容易く吹き飛ばされることかと思ってしまう。

＊　＊　＊

2018年5月、イリノイ大学シカゴのオーティズム（自閉症）ワン会議のメイン舞台で私は感動のあまり言葉も無かった。1000人以上の観客の前で、私はジェフ・ブラッドストリート博士を讃える勇敢医薬賞を授与されたのだ。

2009年にあの権威あるサイエンス誌にパイオニア的論文を発表して以来、2011年にはクビにされ、拘置所に入れられ、論文の撤回を迫られ、そして破産に追い込まれ、その後私の法律的要請を一日でも法廷にて実現するために日々努める長い道のりだった。科学の世界で名声を剥ぎ取られたと思われた時期、私は幸運にも多くの素晴らしい背教者、反逆者と言うべき人々と知り合い、彼らは私に愛と支持を与えてくれた。今時の表現に「赤錠剤を服用させられる」というのがある。これはSF映画『マトリックス』からの用語で、主人公は青錠剤を服用して、そのまま眠りにつくか、赤錠剤を服用して世界で今何が起こっているか、現実に目を向けるという二者択一のチャンスを与えられる。

私は赤錠剤を服用してほぼ8年になるが、なんと波乱に満ちた日々だったことか。私は銀行残高をものすごく減らしてしまい、科学の世界での名声を失ってしまったが、なんとか生きのびた。

しかし、ジェフ・ブラッドストリート博士や多くの人々はそうはいかなかった。

＊　＊　＊

初めてジェフ・ブラッドストリートに会ったのは2012年にドイツ、フランクフルトで開催された会議だったと思う。

ジェフはワクチン被害者の治療をおこなうアメリカの第一級の医師の一人だった。彼は最初から自閉症をレトロウイルスに関係する、エイズウイルスと多くの面で共通する後天性免疫不全症だと考える私たちのアプローチをよく理解していた。ジェフはイタリアの研究者マルコ・ルジーロ博士と、私が慢性疲労症候群を研究して以来よく知っているポール・チェーニーと共に出席していた。チェーニーは1984年から1985年にかけてのタホ湖・インクライン村慢性疲労症候群の大感染として知られる病気を最初に研究し、認識した２人の研究者の一人だった。この病気は多くの面でエイズ大感染と双璧をなすものだった。

この３名はGcMAF（マクロファージ活性化療法：ビタミンＤ結合タンパク質由来によりマクロファージを活性化させる療法）と呼ばれる治療法を開発しており、ビタミンＤ結合タンパク質を修正して生成されたタンパク質が体内のマクロファージを活性化させ、ウイルスを食作用させて感染と闘わせる。この方法は最初、ガンとエイズ治療に使われたものだった。マクロファージは免疫反応の機構を形成しており、私たちがレトロウイルスについて学んだのはレトロウイルスの生き残り戦略は免疫反応を混乱させるということだった。もしマクロファージを適切に機能させることができるならば、治癒が始まることになる。これが自然により人類に与えられた防衛手段なのだ。

ブラッドストリート、ルジーロ、それにチェーニーはデービットという名のイギリス人と共同してマクロファージ活性化療法を実践していた。私は最初からこのデービットという男は信用できなかった。彼はあの会議でもよく酒を飲み、マクロファージ活性化療法の売り込みで金儲けしていることを自慢しており、これで私は直ちに警戒心を持った。科学者の使命は人類の苦しみを終わらせることにあると私は考えている。もちろん人はお

金を稼ぐ必要があるのは分かるが、それは自慢にするようなことではない。

私は科学者としてのキャリアを取り戻そうと努力していたが、当時イアン・リプキンとジョン・コフィンが計画中の研究チームに参加できると約束されていた。この２人は慢性疲労症候群における他のウイルスの問題についても証拠があると私に述べていた。しかし、まずあのVP62問題にけりをつけるために実証研究に取りかかる必要があった。私の民事訴訟担当の弁護士デニス・ジョーンズは私は破産したのだから私の立場としては、補助金付き研究がなくなったので、マウス白血病ウイルスの研究や慢性疲労症候群とガンに関係する他のレトロウイルスの研究に自由に戻れると言ってくれた。読者のご推察の通り、この約束は反故にされた。

そして2013年にデービットからアラブ首長国連邦のドバイで会議があるので出席するよう招待が来た。ブラッドストリートとルジーロも出席するという。「君のキャリアを救ってあげたいんだ」とデービットは電話で言い、航空チケット代金とホテル代も出してくれるという。ありがたい申し出だった。私たちはマクロファージ活性化療法は患者にとって治癒効果があると自信を持っていたし、イギリスの友人たちもその効果を裏付ける話をメールで知らせてくれていた。

私がドバイの会議に出席するつもりだと公表した直後から、何人かの人々から心配する電話やメールが入りだした。彼らは「ドバイには行かないで。何かが起こるから」と言った。長年の友人の一人は「君だけが脅されているんじゃないんだ。奴らはブラッドストリートとルジーロも処分したいんだ」と言った。

私はチェーニーから前年に誰かが彼の研究室の壁に穴をあけて彼のコンピュータを盗み出したことを聞いていたので、気になっていた。まさか博士のコンピュータを扱うブラックマーケットがあるのだろうか？　これはウォーターゲート事件のような不正行為を思わせる疑わしい感じがした。

それでもすぐにはキャンセルしなかった。

私はデービットに電話し、出張の取り決めについてもっと知ろうとした。そしてすぐさま安全面でいくつかの問題が見つかった。私は飛行機でドバイの空港へ行くが、そこで知らない誰かに出迎えられ、その人物が会合のある場所まで車で案内してくれるという。私はデービットに空港で出迎え

てくれる人を誰か私が知っている人にしてもらえないかとたずねた。彼はそれには返答せず、スタッフの人物がそれはできないと言った。私はホテルに電話し、ホテルから運転手を空港まで迎えに来させてくれないか頼んだが、これもできないと言われた。

私は顧問の弁護士デービット・フォリンに連絡し、私の心配事を相談してみた。「君は無法地帯に行ってはならない」と彼は警告した。「君はドバイに行ってはならない。君はメキシコに行ってはならない。ネバダに行ってはならない。インドに行ってはならない。消されてしまうよ」

これで充分だった。

ホテルに電話し、予約をキャンセルしてデービットにメールを送った。偶然にもルシール・ライアンが血栓のため重篤状態になった。ルシールが私を必要とするときに、彼女の側にいることが何よりも大切だった。

そう、私はソ連から最も重要な情報を盗み出すことに関わったCIAのエージェントが病気になったため、助ける必要があるという口実を使って中近東の危険な地区に行くのを回避したのだ。この話はワシントンDCや政府関係の科学にまつわるバカらしい行為の一つかもしれない。ディープステートと言われる存在が実際にあるならば、多分私はその多くのメンバーを知っていることになる。

もし彼らに何かを頼まれたら、私はお手伝いするだろう。

これが私の周辺の実態だ。

＊　＊　＊

2014年、私は再びオーティズム（自閉症）ワンの会場にいた。

最初にこの会に出席したのが2010年で、サイエンス誌に論文を発表した後のことで、この時、本書共著者であるケント・ヘッケンライヴェリーに初めて会った。

2014年のオーティズム ワンでは小児医療安全研究所の創立者クレアー・ドウスキンとフォーカス フォー ヘルスのバリー・シーガルが資金援助した特別の医師向け円卓があった。私たちは数多くの慢性病を取り巻く全員がよく知っている医薬医療界の腐敗については極力語らないようにして、患者を治療する最善の方法につき論議することにした。

会議が数分で始まる時になって、ブラッドストリートとルジーロがやってきて私を廊下に引っ張り出した。ルジーロが「簡潔に言ってよ。なぜドバイに来なかったの？」と問いただした。

「信頼できる情報では私たちの命が狙われているの」と私は言い、少し間を置いて「私たち全員よ」と加えた。

この一言で彼らは戦慄したようだった。

ブラッドストリートは私を大げさに抱きしめ、ありがとうと言った。彼らは私がこの自閉症に関し、個人的関わりを持っていないことを知っていた。私にはブラッドストリートのように被害を受けた子どもがいるわけではなかった。

ブラッドストリートは「何か君の助けになることはあるかい」と聞いてくれた。

「あるわ」と私は答えた。「私最近の科学の世界から仲間はずれにされているので、学術誌は入手できないし、医療関係の図書館にも入れないのよ。皆に追いつけるように情報にアクセスしたいんだけど、助けてくれる？」

ブラッドストリートはちょうどオーティズム ワンで講演したところで、私は出席できていなかった。彼は最近の論文や彼自身の研究に関するすべてのデータが入ったUSBを持っていた。彼はそのUSBを取り出し、「さあ、これで追いつけるよ」と渡してくれた。

私はコンピュータにデータをダウンロードして、彼に返した。

その後の1年の間、私はクレアーやマルコと会い、特にジェフとは南カリフォルニアにある彼の診療所で何度か会った。私は数名の家族を同伴して訪問し、彼らのマクロファージ活性化療法の治療計画書をレビューした。主に損なわれた脳神経システムを回復させるための低温レーザー治療、抗レトロウイルス療法、それにマリファナを使うものだった。ジェフとはその後ワシントンDCで一度会い、メモ内容の確認のためよく電話で話しあった。

2015年のオーティズム ワン会議はいつもと違って興奮する雰囲気に満ちたものだった。アンドリュー・ウェイクフィールド博士がデル・ビッグツリーとポリー・トメイらのプロデューサーを連れてドキュメンタリー映画を上映した。彼らの作った映画『VAXXED：隠蔽から大惨事に至るまで』はアメリカ疾病予防管理センターの上級科学者ウイリアム・トンプソン博

士が2002年から2004年にかけて連邦政府がMMR：新三種混合ワクチン（はしか、おたふく風邪、風疹）と特にアフリカ系アメリカ人男性における自閉症の関連を隠蔽していたことを暴露したことを描く圧倒するような内容だった。トンプソンは2014年に内部告発者保護法の適用を申請し、認められたが、下院にて証言できていない（トンプソンは本書執筆中の2019年においても証言できていない）。

ブラッドストリートは非常に元気づけられ、基調講演をおこなった。それまで未解明だった発症の仕組みと多くの組織間でなされる相互作用、それに数十万人ものワクチン被害を受けた子どもたちをどうやって効果的に治療するかが理解でき、私たちの多くも共にようやく現状を打破することができると感じた。ジェフが次の講演会場に行く途中、私が私の会場へ行くときに廊下ですれ違い、彼にハイタッチの挨拶をしたことをよく覚えている。私たちはこうだった。今や私たちを止めるものはなかった。

その数週間後に私たちはまた会う予定だった。

これが友であるジェフ・ブラッドストリートに会った最後だった。

＊　＊　＊

2015年６月17日ジョージア州ブフォードのブラッドストリート博士の事務所がFDA（アメリカ食品医薬品局）とDEA（麻薬取締局）の職員らに急襲された。彼らは現場を数時間占領した。

ケントは後にジェフの弟トーマスにこの急襲について長いインタビューをした。トーマスは「私は『急襲』という言葉には、あまりに罪悪感が伴い、重い意味があることから神経質になってしまいます。これって麻薬のがさ入れみたいですよね。彼らはM-16で武装して入ってきて現金を押さえ、麻薬を押さえ、監獄にぶち込むという感じ。実際にはそうではなかったんです。彼らは事務所に入ってきて財務データを調べました。USBをいくつか持ち去りました。兄のコンピュータから情報を抜き取っていきました。彼らは兄を拘束しませんでした。彼らは兄のパスポートを取り上げることもしなかったのです。彼は逮捕されたわけではありません。彼らは銀行口座の金銭を押さえたり凍結したわけではありません。ただこれは脅しでした。私の人生は終わったというような恐ろしいものではなかったのです」[4]

と言った。トーマスによるとジェフは弁護士に連絡したが、最悪の場合でも罰金ですむと言われたという。

2015年6月19日の午後遅くに、ノースカロライナの景勝地であるルア湖に流れ込む小川に浮かぶ死体を釣り人が発見した。ジェフ・ブラッドストリートだった。胸に1発の銃撃痕があった。報告によるとジェフはルア湖湖畔のホテルで彼の妻と会うために来ていた。妻は自閉症の息子と元の夫を送り届けた後、そこで彼に会うことになっていた。湖に向かう途中ジェフは野菜を買い、ホテルに着いたとき、部屋の準備がまだできていないと告げられた。彼は2～3時間経ったら戻ってくると言い、部屋が使えるようになったら電話をくれるように携帯の電話番号をホテル従業員に知らせた。

その後、ジェフは川まで5マイル運転して行って、ピストルを持ち出し、水の中に歩いて入り、どう見てもあり得ない角度から自分の胸めがけて撃ったということになっている。家族が依頼した検死官は検分した結果、もし彼が致命的な銃撃を自分で放ったなら、あるはずの閃光火傷の跡が彼の衣服や皮膚になかったとコメントしている。ジェフは空軍のパイロットだった。そしてセントルイスの犯罪多発地区で緊急医療にたずさわる医師でもあった。彼はその10年前にFDA（アメリカ食品医薬品局）と法廷で闘い、勝利していた。彼はタフな人間だった。

弱みが考えられるのは、ジェフの家族が脅迫されていたかもしれないということぐらいだ。私の初めての試練のときに私を攻撃する人たちは私の夫デービットに近づき、私が気が狂っていて危険だと言いくるめようとしたことを知っている。ジェフの奥さんはトーマス・ブラッドストリートが兄の死の調査に協力するのをとても嫌がったと私は聞いた。どうやら彼女はもし話せば、息子に何が起こるか分からないと恐れていたように思われる。

私が電話連絡を受けたとき、南カリフォルニアでヨットレースに参加していたが、彼の死につきはっきりしたことが分からなかった。最初、心臓マヒだと言われ、その後溺れたと言われ、最後に自殺だと言われた。情報が入った後、何が起こったのか理解しようとしたが、納得できなかった。ジェフが自殺するなんて全く信じることはできない。彼は闘士であり、しかも強いキリスト教徒だった。もし彼が自死したなら、それは愛する人を守るために犠牲になったとしか思えない。

これも結局はヴィンス・フォスターのケースと同じに思われるが、真実はというと、何が本当か全く思いもつかない。

＊　＊　＊

体制に対する裏切り者になった途端、それが危険なことだと人は気づき始める。見知らぬ人が自転車に乗るあなたを尾行し、あなたの家を監視し、疑わしい状況での死が発生するのだ。こういう可能性を考える必要がなければ、夜にもっとよく眠れるだろうと思ってしまう。しかしよくよく考えてみると、私のような人間の多くは体制に反抗する傾向があるのだろう。ある日幻のウイルスが不可思議な感染拡大を引き起こしていることを発見したとすると、次には私たちは連邦政府により急襲されるのだ。私のような者が言っていることに真実があるかもしれないが、それは10年、20年経てば明らかになるだろう。

しかし、それと同じくらいのデタラメも沢山あるに違いない。

それでも体制のメンバーでありながら良心を持つことは危険だと私は考える。なぜなら、ご存じのように、私は20年以上もの間、政府機関における科学者であった。それもメリーランドのフォートデトリックに始まり、アメリカ国立ガン研究所にいたのだ。

もちろん私は多くの政府機関で働く科学者の、人類の健康を改善しようとする本来の善良な気持ちを理解している。一般に知られたくない物語というか、闇を知っているのは組織のトップにいる者だけだろうということにようやく気づくようになった。トップ近くにいる大勢の人々はこの闇を見ていないと思う。

＊　＊　＊

マウス白血病ウイルスと慢性疲労症候群や自閉症などの病気との関係について議論が高まる中、カン・テージンほど私たちを厳しく批判する人物はいなかった。彼はレトロウイルス研究の科学ジャーナルの編集長であり、アメリカ国立アレルギー・感染症研究所においてトップのトニー・ファウチに次ぐナンバー２だった。

私たちの研究に対するテージンの横暴な反応に当初私たちは戸惑った。

フランク・ルセッティと私は人間の病気を引き起こすレトロウイルスとして初めて発見されたHIV（ヒト免疫不全ウイルス）とHTLV-1（ヒトT細胞白血病ウイルス１型）の初期研究でテージンと協働していた。テージンは知的でカリスマ性を持つ小柄な男で、常に生物科学の分野にマイノリティの人々がより多く参加できるよう努めていた。当時はこの分野は白人男性が中心であった。

テージンは一流の科学者だった。

しかし、2010年12月22日にテージンはレトロウイルス研究のジャーナル誌にその編集長として、私たちのマウス白血病ウイルスの研究を否定する６つの論文を一気に掲載するという異常な行動に出た。なぜ異常かというと、フランクがその論文をレビューした数人と話したところ、彼らは論文に重大な欠陥があるため公表すべきではないと勧告していた。すべてピアレビューを通らなかった。ピアレビューをした一人は、これらの批判に対しテージンは確かにこれらの論文は公表できるほどの科学標準レベルに達していないことを認めたが「６つ一緒にすればそれなりのものになる」と言ったという。後に公表された2012年８月の編集記ではテージンはマウス白血病ウイルスに対し攻撃することに奇怪な喜びを感じていたように思われる。

> この観点から言うと、2010年12月のレトロウイルスジャーナル誌に掲載された６つの論文から、当時信じられていたマウス白血病ウイルスが慢性疲労症候群の原因であるという学説を誤りとして根本的に転換する事例を引き出すことができる。このためにレトロウイルスジャーナルのオープンアクセス様式により、特に興味を持つ人なら科学者でなくとも、自由に何度もこれらの根本的に従来の考えを変えてしまうピアレビューされた論文を読むことができる。[5]

公的医療に関する最高峰でお墨付きを与えられた研究結果を、その後１年も経っていないのに彼は上機嫌で殺人鬼を追い詰めているかのようだ。編集記のこの部分を読んでみると、私には「ウイルスに詳しくない他の医療関係のプロたちは何も知らないから、彼らを欺してこのナンセンスを信じ込ませることができる」と言っているように思えた。

テージンが不適切な言動に出る癖があるという人などほとんどいない。しかし2011年にベルギーのルーヴェンで科学者の会議があったが、フランク・ルセッティが講演を始めようとしたとき、彼は不適切な行動をとった。急に「この研究を停止しろ！　ホントのウイルスを研究するんだ！　こんな研究にカネを浪費するのはやめろ！　カネの無駄だ。全くの無駄だ！」とわめきだしたのだ。

2013年1月28日、私が国立ガン研究所にあるフランクの研究室にいたとき、キャシーが飛んできて、カン・テージンが死んだというニュースを伝えてくれた。

当初は日曜の夜に彼の事務所で心臓マヒで死んだと言われていた。

次には彼は机に向かい銃で自殺したと聞いた。

最後に聞いた話では、彼は国立アレルギー・感染症研究所の4階建て駐車場ビルから飛び降り自殺したということだった。

ホント？

路面まで30フィートもあるところから、死ぬために飛び降りるなんて。死ぬかもしれないけど、ものすごく痛いに違いないわ。

今になっても彼がどのように死んだのか全く分かっていない。

＊　＊　＊

レトロウイルスジャーナルによるカン・テージンの追悼文をここに示してみよう。

彼は友人の間ではテーと呼ばれていた。

> テーは仕事でも遊びでも、周囲に影響を与えるほどの熱意と常に勝負にこだわるメンタリティを持っていた。彼はテニスとチェスでは上級者であり、才能溢れる文章家であり、しかも一般的な科学や生活におけるすべてのテーマについて明確な意見を持つ偉大な討論者であった。加えて現代の課題にも熱情を注ぎ、旅行、映画、食べることそれに音楽を愛した。
>
> テーの死はレトロウイルス研究の世界にとって打撃であり、私たちは彼の科学におけるリーダーシップを失いそれをただ惜しむだけであ

る。彼がいつも中心にいてはじめて私たちは共になしえることができ、私たちの多くにとって頼りになる寛大な友人であった。

テーはバイオメッドセントラル社の多くの人々と昔から現在に至るまで友人であり、同僚でもあった。彼がこんなに若く逝ってしまうことはショックであり、非常に悲しいことだ。彼は最も信頼できる友人、支持者の一人でありながら、常に変革と改善を求める力になってくれ、現状の名声に甘んじることがないよう注意してくれ、私たちが改善を要すると彼が考えたときには、いつも率直で建設的な批判をしてくれたのであった。[6]

追悼文でテージンに関して書かれていることすべてについて、私たちはその通りだと思う。それは科学者として何十年も彼のことを知っているからだ。しかし、マウス白血病ウイルスの議論で私たちに反対意見を述べたときの彼は同じ人物とは思えない。あのときの彼はなにか様子がおかしかった。

テージンの死については、以下に述べる説明でないと私には納得できない。

どうやら、マウス白血病ウイルスの論争の最中、テージンはトニー・ファウチやジョン・コフィンのような連中が言っていること、すなわち、マウス白血病ウイルスは単に研究室内における汚染にすぎず、多くの人々に感染したわけではないという意見を信じていたように思えるのだ。この論争は科学知識の最先端のもので、それなりのランクの人がコメントし、しかも何か合理的な証拠があるようならば、信用してしまいがちになる。

テージンの追悼文では彼がいかに「常に変革を求める力になった」か、そしていつも人に改善を求めたかを述べている。彼はマウス白血病ウイルスを激しく攻撃したけれども、レトロウイルス研究のジャーナル編集長としては出版前に常に最新の研究に触れることができた。彼はすべての論文に目を通さざるを得なかった。他の人が知る前に物事を知ることが彼の仕事であった。私たち以外の科学者はマウス白血病ウイルスの異なる系統のウイルスを発見しており、それが病気にどのように関わっているかを研究していた。これはレトロウイルスの系統を新しく発見すれば、当然起こることと言えよう。

マウス白血病ウイルスは脾フォーカス形成ウイルスに似ていて、悪さをするには他の手助けになるウイルスを必要とするように思われる。ウイルスは周辺にある他のウイルスと結合、再結合を繰り返し、どのウイルスが問題を起こしているのか識別するのが困難になるのだ。HIV（ヒト免疫不全ウイルス）であってもほとんどのウイルスは不完全なものだ。伝染しないし、感染が拡がることもない。これらは他のメカニズムを通じて免疫システムにダメージを与えるのだ。

テージンは優秀だったので、この奇妙な生物学を理解していたと思う。コフィンのような批判的な者であっても、マウス白血病ウイルスが他のウイルスと再結合して、新しい複写能力のあるレトロウイルスを作り出すのに最低10日かかることを発見していたのでなおさらである。[7] このようなウイルスは別のウイルスの一部か、部分かもしれず、もしウイルスをあまりに狭く見ていると見逃すことがありうる。ウイルスを実際に理解している人は、ウイルスをコンピュータのコードの一部に比較して考えるのが一番適切であることを知っている。そう、もしあるコンピュータプログラムがあったとしたら、それは完璧なウイルスと同じで、多分しっかりしたシステムといえる。でも現実にはコンピュータコードのかたまりがいくつかあって、それが原因でコンピュータがうまく動かないことがある。同様に完璧なウイルス全体というよりも、ウイルス膜の何百もの塩基対の存在が免疫機能に影響を与えると私は考えている。これらはウイルス粒子と呼ばれ、害を及ぼさないように見える。しかしこの見方は誤解を招きかねないと私は考える。

思うにテージンはこれで動揺したのではないか。彼は解決しようとした。当初は彼はこの疑問を自分一人で考えたのだろう。その後ごく近しい友人たち、特に彼の上司であるトニー・ファウチのような科学と政治を理解する人物と彼の気になるところを議論したと思われる。

フランク・ルセッティの言う「科学世界の三悪人」とは私の解釈では、ハロルド・ヴァームス、フランシス・コリンズ、それにトニー・ファウチである。公共医療の重要な領域で真実が語られないのはなぜかと検討すれば、必ずこれら３名の指紋が犯罪現場に残されていることを知ることになるからだ。

ファウチはどう答えただろうか？　彼はテージンの恐れは要らぬ心配で

あり、不要だと説得したのかもしれない。でもテージンは納得しないだろう。彼は事実を知りたい。ファウチは事実を提示することはできない。もし嘘をついたとしたら、テージンにはその嘘がわかる。このような優秀な人たちがシステムを守っているのだ。

しかし、こういう優秀な人々をシステムに入れるには彼らのすることが正しいと信じ込ませることが必要だ。もし、トップが倫理にもとるようなことをしている場合には、バランスが狂ってくる。

どの科学者も自分の仕事は正しく完全なものと考えたがるものだ。科学者を嘘つき呼ばわりするのは最悪の悪態といえる。ファウチとナンバー2の権力者テージンとの間で行き詰まりがあったと思う。その後何が起こったのか？　私には言えない。テージンは自分がしたことを恥じたのか？中国人である彼には名誉は非常に重要だった。

彼は恥ずべきことをしたのか？

あるいはテージンを説得できないと分かったファウチは彼に電話して命令したのか？　テージンは不正を働くことができたのだろうか？　ファウチはどうなるかは正確には知らなかったかもしれないが、何かが起こることは分かっていた。

噂ではテージンは遺書を残したが、国立公衆警察に没収されたという。

ヴィンス・フォスターのカバンの中に見つかった破られたメモに似ているのかしらと思う。

＊　＊　＊

政府の科学機関で疑わしい死亡事件が発生し始めたのはいつからだろうか？　最近の現象と言いたいところだが、そうではなさそうだ。

既に述べたように、1983年から1986年にかけて私はメリーランド、フォートデトリックでフランク・ルセッティと共に生物学的応答調節物質のプログラムに関わっていた。HIV（ヒト免疫不全ウイルス）研究の初期で、私は技術士でほとんどの時間をバイオセーフティレベル3の施設で過ごしていた。後にここであらゆる化学兵器、生物兵器が保管、使用されていたことが明らかになったことを考えると厳しい管理レベルでよかったと言える。私の勤務していたビルはその以前には兵器化された炭疽菌のテストに使わ

れていた。魅惑的な場所だったのだ。

ある時私は上級の科学者がデータを改竄しているのを見つけ、プロジェクトの責任者に報告した。非難されたのは私だった。このことがあって、私は連邦政府で働くことをやめ、しばらくの間民間企業であるアップジョン社で働くことになった。

フォートデトリックで勤務していた頃を思い出すと、いくつかのことが鮮明に蘇ってくる。

1985年はエイズウイルス研究の真っ最中で、誰もが解決すればノーベル賞ものであることを知っており、治療法を確立すれば何十億ドルが見込まれ、他方で何百万人の人々がこの死に至る病気を治す方法を見つけろと怒り狂っていた。会議に出ようと外を歩けばアクトアップ運動の抗議者に怒鳴られ、彼らのことを大切に思っていないと罵られ、病気の真の原因について嘘を言っていると言われたことを覚えている。私は20代なかばで純真だったので、私たちができる限りのことをしていると信じ切っていた。

アジ化ナトリウムはイヤな薬品で、あなたの呼吸連鎖をバラバラにしてしまう。そのため酸素を作れなくなる。これを飲めば文字通り溺れ死にすることになる。ある女性の技術士が研究所からアジ化ナトリウムを持ちだし、近くの公園にでかけ、岩の上に座ってそれを飲み自殺した。既に本書で述べたように妻と２人の子どもがいる博士課程修了の日本人学生がデータ改竄を命令されたと私は聞いている。彼もアジ化ナトリウムを飲んで死んだ。

その後研究所ではアジ化ナトリウムの保管が禁止された。

科学に人生を捧げたいと思う人々の気持ちにはただ尊敬の念を持つだけであるが、真実を求める人々を裏切る連中には怒りを覚える。正直な人々が腐敗にぶち当たり、落胆した結果自殺してしまうということはありうることだと思う。

でもそういった体制側のやり方に従わない人たちを取り扱う手続が存在していそうだと私は考えている。私自身の辛い体験において、私が落胆しなかったと言いたいわけではない。それでも念のために私は決して自殺はしないとここに明言しておく。

＊　＊　＊

指導的な博士や科学者の疑惑の死は今も続いているのだろうか？

続いているのだ。

2018年1月にバクスター・ドミトリーという記者がアメリカ疾病予防管理センターの上級科学者の談話を記事にした。その科学者はこう言ったという。「今年私がインフルエンザワクチンをしてあげた患者の何人かが亡くなった。誰だったかということには問題はないんだが、震え上がったことがあるんだ。全国でインフルエンザで亡くなる人がいるのはわかるんだけれど、亡くなった人のほとんど全員に共通するのが、インフルエンザワクチンをうっていたことなんだ」[8]

2018年2月12日ティモシー・カニングハム博士は疾病予防管理センターでの勤務後気分が悪いと言って早引きした。ニュースの記事によれば、自宅に着いた後、彼は黒のジョギングシューズに履き替え、ランニングするために出かけ、その後行方不明になった。

ドミトリーが記事に書いた匿名の疾病予防管理センターの科学者は他ならぬティモシー・カニングハム博士であることが明らかになった。NBCニュースが1週間後にこの不可思議な失踪事件に関するニュースでモレンハウス大学のときからカニングハムの友人であったジョー・カルロスのコメントを報道した。2人はモレンハウス大学の祝祭に出席する予定だった。

> 「その前の週に私たちが最後に話し合ったのが、大学での祝祭の前にVIPレセプションへ出かけて楽しもうということでした」とカルロスは言った。「僕も大勢の同級生もとてもショックを受けています」
>
> カニングハムの友人たちは彼のことをしっかりした意見を持つ、積極的で楽天的な人物だと言い、特に彼は信頼できると付け加えた。
>
> 「彼には台所などを清掃する能力と実績があって、例えば家具を動かしたいときに手伝ってもらえたり、仕事帰りにレストランで食事を楽しもうと誘える友人なんです」とカニングハムを大学のときから知り、親しく付き合っていたキャロウェイは言った。[9]

2017年10月にカニングハム博士はアトランタビジネスクロニクル紙の「40歳以下の優秀者賞40名」に選ばれ、インタビューを受けた。

仕事について聞かれ、彼は「私は今の仕事が大好きなのでとても幸運に思っています。だからといって安易であるわけではないのですが、仕事に対する情熱を持っていますので、困難に直面してもやっていけます。皆さんへのアドバイスは、あなたの好きなことを仕事にすることです。自分のすることを好きになる。途中でやめない。継続する。うまく行かないときには気を取り直して、そのことから学ぶのです。そしてうまく行ったときにはご自分にご褒美をあげるのです」[10]

カニングハムは40歳以下の人がその人が持つどのような得意能力とか特質を仕事の場での成長に生かすことができるか質問された。彼の答えは「柔軟であれ。あなたの従来の枠を飛び越えなさい。あなた自身の生まれながらの先入観を自覚しなさい。何事も受け入れる姿勢を持ち、学ぶようにしましょう。あなたと違う人たちをよく知ることができるよう自分自身を解放しましょう。そして彼らにもあなたのことを分かってもらいましょう」だった。科学者としての私のアプローチに似てるわ。

2018年4月3日彼が失踪して7週間以上経過した頃、チャタフーチー川で釣りをしていた人が漂積物に絡まった遺体を発見した。ティモシー・カニングハム博士だった。

妹ティーナとの最後の会話でカニングハムは彼女に「君は自分で解決しなければならないんだ」と言ったという。[11] ティーナは後に彼女の兄は何か極度にうろたえているように感じられたと語った。

アトランタ ジャーナル コンスティテューションの6月4日の特集記事でティモシー・カニングハムについて、新しい語り口が出始めた。

彼を良く知る人にとって、ティモシー・カニングハムは学歴があり、やる気のあるエリートで、人の生命に関わることを目的とする人物と思われた。しかし、彼の個人生活においてカニングハムは自分のセクシャリティに疑問を持ち、昇進できないといってガッカリし、そして慢性的な病気にかかっていたと家族と友人たちはアトランタ警察に語った。

今となっては疾病予防管理センターの疫病専門家の死に関するミス

テリーはもはやなくなった。フルトンカウンティの検死局によるとカニングハムは飛び込み自殺により死んだ。[12]

そうかも。ただ私には納得がいかない。2011年の私の実体験のあとは特にそうである。私のケースと事件の内容がよく似ていて、鳥肌が立つくらいだ。もし私があの13フィートのボストンホエラー社製ベビージョナ号を持っていなかったら、どうなっていたかと思うだけで震えが来る。それにブラッドストリートはどうなの？　同じように川で死んでいるのが発見されたわ。カニングハムは誰からも好かれ、社会的に成功していて、ハーバード大学から２つの学位をもらい、ハリケーンサンディのときもそうだが、エボラ出血熱とジカウイルス感染症の拡大時に対応したのだ。この体格のいい35才のアフリカ系アメリカ人が指揮官の制服を着てアメリカ国旗とアメリカ公衆衛生局の旗の前に立っている写真をよく見てほしい。傷つきやすい精神が見えるだろうか。

アトランタ ジャーナル コンスティテューションの記事がいかにややこしくしようとしているか分かるだろうか？

占いでいろんなことを言われて、そのうちの一つがピッタリ当たったから、その占いが正確だと思うようなものだ。

彼は自分がゲイかそうでないか知らなかった！　それが理由で自殺したって？

彼は昇進できなかった！　それが理由で自殺したって？

彼は不可思議な名称のない「慢性病」に罹っており薬を服用していた！それが理由で自殺したって？　もしそうなら、その慢性病って何？　乾癬症？

答えはカニングハムが失踪して数週間後にワシントンポスト紙が報じたはっきりしない記事にあるように思える。

警察の調査班はティモシー・カニングハムの失踪事件に関わる「非常に特異な」情況を聞き取る作業で当惑している。彼は疾病予防管理センターでの昇進を認められなかった理由を聞いた直後、２月12日から失踪した研究員だった。

カニングハム（35才）はなぜ彼が昇進できないかを上司と話し合った後

すぐ、同僚には気分がよくないと言って、アトランタのCDC本部から出た。

以上アトランタ警察の巡査長マイケル・オコーナーは記者に語った。[13]

私はカニングハムが昇進を見送られた理由について知りたいと思う。

それは彼がインフルエンザワクチンによって人が死んでいると言ったからなのか？

もしあなたが国民の一部を殺しており、そのことをうるさい記者達に話しているなら、公衆衛生機関では昇進できないかもしれない。

＊　＊　＊

政府は国内の反対勢力と認識した場合、その国民をどれほどのレベルまで攻撃するのだろうか？　言い換えると、アメリカ政府は自国民に対し、どのような手段をとるかということだ。これは党派の問題ではない。国家権力の問題である。

こういう疑問の答えを考える場合、歴史を振り返るのが参考になると私は考える。

もし誰かが一線を踏み越えたなら、その人は当然処罰されると思いがちだ。

そしてこの処罰が標準的作業手順で行われるなら、たとえそれが犯罪であると暴露されたとしても、それを実行した人物のアイデンティティは秘密にされることになる。

1964年11月21日FBI（連邦捜査局）は人権運動のリーダー、マーチン・ルーサー・キングJr.に手紙と彼が性的に関わった女性たちとの音声テープを同封して自殺するように促した。キングは当時数週間後に人種差別政策を終わらせた功績を讃えるノーベル平和賞を受けるためにスウェーデンに行くことになっていた。

2014年にニューヨークタイムズ紙はその手紙のほとんど手を加えられていないものを公表した。FBIの首脳部はキングにその手紙は普通のアフリカ系アメリカ人から送られたものと信じさせたいと思っていたようである。

キング、

お前のレベルの低さ、異常な行状を見ていると、お前の名前に、ミスターとか、拝啓とか、ドクターなどつける気にならない。お前の名字はヘンリー8世などの王様とその獣に劣る不貞、不道徳さを思い起こさせるだけだ。

キング、手を胸に当てて考えてみろ。お前は全くのインチキで、俺たちニグロ全体にとって迷惑な存在なんだ。この国の白人はそれぞれ友人を沢山持っているが、お前には今友人といえるものは全くないのは確かだ。お前は聖職者でないし、お前自身それを知っている。繰り返すが、お前はとてつもないペテン師であり、しかも邪悪で歪んだ男だ。お前は神を信じていないし、そのようにも振る舞っていない。お前が個人の道徳的原理など信じていないのは明白だ。

この文に続く3つのパラグラフでは悪態がつかれ、キング牧師の人格とクリスチャンとしての価値観を攻撃し、彼の学業と名誉をあざけっている。繰り返しになるが、ここの文章は私について書かれた文章などと気味が悪いくらいよく似ている。私の名前からは博士が削除され、私が人生を捧げた研究はどうやら、コフィンとリプキンらに盗まれたようで、彼らは私たちのデータと特許権を自分たちの物として現金化したようなのだ。FBIとその他連邦政府の役人は明らかにこれに荷担しており、私の家族と私の名誉を守ることを引換に自殺するよう私を説得しようとした。この手紙の締めくくりを見て、私が驚くかどうか、読者に判断していただきたい。

キング、お前がやれることは1つしか残っていない。何か分かっているだろう。それを実行するには34日しかないんだ（この34日とはある特定の理由で決まっているんだ。確実に重要な数字なんだ）。お前は終わっている。お前に残されているのは1つしかないんだ。お前の汚らしい異常なごまかしがばれて国から禁止処分にされる前に、実行するがいい。[14]

この手紙は私には精神病的だと感じられるが、読者にはどうだろうか？これが我が国のFBIが、国で最も著名な市民運動のリーダーにノーベル平

和賞を受賞する前に自殺するよう急かせている姿である。
公平に言って、キング牧師が模範的な私生活を送らなかったことは留意されるべきだ。
同様に、ジョン F・ケネディ大統領やその後を継いだリンドン・ジョンソン大統領も同様だった。
しかし、FBIはケネディやジョンソンに自殺を急かせる手紙を送ったことはない。
FBIからキング牧師に送られた手紙は1960年代の人種問題のある角度から見た事態だと多くの人は納得していることは承知している。でももっと大きな何かがあると私は思う。もし、このやり方が政府の手順から逸脱したものなら、この手紙を書いた担当者は名指しされ、職と年金を剥奪され、刑法で訴追されてしかるべきなのだ。
こんなことは全く起こらなかった。
この秘密の手紙の書き手は罰を受けることなく、曖昧なまま隠れている。それは現在も、私と多くの患者に対しなされた犯罪に関して誰も代償を払っていないのだ。事実、彼らは連邦政府から何百万ドルもの補助金を与えられているのだ。
これは人種問題や科学の腐敗などより大きな問題なのだ。問題は誰が発言を許されるかということだ。自由に会話を許されるのは誰かということだ。
マーチン・ルーサー・キングJr. 牧師は1968年4月4日にテネシー、メンフィスで暗殺された。私の10才の誕生日の少し後だったのでよく覚えている。私の祖父がキング牧師はいつかは撃たれることが分かっていたと言ったので、この最後の数ヶ月キングの生活はどのようなものだったのかと思ったことを覚えている。彼は南部で監獄に入れられたとき、あるいはFBIから録音テープと共に手紙が送られたとき、デモや行進中も弾道の投影を見ていた。
まもなく彼らは命を狙ってくる。
それはいつかという時間の問題にすぎない。
それでも彼はやりぬいた。
私たちも続かなければならない。

第4章

闇と闘う者

マイク・ヒューゴは、以前私が南カリフォルニアのある弁護士に相談したときに、その弁護士の紹介で私の顧問弁護士になった。

その弁護士はこう言ったらしい。「ヘイ、マイク！　こんな事件があるんだ。こんな難しいのは君でも経験がないと思うよ。この案件が難しいのは、クライアントが感情的になっているからなんだが、実際に酷い目にあっていて、考えが整理されていないのかもしれない。彼女はマジで頭がいいんだ。でも彼女に起こったことは突拍子もないことなんだ。話を聞いていて君のことを思い出したんだ。君は型破りな弁護士だからね」

「オーケー！」とマイクはその言葉に興味をそそられて返事した。その弁護士はこの事件の概要、私の履歴、私が逮捕された状況、逮捕状なしで5日間勾留されたこと、そして私の雇い主、彼は金持ちで上院議員ハリー・リードに政治献金をしているのだが、彼が警察に私を釈放しろと言った途端、魔法がかけられたように釈放されたことなどを説明した。

マイクはこの弁護士からできる限りの事実関係を聞き取りし、その後私に電話してきた。私たちは数時間も話した。話し出したら私はこうなの。ごめんね、マイク。

私たちの著書『プラーグ』は組ゲラの状態だったので、PDFのコピーを彼に送った。その他に私は裁判所に提出した人権侵害についての訴え、合衆国コード42条1983節の訴状のコピーも送った。訴えをおこすために弁護士を探していたが、何人かの弁護士である友人が一般的アドバイスをしてくれていた。見つからなかったのは彼らが訴訟専門の弁護士でなかったことと、私の事例が普通ではなかったからだ。

マイクは訴状の書き方が下手で、分かりにくいと感じたようだ。そのと

おり！　私は科学者で、弁護士ではない。私たちは訴えを却下する動議を下されそうな情況だったが、マイクが判事の前でうまく取りなしてくれた。後にマイクは「訴状がうまく書かれていない場合、往々にして事実が詰め込まれていることがある。よい訴状を書けば、3ページ以内におさまるものだ」と説明してくれた。

マイクは判事の前に出て正直に話した。「私は実は混乱しています。ここでは私に質問なさらないようお願いします。そこで私にこの訴状を書き直しさせていただきたいと思います。クライアントとよく話し合って、この事件が実際どんなものか明らかにする必要があると考えております」。

判事はマイクの率直さに救われたようで、私の訴状の修正に必要な時間の猶予を彼に与えた。

＊　＊　＊

マイク・ヒューゴほど私に何が起こったのかをよく理解してくれる弁護士は世界中探してもいないだろう。

マイクは1975年にボストン大学で学士号を取得し、1983年にニューイングランド法律校にて最優秀卒業生となった。卒業後彼が手がけたのが、ワクチン関係の裁判で、昔の三種混合予防ワクチン（ジフテリア、百日咳、破傷風）に関する訴訟だった。このワクチンはあまりに副作用がひどく、その後市場から排除された。最初のこの事案に着手して1年も経たないうちに、100件以上のワクチン訴訟を引き受けることになり、ある時点で500件ほどの三種混合予防ワクチンによる被害事件を扱っていた。当時女性に関係するシリコンによる豊胸手術による健康被害の訴訟も取り扱っていた。

マイクの仲間のある弁護士は環境問題を手がけており、W.R.グレースとベアトリス フードという大企業2社に対し訴えをおこしていた。これは後にウーバンケースとして知られるようになり、企業に対して科された最も巨額の環境汚染に対する罰金という事態になった。会社側もカネをつかって弁護士をねじ伏せようとしていた。マイクはワクチンと豊胸手術の訴訟で得た資金をこの弁護士にまわしてやれると考えた。

その弁護士はジャン・シュリヒトマンといい、ジョン・トラボルタが演じて1998年『シビル・アクション』という映画になった。同じ題名で本も

よく売れた。ジャンは「ジョン・トラボルタは私を演じて、私よりもたくさん金儲けした」と言ったことが知られている。[1]

多分、謙遜だろう。

ある時、シュリヒトマンの銀行口座には114ドルしかなく、100万ドルの借金があったことがある。世界を変えようと立ち向かう人たちに共通するのが、精神的落ち込みだろう。ジャンも例外ではなく、その後ウーバンケースで敗訴し、ボストンを離れ、ハワイへ向かい、ハレアカラの噴火口で生活を始め、そこで節電電球を売って暮らしていた。[2] ジャンがウーバンケースで敗訴したあと、すぐに連邦政府は訴え内容の徹底調査を実施し、その後記録的な罰金が科されることになった。

マイクがワクチン被害と豊胸手術事件で得た資金を提供したので、ジャンはウーバンケースの訴訟で活動できたのだった。結局マイクはウーバンケースによって巨額の債務を負担することになり、現在も返済し続けている。

*　*　*

ワクチン被害の訴訟はマイクにとって実入りのよい仕事であったが、大変な仕事だった。

これは全国小児ワクチン被害者法が成立した1986年以前の話であり、この法律によりすべてが変わってしまった。マイクによると、当時全国に8名の弁護士がワクチン訴訟に関わっており、定期的に集合して戦略と戦術を打ち合わせしていた。主要な専門家としては、北カリフォルニアの医師で、シカゴ大学とサンフランシスコのカリフォルニア大学でアレルギーと免疫学で特別研究員課程を修了していたケビン・ゲローティ博士、ニューヨークシティ大学で教鞭をとり、南イリノイ大学エドワーズビル校の生物学科学部門のトップであったアーサー・ザハルスキー博士、それにアメリカ国立衛生研究所で産科遺伝学者であったマーク・ガイアー博士らがいた。

マイクは回想して言った。「僕たちは集まって、それぞれのケースで専門家が言ったことのノートを比較するんだ。そして次にどうするかを準備する。あるケースを深く分析して援助することもあった。専門家の証言がある人もいるし、それがない人もいる。でも僕たち全員同じチームなんだ。全員が勝たなければならない。負けるわけにはいかないんだ。だって、こ

のワクチンがどれほどひどいものか世の中に示す必要があるからね」

ワクチン訴訟はひどいもので、マイクは信じられないほどのあくどい行為を見せつけられた。その最悪のものはワイエス研究所が製造した三種混合予防ワクチンのためにテネシーで11名の赤ちゃんがクラスターとなって死亡した事件だ。州の投薬調査官が死んだ赤ちゃんの医療履歴を適切に聞き出したことで、真実が発覚した。

民事訴訟のディスカバリー手続で、マイクは1979年８月27日付けのワイエス社のメモを発見した。それは同社のワクチン事業の責任者アラン・バーンスタイン博士が送ったメモだった。このワクチンによる死者数はショッキングなものであったが、脳に障害を受けた子どもの数は更に多かった。マイクは1980年代にこの事件に関わっていた。

メモは挨拶文とともに、このワクチンは一定数の子どもを死なせることになるかも知れないという文章で始まっていた。そのためどの主要都市にも2000人分以上のワクチンは送らないことにしたとの説明だった。そうすることで短期間に狭いエリアで多くの子どもが死ぬといった事態は避けることができる。[3] このようにすればボストンで１人か２人、ニューヨークで１人か２人、フィラデルフィアで数名、ナッシュビルで数名の赤ちゃんが死ぬ程度で１つのエリアで大勢死んでパニックになることはないだろう。赤ちゃんは死ぬもので、時にはひどく病むこともある。でもその親や地方の厚生関係の役人にとっては起こった事故はミステリーのままだろう。

少なくとも以上がマイクの解釈である。

マイクは証言台のバーンスタイン博士に質問したとき、厳しく追及した。「僕はこの男を岩の上にこっぴどく叩きつけたんです。死者がでたことは彼自身の個人的責任だと決めつけ非難しました。ワイエス社ではなく、彼の手が血で汚れていると言いました。あのときの僕ほどイヤな奴はいないでしょうね。翌朝、彼の弁護士が私に『バーンスタイン博士は一晩中胸の痛みを訴えて入院している。あんたはさぞかし満足しただろう』と言いました。私は『正常な自分の子どもが脳に損傷を負ったり、死ぬのを見るのは、心臓マヒよりずっと辛いということを知り、バーンスタイン博士は満足していることと思います』と答えました」と言った。

彼の仕事のペースは凄まじかった。マイクは日曜の夜にボストンから飛

び立ち、いろんな都市、ニューヨーク、ダラス、シカゴ、ロサンゼルスなどへ向かい、金曜の夜にボストンに戻る。そして1日半休み、また準備して同じことを繰り返すのだった。ある夜ソルトレイクシティのマリオットホテルの床で目覚め、そこには宣誓証言のため1週間滞在していたのだが、どこにいるのか、なぜそこにいるのかわからず泣いていたという。部屋の電話まで這っていき、そこに書かれた住所を見て場所が分かったらしい。「ソルトレイクシティで、一体俺は何をしてるんだ？」と思ったが、よく考えるとそこには2日間宣誓証言のために滞在しており、あと3日いる予定だった。

マイクは三種混合予防ワクチンで脳障害を発症した子どもの親であるワシントンDCの弁護士から電話を受けて以来、国中を飛び回っていた。彼によると訴訟手続で勝訴することはできたが、あまりに大変な仕事だったという。

このままでは続かなかった。

ワクチンの事件は当時裁定されるまで6年ほどかかり、準備のために15万ドルの費用がかかった。マイクは回想して言う。「ある程度経験を積むと、知識が増えるので自分で決定することができるようになります。例えば小児神経科専門医や遺伝学者に依頼して2万5000ドル支払う必要はないわけです。もし子どもが正常に生まれたなら、すべては順調にいきますが、三種混合予防ワクチンの接種後24時間以内に突然機能喪失が起こり、そのため訴訟するってことになるわけです。しかしいったん訴訟するとなると、宣誓証言の準備をすることになります。記録を分析しなければならない。記録の中の特定の一つについても知っている必要がある。その結果ホテルにこもって冷や汗かいて床で目覚めることになるわけです。そしてそのための費用もかかります」

でも障害は24時間以内に直ちに明らかになるわけでもない。そう、死んでしまうこともあるが、子どもが痙攣性の四肢マヒになり、他の障害は少ないというマヒ状態になることもある。「ある場合、子どもが学校にいっており、教師と親との懇談会で、『あなたのお子さんは他の子どもができることができない』と教師に言われる。その場合99パーセント、親は泣き出すといいます。彼らはうすうす分かっているのですが、その問題に直面

したくないのです。でも、教師にはっきり言われ、親として何かをすることになります。そして彼らは私のような弁護士に相談するのです」

ワシントンDCの弁護士が下院議員と一緒になり、ワクチン被害を受けた子どもの親への補償をもっと効率的で苦労のないシステムを作り出そうと検討しており、マイクの協力を求めてきた。マイクは今のシステムがひどいため、少しでも改善できればと考えていた。

マイクは下院議員のヘンリー・ワックスマンとその立法手続担当のティム・ウェストモアランドと何百時間も検討と重ね、法律草案を作ろうとした。彼は現行の法律には不満を持っていた。

「野球でいうなら、アウトがあるべきなんです」とマイクは1986年制定の全国小児ワクチン被害者法について語る。「もし、ワクチンに欠陥があったことを証明したいと被害者の親が言うのなら、それを認めるべきです。法律では、親に対して240日の猶予を与えますが、その間にできなければ、自由にやめることができます。そして障害を受けた子どもの世話に戻ることができるのです。ところが現実には、3年、4年もかかりますので、結局何の成果も得られないのです。とんでもないシステムなのです。変える必要があります」

＊　＊　＊

マイクは提訴側の弁護士として何年も活動し、一般に知られていない出来事に気づくようになった。あえて私から言わせてもらうと、それは企業による監視行為である。

彼は以前、あるオピオイド（モルヒネのような合成麻薬）事件でアーカンソー州のクライアントの代理をしていた。彼のクライアントは5000エーカーの農場に住み、その家は道路の交差点にあった。その一つの角にクライアントの家があり、彼の両親は通りの向こう側に住んでおり、もう一つの角に納屋があった。そしてもう一つの角に彼らのトラクターを収納する大きな車庫があった。

こんな田舎のアーカンソーの町に黒塗りフォードのクラウンVicが交差点で停車している様子を想像してもらいたいが、なんと数日も駐車していたのだ。クライアントがマイクに車のことを話したところ、マイクはすぐ

に誰の車か気づいた。
マイクは裁判の相手側弁護士に電話し、監視していることをおちょくった。「もう少し工夫したらどうなんだ。君らレンタカーのトラクターを借りるなりして、シアーズでレンチなんかをしこたま買ってさ、トラクターの修理しているふりするとか。クラウンVicに乗っている奴より現場に溶け込めるよ」
「俺たちは法律上誰でも好きなように尾行できるんだ」とその弁護士は素っ気なく答えた。「なんならお前も尾行できる」
「そうかい。できるものならやってみな」とマイクは言い返した。
数日後、マイクは宣誓証言のためボストンからメイン州ポートランドまでドライブすることになった。事務所の他の弁護士がメイン州のリゾートホテルのプールで子どもが溺れた事件を扱っていた。彼はマイクにそのリゾートに行ってそのプールとアクセスポイントの写真を撮るよう頼んだので、マイクはそれを引き受けた。
当日家を出る前に、マイクは愛車BMW X-5を満タンにした。30ガロンの燃料が入るスポーツカーで、500マイル走れる。彼は主要道路であるインターステイツ95に入ったが、彼の後ろを走るシェビー エスカレードに気づいた。その車はキャブ部から荷台部分にかけて変わったアーチ状になっており、マイクはなかなかかっこいいと思った。彼はハイウェイの料金所で通行料を支払い、ニューハンプシャーへ向かったが、あのエスカレードが後ろについているのに気づいた。そしてメイン州への道に入るときも通行料を払ったときに確認したがついてきていた。
マイクはエスカレードが尾行しているのか確認しようと決め、荒涼とした土地に延びる道路上を時速100マイルまでスピードを上げた。
そのエスカレードはついてきた。
次にマイクは時速30マイルまでスピードを減速した。
それでもエスカレードは後ろをついてきた。
「ようし、分かったぜ」とマイクはつぶやいた。「面白いことになりそうだ」
マイクはリゾートで写真を撮る必要があったので、そこへ向かうためにポートランドを通過したが、エスカレードはついてきていた。マイクは写真を撮り、車に戻った。彼はメイン州のこの地域で育っており、なおかつ

宣誓証言にはまだ数時間あった。彼はこの周辺の50マイルほどにはガソリンスタンドがないことを知っており、尾行している車のガソリンはそろそろ少なくなっていると考えた。

マイクは人気のない荒れ地を北西に向かったが、案の定エスカレードはガス欠になった。その運転手が車を路肩へ寄せるのを、マイクはニヤニヤして見た。そこでマイクはUターンし、立ち往生した車の横を通った。彼はゆっくりと進み、バカヤロースマイルを見せて、警笛音を鳴らし、中指を突き立てて見せた。

これは携帯電話が普及していない頃の話であった。マイクは持っていたが、監視役の男が持っているかどうかは分からなかった。マイクはカリフォルニアの弁護士に電話し「あんたとこのお兄さんは俺についてくることができなかったぜ。ガス切れだ」と言い、その弁護士におよその場所を知らせて、「牽引車をよこしたほうがいいかも」と伝えた。

その他にも事件があったが、ハイウェイを時速100マイルでバンパーを後ろから押されるような恐ろしいことではなかったが、しかし充分不愉快なものだった。

国中を旅行しながら、宣誓証言する生活は寂しいものであるが、クライアントのためには何でもする実務目的の闘士としての弁護士をしていると、闘う者の間でお互いに尊敬する気持ちも芽生えてくる。日中は宣誓証言で頭脳と手練手管をつかって闘うかもしれないが、夜になれば、それぞれが家族や友人から遠く離れたホテルに閉じ込められているのだ。

レズリン（トログリタゾン）という血糖降下薬のメーカーに対する訴訟があり（腎臓と肝臓に障害を起こした）、マイクは宣誓証言の準備をしていたときに、相手側の弁護士がどこに泊まっているか聞いてきた。マイクはマリオットがお気に入りなので、その系列の地元のホテルに泊まっていると答えた。

その弁護士は「僕たちはチェスターブルック エンバシー スイートに泊まっているんだ。君もそうしないか？　仕事が終わったら一緒に酒でもやれるし。夕食でもしてさ。反省会なんてどう？」と言った。

マイクは「まあいいか、別にマイナスにはならないだろう」と考えた。

宣誓証言に明け暮れていた真っ最中のある夜、彼は翌日の検証において、

法廷に持ち出す計画のある一連の研究につき、あるパートナーと話し合った。ところが翌日の宣誓証言において、法廷に呼ばれた証人を彼が問い詰めるために用意していた研究のことを、あり得ないほど良く知っているように思われた。

マイクは休憩を求め、すぐにホテルに戻った。彼は電話機に向かい、電話の話口を取り外したところ、盗聴器が仕組まれているのが分かった。彼はその写真を撮り、話口を元通りにしてホテルをチェックアウトした。

数週間後、仲間のワクチン弁護士からマイクに電話があった。その弁護士もワイエス社を訴える裁判を起こしていた。彼はマイクに彼の訴えで役立ちそうな情報がないか聞いてきた。

「ところでどこに宿泊してるの？」とマイクは聞いた。

「エンバシー スイートだよ」とその弁護士は答えた。

「秘密を明かしてあげよう」とマイクは言った。「君の部屋は585号だろう」

「そうだよ。なんで分かるの？」

「電話を切って、外の公衆電話から電話して。そしたら言ってあげるよ」

これって、昔のひどい時代の悪事がたまたま判明したと思う人がいるかもしれない。しかし、マイクによると現在も活動している弁護士からこのような話は今もよく聞くという。彼の友人でGMに対して裁判を起こしている弁護士はGMの弁護士たちがオンスターシステム（GM系のナビゲーションシステム）を使って彼の通話を盗聴していたという。

このような盗聴行為は、マフィアが連邦政府による刑罰を逃れるために盗聴しているのとかわらないとして、ケントがこういう話に憤慨している。このような裁判権外の企業行動は我が国司法制度を構築した人々が考えもしなかったことなので、一般国民が被害を受けることになる。

マイクは異なる見解を持っている。「バイオックス事件（メルク社の関節炎薬が血管リスクに繋がるとして市場から撤退させられた）の評決で2億4200万ドルの賠償を命じられたことが影響して、彼らは会社を守ることを目的としていると思う。あるいは4000万ドルほどの賠償を命じられた豊胸手術用シリコンについての評決もそうだ。企業は投資を守るためにあらゆることをしなければならない。企業による監視行為が一般国民の健康と生活の安全を損なうことを目的としているかどうかは分からない。

確かなことはその目的は私たちが訴訟で企業から賠償金を取ろうとする行為を阻止することにある。この賠償金の金額は半端なものではない。新聞を拡げてご覧なさい。最近の記事で、ジョンソンアンドジョンソン社がベビーパウダータルクにアスベストを混入させたとして、60億ドルの賠償による和解が成立したことが掲載されている。これが今の状況なんだ。企業側は防衛する必要がある。企業に聞いたところで、防衛するのが当然という答えになるだろう。企業がその株主、企業のおこなう投資、その役員を守るために行動するのは当然なんだ」とマイクは言う。

この判断が妥当かどうかは読者に任せたい。しかし、私たちは重要な議論における相対立する立場について、しっかりとした自己の意見を持つ必要がある。

＊　＊　＊

マイク・ヒューゴのすごいところは、企業側の欠陥を見つける能力があるだけでなく、追及する側の問題点についても認識できていることだ。

新たに製造物責任の訴えをおこそうとする弁護士にとって、最大の障害物になると思われるのがドーバート基準と言われるものだ。この基準は理論的には道理にかなっている。法律によって、法廷において正しい科学的根拠が提示されることが必要になる制度になっている。弁護士は科学者ではない。ところが企業はその製品の危険性よりもその安全性を示すために科学者に大金を投じる。これについては反論する人はいないだろう。

もしある製品の危険性につき新たに訴訟しようとすれば、しっかりした科学的根拠があるか確かめる必要がある。問題はいったん法廷において判決で否決されたなら、ドーバート基準が適用され、その問題を数年間法廷は取り上げないことになっていることだ。もしあなたがある製品で被害を受けたと信じている人の弁護士として、あなたが確認した証拠に基づきその訴えが真実であると思ったとしても、法廷でそれを証明できるか不安になるわけだ。自分でコストをかけて安全性の研究をしてくれる科学者もいるだろうが、企業側に立って研究しようとする科学者のほうがずっと多いはずだ。

だから科学においてしっかりした基盤ができるまで待つ必要がある。も

しそれを待たない場合、その後数年にわたり他の人が訴訟できない状況を作り出してしまうことになる。

一時、マイクはシリコンジェルによる豊胸手術に関連する健康被害を訴える1800名の女性の代理人になっていたことがある。豊胸手術に使われたシリコンが漏れた場合の健康被害の解明に関し科学的な定説ができていた。しかしマイクは豊胸手術のシリコンが漏れない場合でもある女性に深刻な健康被害を及ぼしていることに気づいていた。レイノー病と呼ばれる自己免疫の異常で、狼瘡《ろうそう》などの深刻な皮膚異常が発生する。免疫により皮膚が攻撃され、硬化し、果てには体中の皮膚が剥がれ落ちてしまう。

「ある女性からビデオテープが送られてきたのですが、その女性は庭に設置する噴霧器に囲まれたベッドに横たわっていたのです。というのが、彼女の体には皮膚が全く残っていなかったのです。彼女にはまぶたもありませんでした。体には皮膚が全くないのです。結局100パーセントの皮膚移植手術で彼女は生きのびました。奇跡のようです。これもシリコンが原因でした」とマイクは回想した。

ところがポートランドのある弁護士が豊胸手術のシリコンジェルが漏れていないにも関わらず、病気を引き起こしていると訴訟したがっていたのだ。残念ながら、科学はまだそこまで進んでいなかった。もう少しのところだったが、まだ確立したものではなかった。数名の科学者が素晴らしい予備的な研究を続けており、あと6～8ヶ月もすればランセットのような一流学術誌に発表できるかも知れなかった。しかしこの弁護士はそういう忠告を聞き入れなかった。

彼は訴訟を起こして敗訴しこれらの豊胸手術にかかる案件すべてを台無しにしてしまった。

その後、長期にわたりもしシリコン注入の豊胸手術を訴える場合、原告はたとえ漏れの証拠がなかったとしても、シリコン漏れがあったという前提で訴えるしかなかった。

その当の弁護士が数年後マイクに会うためにボストンに来た。「ある理論に裏付けられた全く違う訴訟を考えている。あなたに賛同してもらいたい」と彼は言った。

「なんだい？」とマイクはたずねた。

「ワクチンが自閉症を引き起こすんです」
「まさか、今回法廷でそれを証明するつもりじゃないだろうな？」
その弁護士は「いや、そうなんです。あれが自閉症の原因になっているので、僕たちは証明するつもりなんです。イギリスの方が証言してくれることになっています。僕たちには大量の情報があるんです」と言った。
マイクはその弁護士が話しているのは、アンドリュー・ウェイクフィールド博士のことで、彼が新三種混合ワクチン（はしか、おたふく風邪、風疹）が自閉症だけでなく、胃腸障害をも引き起こすことを研究していることを知っていた。
「そうだ。そのとおりだ。ワクチンが自閉症の原因になっている」とマイクは答えた。
「でも２つの理由があって、君は法廷でそれを証明してはならない。第一に政府は決してそんなことをさせない。第二に科学がまだそこまで進んでいないんだ。ウェイクフィールドのことは知っている。僕に言わせれば、彼の研究はすべて百日咳ワクチンの接種後の脳障害のことで、今のワクチン制度でも補償の対象になる。だから脳障害を強調すればいい。どっちみち同じことだ。でも『自閉症』という言葉を使うな。この言葉はダメだ。絶対に。絶対使ってはならない」
「いや、あなたは分かっていない」とその弁護士は抵抗した。
マイクは感情的になった。「いや、君が分かっていないんだ。君は豊胸手術裁判をぶち壊してしまった。今度はこれをぶち壊すつもりか！」
もちろんその弁護士はマイクの言うことをきかなかった。そしてワクチンと自閉症についての提訴はワクチン法廷で退けられた。
私はマイクの見解は理解できるし、ある程度同意するところがある。彼はこの腐敗した制度の中でクライアントにとって最善の結果を得ようと努力しているのだ。
しかし、人が法廷で証言台に立てば「真実を、すべての真実を、真実のみを」述べることを宣誓する。「信じてもらえるようできる限り真実を述べます」といった但し書きなどないのだ。

＊　＊　＊

失敗と言えば、私をデタラメに逮捕、拘留したことに関する私の人権侵害について、まだ一度も法廷に持ち込むことができないでいることについて話してみよう。もう７年も経過するのに私のノート、あるいは私の研究チームのノートすら取り上げられたままなのだ。これらはほぼ5年間慢性疲労症候群とレトロウイルスを研究したときのノートであり、事実上私の研究者としての成果がすべてこのノートにあるのだ。

私の研究内容はすべてネバダ大学レノ校にあった私の２つの研究室に保管されており、2011年９月29日に私と私のスタッフが閉め出された。私は今ではエイズに関する博士論文すら持っていない。

私はアメリカ人研究者なのだ！　憲法上の権利と私のデータを返してほしい！

マイクはこの件に関し、素晴らしい見解を持っている。彼の考えでは、話はメリーランド州、フォートデトリックから始まる。私は発酵化学研究室にてインターフェロンの精製に関わる仕事のために若いタンパク質の研究者として科学の道に入った。そして1980年始めから生物学的応答調節物質プログラムでフランク・ルセッティとともにガンとエイズの免疫療法を研究した。

政府は過去にアメリカが生物兵器と化学兵器を積極的に開発していた事実を話したくないのである。1969年11月ニクソン大統領はアメリカでの攻撃的生物兵器の開発計画を中止し、化学兵器については先行使用しない方針を再確認した。[4]　１ページ足らずの短い文章が明瞭に事実を示している。生物兵器については次のように書かれている：

> 生物兵器は大規模で、予想できないほどの、そして統制不能な結果をもたらすものである。世界的な大感染をもたらし、将来の世代に及ぶ健康への悪影響を与えるかも知れない。それ故に以下のように決定した：
>
> —アメリカ合衆国は死をもたらす生物病原体、生物兵器その他すべての生物を使った戦争手段を放棄する。
>
> —アメリカ合衆国は防衛的手段、たとえば免疫処置や安全性確保に関するものにのみ生物学研究を制限する。

—国防省は細菌兵器の現状の在庫水準につき勧告することが求められる。[5]

化学兵器の問題については、声明文は少し不明瞭である。アメリカは研究にストップをかけたのか、あるいは議論の余地を残し、ごまかしているだけなのか？

読者の想像に任せる：

我が国の化学兵器計画については以下のとおりとする。

—死をもたらす化学兵器の先行使用を従来通り放棄することを再確認する。

—無能力化をもたらす化学兵器の先行使用の放棄は継続する。

これらの決定のもとで、現政権は上院へアドバイスと1925年のジュネーヴ議定書の追認の同意を求める。ジュネーヴ議定書は戦争において「窒息性ガス、毒性ガスおよび細菌学的手段」の先行使用を禁止している。アメリカ合衆国はこの議定書の原則と目的を長年支持してきた。我々は今回の決定をこれらの兵器使用の国際的制限に関する従来からの支持を強化する公式的追認とする。[6]

この宣言が一体何のことか読者には分かっただろうか？

1925年のジュネーヴ議定書は戦争において化学兵器及び生物兵器の先行使用を禁止した。ニクソンはこの議定書を1969年にやっと上院へ提出したのだ。ジュネーヴで決められてから44年も経過していた。その間、大恐慌、第二次世界大戦、朝鮮戦争、ケネディ暗殺それに長期にわたったベトナム戦争があった。朝鮮戦争の当時、北朝鮮は我が国が彼らに対し生物兵器を使用したと主張していた。ニクソンの声明はアメリカ合衆国はこのような戦術を全く使わなかったと否定するものなのか？　彼の声明では我が国がベトナムで大量に投下した枯れ葉剤のような恐ろしい除草剤を使用した事実には触れていない。

ニクソンはアメリカ合衆国は化学兵器と生物兵器の研究を禁止したので、世界はこれらの脅威はアメリカから来ることはないと安心できると宣言し

ていたのだろうか？　それとも建て前とは異なる抜け穴があり、これらの研究の継続は許されていたのか？

> この協定の存在、あるいはこれらの研究計画の制限をしたとしても、この理性的制約を無視する敵による思わぬ攻撃の犠牲になりかねない。我が国の同盟国の諜報グループは他国の生物兵器計画の内容とその展開を注意深く監視し続けることになる。
>
> 本日公表されたこの重要な決定は、平和への第一歩だと理解される。人類はすでに自分達を破壊しつくす種を多すぎるほど自らの手に抱え込んでいる。本日我々が示した事例により、平和の醸成と国家や人類の相互理解の促進に寄与することを望みたい。[7]

この意見表明を読んでみても、今までと変わらないように思える。でもこのように公表した事実は重要であり、より良い将来へ向かっての第一歩だと私は心から信じる。

解決策を見つける前に、真実が語られる必要がある。

フォートデトリックは化学兵器と生物兵器の研究所からガン研究所に変身した。そしてその10年後フランク・ルセッティと私がやってきた。私たちは決して人を殺す方法を研究するために雇われたわけではない。私たちは人の命を救う方法を学ぶために雇われた。もちろん同じ知識が両方の目的に利用されることは承知している。

でもフランクと私は常に生命を守ろうとしてきた。

しかしながらフォートデトリックは化学兵器と生物兵器の研究所であったという過去から完全に逃れることはできない。どういうことかというと、造った生物兵器と化学兵器を一体どこに保管することになっていたかということだ。フォートデトリックはこれらの計画における主たる保存施設であった。事実陸軍はフォートデトリック周辺地区を利用して、ヘリコプターや飛行機を使い、ベトナムで使った枯れ葉剤の空中からの集中散布のテストをした。

マイクがその後説明してくれたが、フォートデトリックはウーバンケースで彼が出くわした恐ろしい化学物質のみならず、生物兵器用物質をも保

管していた。ここは化学兵器と生物兵器のゴミ集積場だったのだ。

＊　＊　＊

マイクがフォートデトリックのことを知るようになったのは、ランディ・ホワイトという有名なテレビ宣教師の弁護をしたからで、彼の集会は『壁なき教会』と呼ばれていた。[8] ランディはフォートデトリックの近くに住んでいた。彼の妻と娘はガンに冒され亡くなったが、ランディは基地の汚染物質のせいだと主張していた。彼のウェブサイトには娘を偲ぶクリスティン・レニー財団の設立の趣旨が、「政府による効果的な法整備を実施することで、周辺にある化学汚染物質から人々と自然動物を守る」というフレデリック計画を訴える主張と並んで書かれている。ビル・クリントンが大統領だった頃、ランディは大統領の「公式アドバイザー」としてアメリカ政府と国務省の最高機密情報へのアクセスを認められていた。

フォートデトリック周辺のガンによる死亡をまとめた地図を見てマイクは困惑した。「ガンによる死亡者のあった家には黒丸が塗られた地図でした。地図はほとんど真っ黒でした。ある家ではママもパパも子どもたち3名を含め全員がガンで死んでいたんです」

特に軍隊に好意を持つ人が多い地域で裁判を起こすのは難しかった。

でもマイクにとっては軍隊に賛成か反対かの問題ではなかった。

事実、彼のクライアントの多くは元軍人か、軍人の家族で、特に南部では退役軍人は昔働いていたとか若い時期を過ごしたという理由で基地近くに住むのが一般的だった。

裁判になった類似事例では、ある不動産開発業者が購入した土地に土壌汚染があるために家を建てることができないことがあった。

この案件を担当したのは共和党指名の判事で、マイクは事業者と政府の闘いなら、保守的な判事は事業者に有利な判断を下すだろうと考え、望ましい結果を期待した。しかし判事は政府側に立った判定を下した。

マイクが役立つと考えて入手していた追加情報はニクソンによって1969年に出された大統領命令だけだった。マイクは後にこう言った。「判事が最初に僕に大統領命令について聞いたのは『あなたが提示するこの情報のどの程度が一般に公表された情報なのか？』ということでした。僕は『意

味あるディスカバリー手続を実施することが許されていないので、一般に公表された文書からかき集めました』と言いました。そうすると彼は『あなたは化学兵器や生物兵器にいくらかでも価値があるという考えを否定しますか？』ときいた。それに対して僕は『化学兵器や生物兵器は武器化した蚊と炭疽菌を組み合わせて、兵士のみならず子どもたちをも攻撃させるといった使い方をしかねないので、全く価値があるとは思わない』と答えました。判事と全く話がかみ合わず、そのケースは敗訴しました」

マイクは有名な環境問題の活動家エリン・ブロコビッチを呼び裁判所前で座り込みを企てることまでしたが、うまく行かなかった。あのジュリア・ロバーツが映画で演じたエリン・ブロコビッチである。環境問題の活動家は映画の賞を狙う俳優にとって願ってもない役だといえる。しかしそれだからといって、抗議活動の最前線にいる実際の人々にとってやりやすくなるわけではない。

このケースは2018年最高裁までいったが、結局うまくいかなかった。[9]

＊　＊　＊

マイク・ヒューゴは私の事案が裁判所で取り上げられない理由は、彼がフォートデトリックに関する訴えを聞いてもらえないのと同じ理由だと考えている。「ジュディのケースで起こったことをよく考えてみると、政府の命令系統のかなり上部にいる誰かがこの事件をあやふやにするために糸を引いていなければ、起こるはずのないことだと思われる」とマイクはケントに言った。

ということは私のケースの何のことなのか？

それは、ワクチンを製造するために動物の細胞を使いウイルスを培養したことであり、あるいは他の生物学的製品を開発する過程で、動物のウイルスを人間に転移させ、その結果、自閉症から慢性疲労症候群、ガンそして免疫システムの機能不全による老齢者のアルツハイマー病などの様々な新しい病気を引き起こしていることだと思われる。

私たち研究者はこれらの研究所で自分たちが何をしているか分かっているつもりだったが、実はそうではない。

すべての人類は危機に直面している。特に研究所で働く人々はそうである。

＊　＊　＊

マイク・ヒューゴは弁護活動の結果、その代償を払わされたか？

事実はそのようである。

彼の活動のリストを追ってみよう。彼は環境汚染を起こした企業、ワクチンメーカー、製薬会社それにフォートデトリックを提訴した。彼はそれ以外にコロンビア計画と呼ばれるものに関しアメリカ政府を訴訟した。この事件ではアメリカ政府がコロンビアのケシ栽培地区にグリホサート剤（除草剤ラウンドアップの成分。訳者注）を空中散布し、それがエクアドルに流れたため、農場と国民の健康に大被害を及ぼした。

私のケースでいうと、彼は私の元雇用主ハーヴェイ・ウィットモアにより主たる献金を受けていた元上院の議長ハリー・リードを訴える側にいた（法律制度が少しでも機能していたせいか、その後ハーヴェイ・ウィットモアはリード上院議員の連邦選挙関連の犯罪で起訴され、14ヶ月の拘留を言い渡されることになった）。

だから多分私の事案を扱ったから、マイクがトラブルにみまわれていたわけではない。彼は私に会うずっと前からトラブル続きだった。

でも私の事案でましになったわけでもないだろう。

マイクの父親は晩年お金に不自由した。2008年の経済不況が影響したこともあるが、1983年に彼の母親が亡くなった後、彼の父はある女性と結婚し、その女性はあっという間に彼の父のお金250万ドルを使ってしまった。最後の数年、彼の父はお金に不足するとマイクに電話し、マイクは小切手を送るのだった。マイクの父が死ぬ頃にはマイクが彼に与えたお金は18万ドルになっていた。2人はこのお金のやりとりを金銭の貸借としており、マイクの父はその生命保険のいくつかをマイクを受取人として署名していた。

しかしながら、マイクの父の死後マイクの姉と問題が生じた。彼女は母親が亡くなったときから父親とは疎遠になっていた。彼女はマイクを訴えることを決め、裁判所にマイクと父親との間で金銭にかかる契約がなかったと主張した。そう、マイクは父親と書面による契約を交わすべきだったが、そうはしていなかった。

マイクは自分の弁護のために弁護士を雇った。その弁護士はこの事案は

2年かかり、多分15万ドル要すると言った。それに書面による契約がなかったため負けるだろう。その弁護士は最悪の場合、裁判所はマイクに対する譴責文書を作成、公表し、法曹界で彼を辱めるか、あるいは1年間の業務停止を命じるだろうと考えた。

しかし、実際には裁判所は彼の弁護士資格の剥奪を言ってきた。ちょうどその時マイクの妻が地方政府の再選をかけた選挙運動中であった。マイクは妻の選挙が終わった後なら資格剥奪の命令を受け入れると言った。裁判所はそれに同意し、彼の妻が選挙に勝った後、マイクは資格剥奪を認めた。彼はどちらにせよ、リタイアする年齢に近づいていた。

マイクには州政府の上層部に友人がおり、なぜ裁判所が彼にそれほど厳しかったのか調査してもらうことにした。州政府で選出されたその高官はマイクに言った。「もし君が遺言書を準備していたとか、権利を記録あるいは証書にしていたなら、あるいは君が小口の窃盗罪だけを弁護していたなら、こんなトラブルになることはなかった。でも裁判所は君が国中で事件を扱っていて注目される弁護士だと知っているので、君を見せしめにしたんだ。君は権力に噛みついてきた。彼らは本人に非の打ち所がない限り、権力に噛みつくことができないことを示したかったんだ」

＊　＊　＊

これで終わりなのか？

悪党は私を裁判所では取り上げてくれず、マイクには二度と弁護士活動をさせないのか？

どうやら人生は私たちが想像するより面白い展開をするようだ。

マイクは弁護士資格を失ったが、ハーバード大学が彼の能力を求めてきた。今では彼はオピオイド流行に関する授業を受け持っており、中毒者を罰するより、治療を呼びかけている。

マイクの妻は政治の世界で活躍している。

そしてマイクの娘カーリー・ヒューゴは映画業界で有名人になっている。彼女は最近サンダンスフィルムフェスティバルで10回目の特別上映を行った。最新のフィルム『シェア』は11分の短編であるが、2019年のサンダンスフィルムフェスティバルの3つの賞を獲得した。映画の脚本家はワルド

ソルト脚本賞を、女優は演技に対するUSドラマ特別審査賞を、それにカーリーと共同製作者は過去10年間の製作に対する2019年サンダンス協会／アマゾンスタジオプロデューサー賞を与えられた。

この映画はただ今HBOの映画に編集されている。

彼女はまたテキサス州テキサス市での石油精製所の爆発事故を扱った法律ドラマに着手しており、『シビル・アクション』や『エリン・ブロコビッチ』に続く作品にしたいと思っている。

闇と闘う人々の運命はどうなのか？

意外に明るいかも知れない。

私たちはただ闘い続けなければならない。

第５章

政府は味方か？　エイズの教訓

私たちの研究で政府は危機感を持った。

彼らは前の深刻なレトロウイルス、エイズの対応に失敗し、国民の信頼を失ったこともあり、マウス白血病ウイルスで同じ轍を踏みたくなかった。

ではエイズウイルスの大流行のとき、政府がしでかしたヘマとはどんなにひどいものだったのか？

まず最初に彼らが言ったのは、この病気は誰彼とも交わるゲイの男性、売春婦それに注射を使うドラッグユーザーだけに感染するということだった。いわゆる「嘆かわしい連中」だ。

子どもやまともな人なら心配することはないというのだ。

特異な生活ゆえにこんな病気にかかるのだから、関係ないということだった。

そしてライアン・ホワイトという子どもが輸血でエイズに感染という事件が起こった。突如、アメリカ中の親たちが自分の子どもが屋根から飛び降りたり、急な坂をスケートボードで滑降したり馬鹿なことをした結果、病院に連れて行くという普通のことを躊躇し、心配するようになった。

紳士的なアフリカ系アメリカ人のテニス選手でウインブルドンチャンピオンだったアーサー・アッシュはどうだろう？　彼は心臓病の手術のために入院し、退院したときにはエイズに感染しており、それが原因で後に死んでしまった。

CDC（アメリカ疾病予防管理センター）はエイズ大流行の頃、とんでもないミスを犯し、言うことがころころ変わった。昔から戦争において最初に失われるのが真実だという。エイズとの闘いにおいて、真実は全く語られなかった。

オーラルセックスは「安全なセックス」と言われていた頃、私は唾液か

ら感染力のあるエイズウイルスの分離に成功していた。感染初期に私の研究結果が公表されていたなら、この病気を少しでも遠ざけることに役立っていたに違いないと思う。でも当時は私は研究所の下級技術士にすぎず、科学誌に共著者としても発表することは許されなかった。

結局、私の研究論文は後年に公表されたが、他の多くの学者は当初公表した誤りを訂正しようとしていた。説明がつかないのだ。私の科学者としての仕事は真実を見つけ出し、公表することだと考えているので、私のフラストレーションは高まるばかりだった。

問題が何かを知りさえすれば、それに対する解答を見つけるために仕事を開始することができる。

エイズと血液供給において、どれほどデタラメがあったのか？

読者のためにここにおさらいしてみよう。

＊　＊　＊

2003年のニューヨークタイムズ紙の記事に明瞭に記載されている。バイエル社は1980年代のなかば、エイズウイルスに汚染された血友病の血液凝固薬剤をアジアとラテンアメリカに何百万ドルも売っていた。他方欧米にはより安全性の高いバージョンを売っていた。

> 「これらは製薬会社が最も明確に有罪であることを示すその内部文書であり、私がかつてみたこともないものだ」と製薬業界の活動を30年間調査してきた全国市民健康調査グループの幹部であるシドニーM.ウォルフェ博士は言った。
>
> アメリカ合衆国では何千人もの血友病患者にエイズウイルスが感染し、その多くは死亡した。これは歴史上最悪の薬害による医療災害の一つであった。バイエル社と凝固剤を作った３社は危険な薬剤を製造したとして15年間にわたる訴訟の和解のために、血友病患者に対しおよそ６億ドルを支払った。[1]

事の発生から近年の一般への開示までの時系列を考えていただきたい。20年もかかっている。誰が考えても迅速な司法手続とは言えない。

記事によると15年間にわたる訴訟があり、被害者に6億ドルほど支払われたことになっている。

最近の企業の戦術については推測するしかないが、被害者への正確な賠償金額は分からない。こういうケースでは今では一般的であるが、非開示契約になっているからだ。

英国では政府が1980年代なかばにおいて完全な血液供給を維持することができず、謝罪するまでに30年以上かかった。英国政府は公式にこの問題へ対処しなかったことを認め、この問題に関して公的調査をしたのはBBCの報道によると2018年9月になってからのことだった。

> 政府は何千人もの人々がエイズと肝炎に感染することになった経緯を公的に調査した結果明らかになった汚染血液スキャンダルの責任について陳謝した。
>
> 政府の法律担当チームは「起こるべきでないことが起こった」のは明白だと述べた。
>
> これは国民保健サービスによる医療失敗の最悪のものと言われている。
>
> 英国全土をカバーする機関の後継機関である保健省の代表として、エレノア・グレイQCは「申し訳ありません。起こるべきでないことが起こってしまいました」と語った。[2]

どの国もこのように対処したわけではなかった。日本ではこの事件をアメリカや英国とは違う扱い方をした。彼らはニューヨークタイムズ紙の報道によるとエイズウイルスに汚染された血液の問題を1996年に処理していた。

> 製薬会社5社と厚生省の大臣は本日、汚染された血液凝固剤によりエイズウイルスに感染した血友病患者との和解に合意した。7年間にわたる厳しい訴訟の終結となるものだ。
>
> この事件は政府が国民の健康を守るよりも、むしろ日本の製薬会社を外国からの競争から守ろうとしているように見えたため、国中を騒然とさせていた。
>
> 本日、日本の製薬会社であるミドリ十字のトップ経営者たちは大阪

にある本社で、被害者代表団に対し土下座して陳謝した。ある被害者の母親が大声で責め立てたところ、経営者らは地面に額をこすりつけた。[3]

私はしょっちゅうこの日本の事例を思い出す。他国を見ることで、初めて自国における腐敗のパターンを明確に見ることができるのかも知れない。

大規模に公的な健康保健策を実施する場合、政府と企業側はその責任を分担することになっているのだろう。私たちは個々に医薬品の安全性を検証することはできない。私たちは一段と高い立場にある政府からの保護を期待するのだ。

それは日本で言えることだし、英国でもそうであり、アメリカ合衆国でも同じである。

エイズウイルスの感染を描く古典的書籍『運命の瞬間／そしてエイズは蔓延した』（著者ランディ・シルツ）は後にHBOテレビ番組となり、エミー賞を獲得した。その蔓延の責任は様々なグループにあるとして、例えば、ゲイコミュニティのリーダーにゲイに関して話そうとしなかった政治家を描き、そのゲイコミュニティのリーダーは新しく獲得した性的自由を抑圧するものだとして安全な性行為を推奨しなかった様子を描いている。シルツは他方で国の血液供給を管理していた人々にウイルス蔓延の責任の大半があると明示した。シルツの本に関する書評でニューヨークタイムズ紙は血液供給制度の破局という論点で強調した。

全国の血液供給業界は当初エイズウイルスが輸血で感染するという意見を認めず、このような感染が発生しているという初期の証拠を軽視し、汚染した血液を排除するために未処理血液のテスト手続実施を拒否した。その理由はシルツ氏によると彼らが血液供給についての国民の信頼を失いたくなかったため、それにゲイの献血者からの血液供給を失いたくなかったため、それにテスト費用の負担をしたくなかったことなどである。とんでもない実態が明らかになり、ウイルス分離テストが改善され採用されるようになって初めて多くの血液バンクが実効性のある行動をとるようになった。[4]

エイズ感染の頃からこれほど時間が経過しても、これらの記事を見ると心の底から感情的な反応が生じてしまう。美しく若い人々が死んでいくとき、私はその現場におり、当時は政府機関で働いていた。私は彼らに語りかけ、目を見つめた。何人かは私の友であった。彼らが亡くなるとき私は手を握っていた。彼らのことを永遠に忘れることはできない。

多くのグループが責任を負うべきエイズのごまかしと人間愛の欠如は、やがて明らかにされ世界中がそれを知るようになった。企業だけの問題ではなかった。政府もしくじったのだ。

彼らはXMRV（マウス白血病ウイルス）でも恥をかくようなことはしたくなかった。

＊　＊　＊

国民の健康保健における最大のデタラメの一つとして、学術誌へ送られた論文はそれが出版されるまでの期間に科学体制派が一般の人々と同様に新発見を知るタイミングまで「極秘」扱いされることがある。

どういうことかというと、学術誌にレビューのために何か目新しい論文が投稿されたとき、昔から科学者世界を牛耳る男どもが、あたかもおばさんたちのようにそれについて無駄話をするわけだ。私たちは2009年５月６日に権威ある学術誌『サイエンス』にマウス白血病ウイルスと慢性疲労症候群の論文を提出した。論文は2009年10月８日までは出版されることはないのであるが、2009年の夏にフランクと私は他の科学者数名と共に、ある「招待メンバーのみ」の会議に呼ばれ、そこで内輪で私たちの研究での発見事項を議論することになった。発見事項が出版まで「公表禁止」扱いになるということはどうなっているのだろうか？

2009年７月22日に「マウス白血病ウイルスが国民の健康保健において意味すること。ガン研究センター（CCR）、エイズ・ガンウイルス学の中核的研究拠点」という題目で作業部会が開催された。

以下の文は丸一日の会議に先立ち、参加者へ示された会議の概要である：

前書き－2006年にヒトレトロウイルスであるXMRV（マウス白血病ウイルス）が発見され前立腺ガンのあるケースと関わりがあると報告

された。国民の健康保健の観点からはこの発見が意味するところは不明であったが、最近のコールドスプリングハーバー研究所での会議で発表されたレトロウイルスに関する一連の論文はこの関わりについて裏付けになるものであり、マウス白血病ウイルスに感染している個人の数が多いことから、国民にとっての関心事となった。この情勢を鑑みて、NCI（アメリカ国立ガン研究所）が専門分野内と専門分野外の科学者、及びこの分野における専門技能を持つ医師らによる少数グループでの会議を開催し、NCIのリーダーシップにより将来の方向に関する勧告をするのが適切であると考えた。[5]

ここで指摘しておきたいのは、レトロウイルスに関するコールドスプリングハーバー研究所での会議には私のチームのメンバーは誰一人参加していないということだ。科学の世界ではしばしば実施されることであるが、複数のグループが同じ新技術を使い新しい理解のもとで同じ結果に到達するかを確認する手続がある。彼らのやったのはその予備的段階のもので、驚きだった。他方私たちは対象とした患者の集団、ウイルスの分離、そしてそのウイルスの電子顕微鏡写真、更には複数の確認目的の分析を明示していた。フランクと私はほとんどの仕事を実施し、この25年間で最も重要な発見を成し遂げたのだから、この発見の第一人者だった。私たち以外にこの問題について誰がリードできるというのだろうか？

この会議を組織した２つのグループに注目する必要があると思う。なぜなら彼らが私たちの論文が世界に向けて公表される前に関わっていたことが分かるからだ。そのグループとはエイズ薬耐性プログラムの責任者であるスチュワート・ル・グリス博士とタフツ大学の教授ジョン・コフィン博士である。コフィンはNCIのアドバイザーでもある。

当初からこの２人は世間に公表すれば研究者世界の評判をズタズタにしかねない悪夢のシナリオを「裏で操作」していたと私は思っている。この２人は自らこの問題の保護者になるために手を挙げ、マウス白血病ウイルスの秘密が世間に知れ渡ることがないようにしたに違いない。エイズウイルスのときは事実が知れ渡り、国民の信頼を損なうことになったのだった。

この作業部会にはコロンビア大学の研究者が２名、クリーブランド病院

から２名、ワシントン大学のフレッドハッチンソン ガン研究所から２名、そしてアメリカ国立ガン研究所から10名の研究者が参加した。

これはすべて私たちの論文のためであり、しかもその論文はまだ公表されていなかった。

2009年７月22日の会議で決まった最も重要な行動計画とは、エイズウイルス研究の中核拠点がアメリカ国立ガン研究所とコラボして80万ドルの研究資金を準備し、手早く経済的に（１回１ドル以下になるよう）PCR検査（ポリメラーゼ連鎖反応）により輸血前に血液サンプルテストを実施できるよう開発する研究を支援することだった。彼らはエイズ大流行のとき、科学の世界が信用できないというスキャンダルを暴くきっかけになったライアン・ホワイトとアーサー・アッシュの事例が起こるのを避けたかった。私たちにとって幸運だったのは、フランクの妻サンドラ・ルセッティ博士がアメリカ国立ガン研究所のベテラン研究者であり、MLVs（マウス白血病ウイルス）の専門家で、このウイルスの種に関して何年もかけて開発した100以上の抗体標本を保管していたことだった。

2009年の夏はマウス白血病ウイルスの発見に関しては、順調に行きそうに思われた。2009年７月22日の参加者であったユタ大学のイリヤ・シン博士はメールを送ってきて私たちが送った封印されたサンプルから正しい実証結果が得られた旨を知らせてくれた。

私たちの研究論文が2009年10月にサイエンス誌に公表された頃には、政府研究機関はエイズウイルスでの失敗を避けるためにマウス白血病ウイルスについて懸命に作業を行っていた。ウィットモア・ピーターソン研究所の私の上司は、このウイルスに関してやるべきこととして、最高レベルの政治的支持を得ようとし、フランク・ルセッティとアメリカ上院の多数派議長ハリー・リードとの面談を手配していた。

その会議のあと、フランクはリード上院議員より上院の公式用紙で書かれた書簡をもらった。私たちの研究内容の科学的詳細はたいていの政治家にとってちんぷんかんぷんだと思われるが、フランクは議員が最も知りたがっていたのは、この新発見が「確実な」ものかということだったと回想した。フランクはレトロウイルス学の分野での何十年もの研究結果として彼にそうであると断言し、議員を納得させたと思ったようだ。というのは

彼が送ってきた書簡は、フランクと私がよく「まかしとき！」レターという書き方の書面だったからだ。

2009年11月17日
フランク・ルセッティ博士殿
アメリカ国立ガン研究所内
白血球生物学課、責任者
上級研究員
アメリカ国立ガン研究所内
実験的免疫学研究所
567号ビル、251号室
フレデリック、メリーランド　21702

親愛なるルセッティ博士：

先日はお忙しい中、私との会議の時間をつくっていただき、誠にありがとうございました。
ウィットモア・ピーターソン研究所による画期的な発見に関し知ることができ感謝しております。この重要な発見が進展するべく連邦レベルでサポートできますように貴殿とも引き続き協働していきたいと思っております。
今後貴殿のお役に立つようなことがございましたら、遠慮なく申しつけください。

敬具
ハリー・リード
アメリカ合衆国上院議員[6]

そう、友好的な小さな手紙で、誰が見ても意味するところは分かる。アメリカ上院の多数派の議長が私たちの研究を支持してくれた。そして、同じ政党の現職大統領バラク・オバマがいる。私たちは連邦政府全体がバッ

クにいると自信を深めた。
ところが、どっこい。私たちは間違っていた。

＊　＊　＊

エイズとマウス白血病ウイルスについての私たちの研究はアルツハイマー病の治療に何か役立つことがあるだろうか？　アルツハイマー病の急激な拡大は次の国民の健康問題におけるスキャンダルになるのだろうか？
次の記事を見てほしい。2018年11月の『メディカルニューストゥデイ』に公表されたもので、「アルツハイマー病はもうすぐエイズ薬剤で治療されるかも」という興味をそそる題になっている：

新しい研究により、あるエイズウイルス内の酵素がAPP（アミロイド前駆体タンパク質）遺伝子を変化させることでアルツハイマー病関連の脳病理において重要な役割を果たすことが発見された。この発見によれば「アルツハイマー病の患者に対するエイズの抗レトロウイルス療法の治療評価を直ちに実施できる」と著者は言う。
現在、アメリカでは570万人のアルツハイマー病患者がおり、CDC（アメリカ疾病予防管理センター）は2060年には患者数は２倍になると予想している。
APP遺伝子は他の組織や臓器ではなく脳と脊髄内で発見されたアミロイド前駆体タンパク質と呼ばれるタンパク質を書き換える。APPタンパク質の正確な役割はまだ不明であるが、科学者はこの遺伝子の突然変異とアルツハイマー病の早期スイッチがオンになるリスクの間に関連があることを発見している。
彼らの発見によると、APP遺伝子は遺伝子の再結合過程を通じて、線形細胞内で新しい遺伝子変異を引き起こす。特にこのプロセスは逆転写酵素を必要とするが、これはエイズウイルス内に見つかったものと同じ酵素である。
研究者の報告では、神経変性状態の脳のサンプルの100％が、健康な脳と比較して異常に多くの異なるAPP遺伝子変異があるということだ。[7]

読者は論理の展開をフォローできたと思うが、ここで完璧に明確にしてみよう。最もうまい嘘つきとは、真実の間近まで話を持って行くが、決定的なところで決定的な詳細を省略してしまうか、話を変えてしまうといわれている。この記事では彼らは重要な真実を読者に認識させないよう操作している。アルツハイマー病の患者の脳は健常者の脳と遺伝子的構造が異なっている。最近の遺伝子学をご存じなければ、あなたの脳は単純にあるがままのものということになる。それがあなたの遺伝子学的運命なの。でしょ？

ところが、レトロウイルスはすべてを台無しにすることがある。

レトロウイルスとはRNAウイルスというもので、DNAベースの組織体（それはあなた！）に結合するためにはある酵素を必要とする。その酵素がRT（逆転写酵素）といわれるもの。

私たちはレトロウイルスが存在するところにRTを見ることができる。人類の遺伝子の約8パーセントが私たちのDNAに組み込まれてしまったERVs（内在性レトロウイルス）から構成されており、これらのERVsは活性化して現れてダメージを与えることがあるが、通常の場合メチル化により抑制されている。更に言うとこれらには複写能力はなく、転移もしない。このように沈静化された多くのERVsがあなたの遺伝子に存在したとしても、逆転写活動が起こることはないと思われる。逆転写活動の発現測定と言えば、フランクとバーニー・ポイズが最初に病気を引き起こすレトロウイルスHTLV-1（ヒトT細胞白血病ウイルス1型）の分離に成功したときの話を思い出す。フランクはHTLV-1を分離するためにRT活動を示す無線アクティブタグを組み込んだガイガーカウンターを見ていた。通常は自然界の放射線は1分間に100回以下で現れる。ある夜彼らの胸が高鳴ったのは、カウンターが1分間に1000回にもなり実験が成功したことが分かったのだった。

しかしこの記事ではエイズ薬剤をアルツハイマー病患者に使う理由付けとして、RTの過剰発現がERVsか他のレトロウイルスの活動を示すと言っているわけではない。

彼らは単に、「ねえ、RTを抑制するエイズ薬剤を使ってみないか？」と

言っているだけなのだ。アルツハイマー病を治療できるかも知れないし、何百万人の生活を改善できるかもしれないと。

ワクチンを経由して後天的に体内に入った動物細胞由来のレトロウイルスがRTを発現させERVsに再結合しているのか？　彼らはそこのところを分かってほしくないのだ。もしそれをあなたが理解すれば、次にはあなたは不都合な質問をし始めることになる。

この発見を報告した科学者が攻撃されるのはいつだろうかと思ってしまう。

第6章

血液供給

2009年７月22日の国立ガン研究所での会合の後、私たちの論文は10月迄公表されないため、実質的に秘密とされていたのではあるが、私たちの研究は公式に認められたように思われた。

2009年10月８日に論文が公表され、フランクと私に最初に連絡してきたのが、サンフランシスコの血液システムリサーチ研究所のマイケル・ブッシュとアメリカ国立心肺血液研究所の所長シモーヌ・グリンだった。

血液システムリサーチ研究所は奇妙な組織である。それを助成する組織として、アメリカ国立衛生研究所、アメリカ食品医薬品局それに米陸軍医学研究開発部隊などがリストされている。この研究所はサンフランシスコにある太平洋血液センターの建物内にある。こことコラボしている組織にはサンフランシスコのカリフォルニア大学、オークランドの小児病院、アメリカ合衆国退役軍人省、アメリカ赤十字社、それに南アフリカ国立血液サービスがある。その他にもシーラス、ロシェ、アボットなど多くの民間企業ともコラボしている。

アメリカ国立心肺血液研究所のほうは、さほど分かりにくいわけではない。これはアメリカ国立衛生研究所の３番目に大きな部門であり、メリーランド州のベセスダに所在している。

話は比較的簡単なことで、血液供給における脅威を評価し、私たちが発見した問題をどのように解決するかということだった。私たちは３段階で実施することを考えた。

第１段階は、正確で迅速かつ安価なPCRテストでマウス白血病ウイルスを検出するプライマーをデザインすることだった。さらに20年前にマジック・ジョンソンのエイズ感染を発見したときに使われた抗体を検出するた

めの血清学テストを開発する必要があった。

第２段階は私たちの研究において陽性であることが明かな患者から自然に存在するウイルスのサンプルを採取し、私たちが開発したテストが正確かどうか検証することである。

第３段階はこの診断テストの感度と特異性を確認するためにブラインドテストをすることだった。感染者を非感染者と誤ったり、その逆に非感染者を感染者とする診断誤りがあってはならないと考えたのだ。

私たちが血清学テストで使った抗体はサイエンス誌に発表したもので、マウス白血病ウイルスの検出に優れたものであり、今もそれは変わらない。すべてのマウス白血病ウイルスの系統を正確に検出した唯一のテストだった。もし、マウス白血病ウイルスへの感染があったのかを確かめるだけが目的ならば、このテストだけで充分だった。

エイズウイルスとの比較で言うなら、マジック・ジョンソンに関しては彼の体内から感染性のエイズウイルスは分離されていなかった。彼の血液検査ではエイズに対する抗体が見られた。すなわち彼はレトロウイルスに感染していて、エイズを発症しエイズで死ぬ見込みがあるということだった。

それが故に彼には早くから抗レトロウイルス治療法を実施することが重要だった。抗レトロウイルス剤がウイルスの発現を抑えていたが、それがなければ免疫システムが痛められることになった。

どうも今回の責任を持つ人々は信頼できるテストをすることだけに興味をもっているように思われた。多すぎる様々な要因が介入していた。

＊　＊　＊

マウス白血病ウイルスはエイズよりはるかに大きな問題だった。

マジック・ジョンソンが1991年にエイズと診断されたとき、約100万人のアメリカ人がエイズに感染していたと推定された。今回の私たちの研究では人口の3.75パーセントがこのマウス白血病ウイルスに感染していることになっていた。コロンビア大学のイアン・リプキン教授の複数の研究所での研究とその後スタンフォード大学のモントーヤ博士との共同研究では人口の６パーセントがこのウイルスに感染しているという。ラスカー医学研究賞を受賞した研究者ハーヴェイ・オルターとその同僚シー・チン・ロー

は健康者の6.6パーセントがマウス白血病ウイルスとその系列ウイルスに陽性であることを発見した。私たちはこの感染規模の推定では、少し少なめに見積もっていることになる。もしこれらの数値を許容できる範囲とするなら、マウス白血病ウイルス系統の変種を含めたウイルスに感染しているアメリカ人の数は1000万人から2000万人の間と推定される。

エイズの教訓を学ぶならば、ある人またはある集団への脅威となることがあれば、それは私たち全員にとっての脅威だということを認識すべきだ。私たちはエイズのとき、ゲイや薬物使用者を道徳的優位な立場から見下したため、人類全体の問題として認識することをしないという間違いをおかした。ある人への影響は私たちすべてにも影響する。虫を殺すために地球上で殺虫剤をむやみにまき散らすことは、人間を含めて他の生物に害を及ぼすことになる。

私たちの研究方法に難癖をつける人がいるかも知れないが、マウス白血病ウイルスを慢性疲労症候群と前立腺ガンに単純に結びつけるのは意味がない。患者の家族を３年間研究した結果、得られたデータはそういうことではなかったし、私たちがレトロウイルスについて知ったことでもなかった。このウイルスは最初前立腺ガンの組織内で発見された。女性には前立腺はない。そのため私たちは家族の研究に集中し、そのグループ内での病気のパターンを調査した。慢性疲労症候群に感染した女性の子どもが自閉症になっていることを知り、驚いたかって？

私たちは着手時からこのような結果を予想していたわけではなかった。しかし、データがまとまってくると病理学により説明がつくようになった。

私たちは何十年もの間エイズに感染した妊婦には、子どもが生まれたら免疫体制が確立する前に直ちに抗レトロウイルス剤を与えるようアドバイスしてきた。というのはワクチンがエイズウイルスをフルに起動させることを恐れてのことだった。ウイルスは免疫システムのB細胞とかT細胞などの単核白血球の中に隠れることを好み、ワクチンはこれらの細胞に刺激を与える。

これは難しいロケット科学などではない。

私たちが言いたいのは、仮に全人口の多数の人々にこの時限爆弾があるとしたら、ワクチン接種によって神経免疫系の病気やガンの爆発的発生を起こす可能性があり、その事態を避けたいということだ。

2010年では一人の患者をエイズ検査するのに22ドルかかった。当時世界で3400万人がエイズに感染していると推定された。各人が血液検査をすることになれば、誰がテストするにしても数億ドルかかることになる。

私たちが研究発表した2010年を基準にして低めの数字として、アメリカ人のおよそ4パーセントがマウス白血病ウイルスに感染していたと仮定してみよう。それでもアメリカ人の1200万人ということになる。世界人口で言えば、地球上でマウス白血病ウイルスに感染しているのはおよそ2億7500万人ということになる。

マウス白血病ウイルスの効果的な血液検査は数百万ドルではできない。多分数十億ドルかかる。

フランクと私は、私たちの研究機関との連携でマウス白血病ウイルスの発見者として「マウス白血病ウイルスの系統とその検査方法」を2010年4月6日に特許申請し、その登録番号20110311484を入手している。

私たちの申請の概要は以下の通り：

> ここに記載するのは、新しい異種指向性マウス白血病ウイルス関連ウイルスの系統、又はそれ由来のポリヌクレオチド又はペプチドである。ここに確認するのは検体から分離されたマウス白血病ウイルス系統における核酸変化あるいはアミノ酸変化である。更にこのようなマウス白血病ウイルス系統を確認された核酸変化又はアミノ酸変化に基づき検出する方法を記載している。[1]

読者には重要な2～3の点を知っていてほしい。ご存じのように私たちはマウス白血病ウイルスの複数の系統群があることに触れた。2009年のサイエンス誌に発表したデータでは最初から複数の系統群があることに言及していた。私たちは実際の患者から様々な系統のウイルスを分離した。それはVP62というようなウイルスの複製からできた分子を実際のウイルスの代わりに使った連中のやり方とは違うのである。

＊　＊　＊

2009年10月に私たちの論文が公表されて以来、私は殺到する電話に追わ

れた。多くは慢性疲労症候群の患者からで、彼らの病気にどのような意味があるのか知りたいというものであった。医療関係者からは彼らの患者の多くにとって謎を解く鍵をようやく発見してくれたというコメントもあった。そしてカリフォルニア州コンコルドの会社シーラスからも電話があった。

その電話はシーラス社の副社長の一人リリー・リン博士からで、電話で話をした。彼女は論文に感銘を受けたようで、会社が血液供給におけるレトロウイルスの脅威を取り除くために行ってきた研究のいくつかと論文内容が緊密に繋がっていると言った。そしてもっと重要なこととして彼女の会社にはインターセプトシステムという技術があり、それによって血液サンプルに存在するかもしれないレトロウイルスなどのRNAウイルスを安全に中和できることを説明してくれた。

私にはエイズ研究の経験があったので、その説明は理解できた。しかし献血で受け入れた血液から簡単に、しかも確実にウイルスを除去できるなら、多分テストは要らないだろう。受け入れた血液からすべてのウイルスを除去すると決めるなら、テストする意味もなくなる。

私はシーラス本社近くのコーヒーショップで、発現したウイルス蛋白とそれに対しできた抗体のデータを示して、不完全な遺伝子配列にとどまらない研究であるというプレゼンをリリーに対して行った。その時クリーブランド病院のロバート・シルバーマンが私に言った言葉を思い出した。私たちが発見事項を最初に話し合った時、彼は「君の場合、免疫反応があればいいんだが」と言った。「だって、僕たちは何千ものサンプルで試したけれど、すべて陰性だったんだ」そりゃーそうでしょうよ。反応がないのは当然！　なぜなら彼はVP62と名付けたフランケンシュタインみたいに継ぎ合わせた分子の複製をウイルスに見立てて使っており、それ自体実際の人体には存在したことのないものだったからである。

アボット社の血液テストはうまく行かなかった。その理由は人間から分離された分子配列を探知していなかったためか、あるいは配座エピトープの可能性を認識したためだ。もし間違った分子配列を使うと、当初血清学テストで検出した型に調査中のタンパク質が受容されない（次章でウイルスを研究する場合、伝染病の分子の人工模型を決して使わない理由を説明しよう）。

結局その後シーラス社と私たちが実施したのは、30年前に私がアップジョン社でやったこととほぼ同じだった。私たちはマウス白血病ウイルスに感染した人の血液サンプルを採取し送るだけだった。彼らはその血液にインターセプト技術を使い処理し、血液が感染性のマウス白血病ウイルスに感染している恐れがないかを確かめるために、私たちへ送り返してくる。シーラス社の技術は素晴らしいものだった。

私がウィットモア・ピーターソン研究所から解雇された当時、私の研究室は、多くの輸血を受け入れていたオークランド小児病院の患者を対象に、シーラス社と共同研究をおこなっていた。もし供給された血液中にレトロウイルスが存在するなら、それは輸血された子どもたちに他と比較してより高い比率のマウス白血病ウイルスが発見されることを意味していた。私は解雇され、研究所のデータを取り上げられたため、この研究を続けることができなかった。しかしながら、これらの子どもたちに関する予備的データでは８パーセントの感染率を示していた。その後この研究の公表されたものを見たことがないので、このデータはどこかにファイルされて忘れられているのか、あるいは破棄されたと推定される。８パーセントという数字は私たちが他の科学誌で見た3.75パーセントや、リプキンが複数のセンターで実施した研究結果の６パーセントあるいは私たちの論文の追認研究でハーヴェイ・オルターとシー・チン・ローが発見した6.6パーセントに比較しても著しく高い比率である。

2011年３月29日ニューヨークの科学アカデミーにおいて私はマウス白血病ウイルスに関する発見事項を発表した。その講演の終わりに重要な項目を５つとりまとめた。

1．データによると人類に影響しうるガンマレトロウイルス属に異なる系統のものが複数存在することが推定される。
2．供給される血液に、このように多様化したウイルスがあるかどうか把握する分析としては血清学と伝播認識が最も優れている。
3．シーラス社の技術により、血液構成内のマウス白血病ウイルスとHGRVの系統ウイルスを不活性化することが可能である。
4．関連する新しい病気としては、白血病、リンパ腫それに血小板／巨

核球の血液異常による特発性血小板減少性紫斑病がある。
5．今後ともRNAの塩基配列決定の研究を続ける必要がある。

データを提示して国民の健康リスクを自由に議論できたのははっきりしているし、同時に私たちは共同研究によって明らかになる解決法を前向きに提案しようとしてきた。シーラス社は血液供給におけるウイルス感染の脅威に対し素晴らしい製品を提供してくれた。

ただ後に気づいたことではあるが、政府が血液供給にこのような脅威があったことを認めようとはしないことが唯一の問題だった。オークランドの小児病院で複数の輸血を受けた子どもたちの8パーセントにマウス白血病ウイルスが発見されたという私たちの研究結果から推定されるのは、血液バンクには巨額の法的賠償債務が存在するということだ。これはこれらの血液バンクと血液供給全般について安全性を国民に確約してきた政府機関にも同じことが言える。

＊　＊　＊

「官庁のトップはもしマウス白血病ウイルスのことが知れ渡ったなら、患者グループがどう反応するかと死ぬほど怯えている」。これは有名なマウス白血病ウイルスの患者のウェブサイト フェニックス ライジングからの直接の引用である。アメリカ慢性疲労症候群協会（CFIDS）の科学担当理事であるスザンヌ・ヴァノンが2010年9月11日に発言したとフォーラムのメンバーが述べたのだ。この発言は2010年オファーユタ患者教育会議開催時にソルトレイクシティのダウンタウンにあるヒルトンのロビーで休憩時間にフォーラムのメンバーの一人、スザンヌ・ヴァノン、それに講演者のコート・ジョンソンが雑談しているときに飛び出したものだと言われている。

そのフォーラムのメンバーとは「CBS」と自称するフェニックス ライジングの上級メンバーで当時1400ものポストについていたが、次のようにコメントを加えた。「私はこの話を聞いてどうしようかと半年も思い悩んでいました。スザンヌ・ヴァノンは私やコートと話をしているときにこう発言したのです。ただ不意に、さえぎる感じでした。べつに言う必要もなく、会話が途切れないように口にしたわけでもないのです。彼女はこの発

言は繰り返すべきではないと言いました。それでも一体どうして彼女は会ったばかりの人にあんなことを言ったのか不思議なんです」[2]

私がここにこの逸話を記載するのは、私と全く関係のない人物が我が国の連邦政府がマウス白血病ウイルスの真実が知れ渡ると困ると思ったということが私の気持ちを勇気づけるからだ。

ではなぜ知られたくないのか？

その理由は、以前にも述べたが、アメリカ政府にとって巨額の債務になると思われるからだ。

私たちがサイエンス誌に論文を発表して１年も経たない2010年９月にスザンヌ・ヴァノンがこのようなコメントをしたわけだが、個人的にそのコメントを確証できないでいる一方で、政府や企業の研究者のなかに、いつもとは違う行動がなされていることに気づくようになった。

そもそもなぜ、スザンヌ・ヴァノンが2010年９月に官庁のトップはマウス白血病ウイルスが知れ渡ることを心配していると発言したのだろうか？その原因は2010年の９月７日、８日に『マウス白血病ウイルスに関する第１回国際ワークショップ』が開催され、そこで私たちの研究内容を支持する数多くの研究発表がなされたことにあるのかもしれない。

コーネル大学のモーリーン・ハンソンは『慢性疲労症候群におけるマウス白血病ウイルスの予備的研究』という論文要約を提出し、10人の慢性疲労症候群の重篤患者、10人の「回復した」患者、そして10人のうまく治療できている患者を観察した研究を発表した。ベイラー大学のB.P.ダニエルソン博士は『南部アメリカにおける前立腺ガン患者のマウス白血病ウイルス感染とその感染関連性の分析』という論文を提出した。エモリー大学からは前立腺ガン発症の原因となったマウス白血病ウイルスの証拠を『臨床中の前立腺ガンにおける様々なマウス白血病ウイルス』という論文要約に記載されたものが提出された。クリーブランド病院とロバート・シルバーマンは共同で『マウス白血病ウイルスNRAが前立腺ガン患者の尿に存在したこと』と『マウス白血病ウイルスの感染が炎症と細胞の生理機能を調整するホストの遺伝子に影響する』という２つの論文要約を提出した。ポール・チェーニーはのちに不可解な死をむかえるジェフ・ブラッドストリートと共同研究することになるのであるが、彼は『慢性疲労症候群の全国的

治療実践におけるマウス白血病ウイルスの検出』というしっかりした論文を提出した。

提出された論文の中で、困惑するような影響を及ぼしたのが、エモリー大学、クリーブランド病院それにアボット ラボラトリーズの共同研究だった。その要約によると、「マウス白血病ウイルスはアカゲザルの血液内ではなく、その組織内で慢性的反復感染を引き起こす」という、その意味するところを理解しようとする患者や研究者にとって身の毛もよだつような内容であった。彼らの研究によるとウイルスは血液から比較的早く消滅するが、ワクチンのような免疫刺激があると、ウイルスは複製し始め探知できるレベルにまで増加するというのだ。

言い換えると、眠っている怪物がワクチンによって目覚めかねないのである。

私たちの研究を発表したあと、私がおおやけに発言していたのはまさにこの話であった。

C型肝炎ウイルスを発見したことでラスカー賞を受賞したハーヴェイ・オルター博士は彼の長期にわたる研究結果の論文を『ナショナルアカデミーオブサイエンスの歩み』に発表した。彼は次のように書いている。

> 37人の患者のうち32人（86.5パーセント）にマウス白血病ウイルスのようなgag遺伝子配列があることを私たちは発見した。これは健康なボランティアの献血者の44人のうち３人（6.8パーセント）にしかなかったものだ。PCR検査システムにおいてあるいは治験サンプルを調べる限りマウスのDNAに汚染されている証拠はなかった。ウイルスのgag陽性であった８人の患者のうち７人については、15年後にサンプルを採取して検査したところ、再び陽性となっていた。[3]

最も議論を呼びそうな論文要約は、私がフランク・ルセッティとともにとりまとめた「子どもの血管内血液に探知した感染性マウス白血病ウイルス」だと考える。私たちは次のように記載した。

> アメリカの子ども100人に１人が神経免疫系機能障害、たとえば自

> 閉症スペクトラム障害（ASD）や慢性疲労症候群と子どもの神経免疫系機能障害は共通の臨床の特質（たとえば免疫調節不全）を有しており、炎症誘発性サイトカインやケモカインの発現を増加させ、慢性的な細菌感染を引き起こしていることを考えると、小児におけるマウス白血病ウイルスの感染率を理解することは特に有意義だといえよう。
>
> マウス白血病ウイルスは11の州の66家族グループのうち、55パーセントから検出された。gag と env 遺伝子をPCRで配列を調べたところマウス白血病ウイルスが確認された。感染した子どもたちの年齢は2才から18才であった。子どもたちのうち17人（双子を含む）はマウス白血病ウイルスに陽性（58パーセント）であり、37人の親のうち20人（54パーセント）はマウス白血病ウイルスに陽性であった。17人の自閉症の子どものうち14人はマウス白血病ウイルスに陽性（82パーセント）だった。[4]

これは衝撃的なニュースになるべきものだった。

私たちは慢性疲労症候群を引き起こす一連の免疫機能障害の原因である病原体を発見したと言っているだけではなく、この同じレトロウイルスの種が更に自閉症のエピデミックを引き起こしている可能性があると主張しているのだ。エイズのエピデミックのおぞましい教訓として、今の私たちには「嘆かわしい連中」など存在しない。私たちは皆繋がっていて、誰かが感染すれば、その苦しみはやがて全員に及ぶことになる。

しかし、アメリカ国立衛生研究所のトップであるフランシス・コリンズ博士の注意を引いたのは子どもたちでも、苦しむ家族でも、ましてや自閉症でもなかった。

コリンズは血液供給のことを心配していた。

＊　＊　＊

コリンズはメリーランド州ベセスダのアメリカ国立衛生研究所のメインビル内にあるマスール講堂で開催された研究会の開会式に出席した。彼はしばらくの間聞いていて、そして立ち去った。彼は2日目に私の発表を聞くために現れた。私たちは『イギリスでの慢性疲労症候群の患者の血管内

血液における感染性マウス白血病ウイルスの検知』という題の研究をとりまとめており、注目を集めていた。

イギリスは慢性疲労症候群の発生地の一つで、彼らの私たちへの支援に対し、私は格別の責任感を感じていた。イギリスにおいて私たちが協力して行った調査は素晴らしいもので、約50人の患者を対象に教会などにおける血液採取のための車の手配や、数少ない患者に対し静脈採血技師を各家に派遣してサンプルを採取するなどした。

私たちはイギリスでのこの研究は科学研究における偉業と考えた。その理由は特に血液サンプルが研究所において採取あるいは処理されることがなかったからである。血液サンプルは教会や各自宅で処理され、汚染されるリスクをほぼ取り除いていた。今回の研究結果は、この病気の患者に関して以前報告した結果とほぼ同じであり、研究対象の陽性者の比率は健常者グループにおける約４パーセントと、過去に報告した内容と変わらなかった。

私の発表中にフランシス・コリンズが挙手して質問したとき、講堂にいた全員が彼のほうに顔を向けたように感じられた。

「はい、何か？」とドキドキしながら、私は言った。

「４パーセントの陽性率というのは、どこで入手したデータなんですか？」とコリンズは質問した。

「イギリスにおける血液供給のデータです」と答え、イギリスの慢性疲労症候群患者の年齢、性別に50人から60人の実験対象陽性者を追加したことを説明した。

私はこの瞬間にコリンズはアメリカ国立アレルギー・感染症研究所の所長トニー・ファウチ博士に連絡する必要があると判断したと思う。この時に至って、やっと今苦しんでいる患者たちはおかしい連中だとかたづけられることはなくなり、エイズウイルスの脅威を終わらせた治療法が否定されることもなくなる。しかし、ファウチ博士がこのようにするつもりがないことを、私は当時全く知らなかった。ファウチは実際はどうしたのか？彼はイアン・リプキン博士に連絡し、実証研究を主導させた。

コロンビア大学のイアン・リプキン博士とは、なかなかの策士で、今では私がよく知っていて親しいアンドリュー・ウェイクフィールド博士に対し同じようなイヤらしい策略を仕掛けた人物である。ウェイクフィールド

博士は現代の最も偉大な科学殉教者であると私は評価している。彼は新三種混合ワクチン（はしか、おたふく風邪、風疹）と胃腸病・自閉症の発症の関係につき、ランセット誌に一連の事例報告を発表することで早くから疑問点を提起していた。

弁護士のマイク・ヒューゴに最初に会ったとき、彼は「こう言うと変に聞こえるかもしれないが、君に起こったことについて僕なりの表現があるんだ」と言った。

「一体何のこと？」と私は聞いた。

「君はウェイクフィールドされたんだ」

私は笑ってしまった。「アンディなら知ってるわ」 私たちはマウス白血病ウイルスとITPの関係を調べる研究、これはニューヨーク市のジェームズ・バッセル博士との共同研究だったが、これについて長々と話し合ったことがある。（ITPとは突発性血小板減少性紫斑病をいい、ちょっとしたことで過度に出血する症状をもたらし、血液凝固を助ける血小板の減少が原因と考えられている。CDCはITPを新三種混合ワクチンの副作用と認定している。私たちの研究結果、血清学テストした60人ほどの患者サンプルのうち、30パーセントにITPが発見された。興味深いことに疲労との関連はなかった）。

私はエイズウイルスの大感染以来、我が国で最大の健康への危機に対する解決法をアメリカ国立衛生研究所のトップに話したこのタイミングが、国民に対して科学が最も重要な義務を果たすことに繋がると考えた。

ところが、コリンズはそうはせず、アンドリュー・ウェイクフィールドをウェイクフィールドしたあのリプキンとつるんで画策したのだった。そして、この計画を管理するのがアメリカ国立アレルギー・感染症研究所の所長であり、カン・テージンのボスでもあったトニー・ファウチである。レトロウイルスジャーナル誌の編集長であったカン・テージンも、私の友であったジェフ・ブラッドストリートと同じく不可解な状況で死んでいった。

私は科学と薬学の研究がこれほど個人の健康にとって危険だとは思いもしなかった。

＊　＊　＊

2010年11月４日に行われたコロンビア大学のイアン・リプキン博士との

最初の会議では表向き、マウス白血病ウイルスと慢性疲労症候群に関する私たちの発見を確認する目的で複数の拠点で研究する計画となっていた。

そもそも目的がそうであるなら、なぜ血液・マウス白血病ウイルス科学作業グループのメンバーがこの会議に参加していたのだろうか？　なぜこのようなメンバー？　と考えられるのは以下のとおりである。たとえば、ジョン・コフィン、アメリカ国立心肺血液研究所のシモーヌ・グリン、それについその２ヶ月前に、アメリカ疾病予防管理センターのトップらがマウス白血病ウイルスと慢性疲労症候群の関係が分かることを死ぬほど怯えていると言った本人、疾病予防管理センター出身のスザンヌ・ヴァノンである。一体彼らはここで何をしようとするのか？　血液・マウス白血病ウイルス科学作業グループなどマウス白血病ウイルスと慢性疲労症候群の関連に全く関係がないのだ！

多分、官僚のお偉いさんがマウス白血病ウイルスとこの問題がなかったことにする必要があると判断し、チームを作ったのだと思う。連携が計画され、私はグループの中で唯一人それを知らずにいた。

もしマウス白血病ウイルスと慢性疲労症候群やその他種々の病気に関しての議論を封じ込めようとする闇の力が働かなかったとしたら、次のような展開になっていたと私は考える。

2009年10月に私たちはサイエンス誌に研究内容を発表した。

2009年11月10日、バージニア大学のゲリー・オーエン博士が心臓組織にマウス白血病ウイルスを確認したと私たちに伝えてくれた。これで私たちはこのレトロウイルスの系統に関係する心臓の問題を知ることができた。

2010年５月25日、クロアチアのザグレブにおける非公開会議でハーヴェイ・オルター博士が私たちの研究を確認した事実をオランダの医学雑誌に記載した。その記事の抜粋が以下のとおりである。

> FDA（アメリカ食品医薬品局）とNIH（アメリカ国立衛生研究所）はそれぞれ別に（2009年）10月にサイエンス誌に発表されたマウス白血病ウイルスに関する研究内容を確認した。この確認はNIHのハーヴェイ・オルター博士により５月25日と26日にザグレブで開催された輸血に関する非公開の作業部会で述べられた。慢性疲労症候群との関連性は非

常に強いが、因果関係は証明されていない。血液ドナーにおけるマウス白血病ウイルス等の罹患率は3～7パーセントであった。私たち（FDAとNIH）はそれぞれロンバルディグループの発見事項を確認した。[5]

勝負は決まったんじゃない？　アメリカ食品医薬品局とアメリカ国立衛生研究所の科学者が参加したチームと一緒に受賞するくらいの科学者があなたの研究内容を確認した。加えて彼らは母集団がこのウイルスや関連する系統ウイルスに3～7パーセント感染していることを発見している。

問題解決のために行動を起こし、着手すべきじゃない？

残念ながら、この時点から切り崩し工作が始まったと私は思う。

彼らはこの時に血液供給体制が安全でないことに気づき、多くの人々に危害を及ぼしたこと、そしてもしこの情報が知れ渡れば、血液銀行と政府機関にとって多大の賠償債務が現実のものになることを認識したのだと思う。

ロバート・シルバーマンにより合成して作られた感染性分子クローンを、基準となるウイルスとして使用することで、私を排除するという破壊工作が実施された。血液作業グループの第2フェーズで私は研究者がどのサンプルが陽性で、どれが陰性であるか、分からないようにするサンプルの目隠し作業を担当していた。

血液作業グループにおいて私たちはもともと手軽で安価なPCR診断テストを使うことになっていた。ところが実際は、私たちの予想通り、シュワイツァーとCDCの研究者はVP62という分子、これはフランケンシュタインのように合成されたクローンであるが、これを使ってPCR検査を実施し、良い成果を得ていなかった。問題はマウス白血病ウイルスに感染した人にあるウイルスを自然分離したものは通常潜在しており、活動していないということにあると私は理解していた。このウイルスに感染して重篤な患者の場合にしか血液中にウイルスを検知できないのである。私たちが以前独自に研究していたときのエイズウイルスの潜在性がこの場合と同じだった。たいていのレトロウイルスには、多くのシトシンとグアニンの対塩基があり、プロモーター内のDNAの対になっている。これはすなわち、マウス白血病ウイルスのオン・オフスイッチがオフにされており、ウイルスはメチル基グループによって沈静化されており、30秒のPCR検査では

検知できない。スイッチ・プロモーター上のマウス白血病ウイルスが高度にメチル化されているという事実が極めて重要なのだ。他のウイルスにはオン・オフスイッチにこれほど多くのシトシンとグアニンの対塩基はない。もっと簡単に分離できるのだ。この事実は一般には見失われているかもしれないが、それなりの学位を得たウイルス学者なら、その意味するところは分かっている。手軽でつまらないPCRテストでは、このウイルスの秘密を解き明かすことはできないし、血液供給において、隠れた汚染ウイルスが残ることになるだろう。

2011年9月22日のオタワでの会議で、ジョン・コフィンと議論したときに私はこの説明をしたが、多くの人が私のところへやってきて「あれは素晴らしかった！　この説明でデータが完璧に説明がつく」と言ってくれた。

ここで再度説明しよう。

マウス白血病ウイルスはシトシンとグアニンが相対的配置で高度に堅く結合しているため、一般のPCRテストで検知するのは困難である。一般のPCR検査における通常30秒の変性手続ではこのウイルスの分子をバラバラにしてその秘密を明かすことはできない。

このウイルスをテストするには別の方法を見いだすか、あるいは単にシーラス社のインターセプト技術を使って血液を除染して供給するしかない。しかし現実には血液作業グループが9月22日にサイエンス誌に発表した論文は、マウス白血病ウイルスと慢性疲労症候群との関係を否定するために使われ、しかも血液供給におけるウイルス汚染問題を議論させないことを目的とし、これこそが血液・マウス白血病ウイルス科学作業グループの使命だった。スザンヌ・ヴァノンの言葉を使うなら、「死ぬほど怯えている厚生官僚」は1年後のリプキンによる公式の暴露ショーを待つまでもなかった。

彼らは血液作業グループによる不正な研究結果を発表するつもりであり、私の喉を切り裂いて私が血まみれで死ぬことを望んでいた。

＊　＊　＊

これって最悪の状況？

私の雇用主であるネバダ大学レノ校のウィットモア・ピーターソン研究所はウィットモア家の不動産保有会社により設立運営されていた。不況で

彼らの財務内容は、多くの大規模土地保有者と同様に破滅的状態となり、血液供給におけるPCRテストに望みを懸けていた。この新事業によって財務計画と資金借入先に対してもバラ色の奇跡がもたらされるはずだった。どう見積もっても何十億ドルの価値があると思われた。

ところが、VP62クローンを基準にしたPCRテストや血清学テストは、彼らの会社VIPDxが販売していたものを含め無価値であると私が発言していたわけだ。アボット社はシルバーマンの作ったクローンにライセンスを与え、何十億ドルの商売になることを期待していた。VP62がマウス白血病ウイルスのアミノ酸配列とは異なり、ましてや有効なモデルでないことが明らかになっていたにも関わらず、シルバーマンがVP62を推奨したのは、この事情があったからなのか？

他方では、保健厚生の体制側はマウス白血病ウイルスがデタラメだと決めつけることで、数十億ドルの損害賠償債務を消し去りたいと必死になっていた。

保健厚生の体制を支持もせず、この私は、いや違う、マウス白血病ウイルスは現実の脅威であり、多くの健康被害の原因になっている可能性があり、更に血液供給を通じて感染が拡大するかもしれないと発言していた。

常々言っていることであるが、私にとって科学は右でも左でもない。ただ真実があるのみ。しかしながら、現代社会ではそうはいかず、そのため科学は腐敗してきた。

一方では科学者が一定領域を調査し始めるが、そのウイルスとは異なるアミノ酸配列を基準に使ったため、テストは無価値な結果となった。

他方では保健厚生体制があり、単にこの問題が消え去ってほしいと考えている。

そして、別に私がいて、いやここに何か問題があって、まだそれをつきとめていないだけだと言っている。しかし実際に明らかにすることができれば、それは想像を超えるでっかいものになるだろう。

それはどんなに酷いものか？

私たちの想像を超える酷さだと思う。

＊　＊　＊

2011年8月31日にマイケル・ブッシュから電話があり、血液作業グルー

プの研究結果の報告書の最終版を１週間以内（労働祝日の翌火曜までに）提出するよう指示してきた。サイエンス誌に９月22日に掲載する締め切り日であり、論文のタイトルは『複数研究所による研究結果－慢性疲労症候群患者の血液中にマウス白血病ウイルスは確認できなかった』だと言われた。

私は落胆すると同時に憤慨した。

血液作業グループに与えられた課題は、血液供給のための手早く安価なPCRテストあるいは血清学テストを開発できるか検討することだった。私たちは確かに血液供給のための正確なテストを開発することはできなかったが、もともと彼らがそれを求めていたなら、それはそれでよいと納得できる。私としては科学的になぜうまくいかなかったか説明できると思った。

論文のタイトルは私たちが連携して研究を行ったとなっているが、そういうことはなかった。

血液作業グループにはサンプルとして15人の患者の血液しかなかった。

これでは連携した研究とはいえない。

私には報告書を承認するのに１日が与えられ、その書類は不正なものだった。

これは科学ではない。政治的なものだった。

以下がその同じ日、2011年８月31日午後８時24分にシモーヌ・グリンに送り返したメールの内容だ。もしこれが政治的行為なら、私が外交官でないことが読者には分かるだろう。でも私はファイターだ。ただ実績記録を残す目的で１日で作成された書類を承認しろというシモーヌの依頼に対し、私は次の返事を書いた。

それは不可能です。

IRBでプロテクトされたデータがあり、６日迄アクセスできないのです。このことはグラハムに昨日言いましたが、彼は仕方ないと言っています。この研究の複雑さといろんな制限は、当初（不備のある）実験計画が同意されたときには認識されていなかったことです。たった１日で、それも休日に原稿に同意せよというお話は到底受け入れることができません。これは科学ではないし、適切なやり方ではありません。なぜそんなに急ぐのですか？

真実が明かされるのが怖いのですか？？？　一体どれほど多くのウ

イルスが人類に接種され、今や血液供給そのものより、多くの人々にとって脅威になっているってわかっている？？？　40年前には「あり得ない」と言う人などほとんどいなかったし、JC（ジョン・コフィン）がうるさいわけ？？？

どれほどマウス白血病ウイルスが広がっているかわかっている？？？

私はこのメールをシモーヌとフランクにだけ送るつもり。なぜならアメリカ政府全体にとって悪夢のパブリックリレーションになるよう全力を尽くすつもりだから。私には全体のデータとたくさんの新しい同系統の変種データがある!!　この傲慢なクソッタレどもは国民にこれらのウイルスをばらまき、そして今になって隠蔽しようとするわけ？？

ウイルス判定の基準を高く設定するあまり、ウイルスが検出されず、ウイルスの溜まり場にこれはというウイルスがないっていう結果にするつもり？？　記者会見をして私から話を聞いてみようという人はいるのかしら？？　例えば、ワクチンでどれほど多くの組み換えができたか？？　研究所の職員から聞いた？？　医師から聞いた？？　初めて発見された感染性ヒトレトロウイルスか？？？　マイコプラズマのように感染拡大するか？？　馬鹿にしないでよ？？？

実際に起こったことよ！！！　一体どれほどの数の疾患領域が作られたのよ？？？　マウスの組織を含んだワクチンがどれほどあったのよ？？

これで病気になった人々は人生を完全に失うことになるのに、茶番の司法が彼らを犠牲にして実行されるなんてあり得ない。二度とあってはならない。

もし私たちがオンラインで同意できない意見を表明せざるを得ない場合であっても、私たちの発見事項を虚偽表示するいかなる書類にも共著者として署名はしません。私たちのデータはそれらに含められることはありません。あなたは、ただ私たちが何も発見しなかったと言うだけなのよ。全くこんなものだろうと思っていたけど、私たちはそれらがすべて誤っていることを証明するわ。

私たちの分析は感染原の複雑性とそれに関する知識不足などにより、反応がよくなかったり、再現性が悪いことがある。ここでのデータはヴィ

ンセント・ロンバルディたちとの共同研究の内容に全く触れていない。ただマウス白血病ウイルスの系統の多くのウイルスがありそうだということと、この慢性病へのインパクトは神のみぞ知るということね。でもこの研究は私たちのオリジナルの発見事項には全く触れていない。

もしこの書類がその限定事項に関して公正でバランスのとれた議論がなされないまま急いで公表されるなら、あの慢性疲労症候群の患者全体に対し実行された不正行為として、私は今後人生をかけて暴くつもりです。

ジュディ・マイコヴィッツ

そう、私は怒り狂っていた。でも怒るだけの理由があった。このメールを送った結果、労働祝日にマイケル・ブッシュとシモーヌ・グリンから電話があった。

シモーヌは「今ハロルド・ヴァームス（当時アメリカ国立ガン研究所のトップ）が電話で繋がっているけど、もし、あなたとフランクがこの書類に共著者として署名しないなら、フランクとサンディは（2009年のサイエンス誌論文に関して）不正行為をおこなったとして即刻解雇となり、年金ももらえなくしてやる。彼らは老後の年金をすべて失うことになるわ」と言った。

そう、アメリカ国立心肺血液研究所の所長であるシモーヌ・グリンがアメリカ国立ガン研究所のトップを味方につけ、２人の上級科学者の年金を奪うと脅迫したのだ。

マイケル・ブッシュとシモーヌは論文の用語とそのタイトルを私が受け入れる形に変えると言った。しかし、結局変えることなく、不正なタイトルとデータ解釈のまま公表した。

あの論文は私の人生において目撃した科学における最大の不正事例だと思っている。あの論文に嬉々として名前を載せた者は全員科学の世界から追放されるべきだ。

あの研究では15人の患者だけが研究対象になった。連携研究などではなかった。

あれは汚染された血液供給を隠蔽するためのものだった。

2011年９月22日にオタワで開催された慢性病に関する国際会議IACFS

において、この議論で私がジョン・コフィンと対決した記事が同年９月30日のサイエンス誌に掲載されたが、執筆者ジョン・コーエンはその記事を「マイコヴィッツはできるなら彼女が発見したウイルスの完全な配列を２～３週間のうちに明らかにしたいと述べた」と締めくくった。

私はこの記事が掲載される前の日に解雇されていた。その理由は私の雇用者が、その所有するVIPDxという会社で使っていた診断用テストが有効だと私が言わなかったこと、更には、その会社の役員が政府補助金をもらった仕事をしていないのに、したとする虚偽の話を私が黙認しなかったからだった。ここでも私の正直さでトラブルになってしまった。ハーヴェイ・ウィットモアは私のどの机の引き出しにウイルスの塩基配列が保管されているかをよく知っていた。私が二度とこの塩基配列を見ることができないことを知った上で、ジョン・コーエンはあんな記事を書いたのだ！

私は研究の場を取り上げられ、それまでならありえた主任研究者として報奨的補助金のある新しい仕事に就くことも妨げられた。私は拘留され、２つの事務所に保管された研究内容や私の研究チームのデータ、それに今までの研究成果すべてが閉鎖され、私は二度と近づくことができなくなった。

これが将来の科学のあり方なのだろうか？

もし科学者が何百万人の生命に関わる困った情報を発見したとすると、その情報はただ隠蔽され、他方で人類に対し科学上の不正や犯罪を犯す連中が何百万ドルも与えられるのだろうか？　これって1934年のロサンジェルスで医療従事者が慢性疲労症候群に罹ったときの再現のようだ。

私は存在しなかったように扱われることになる。

＊　＊　＊

シーラス社は追いはぎのように立ち回った連中の一つだった。

シーラス社の動きに私は不快感を持つべきでないのかもしれない。彼らは単にサービスを提供し、利益を得ようとしただけで、患者とアメリカ政府の間における数十億ドルになるかもしれない争いに首を突っ込まなかった。

インターセプト血液システム技術は事実革命的なものだった。同社の2017年の年次報告書に次のように記載されている。

血液サンプルは照明器具（イルミネーター）内に設置され、そこでサンプルは紫外線A（UVA光）に曝される。ウイルス、バクテリアあるいは寄生虫、白血球などの病原体が血小板あるいは血漿成分に存在する場合、UVAのエネルギーがアモトサレンを核酸と結合させる。血小板と血漿は通常その正常性維持のために核酸に頼ることはないが、インターセプト血液システムは輸血時に使用される場合に、血小板と血漿要素の正常性維持機能を保持するよう考案されている。[6]

ここで分かるように、科学は困難な問題を解決するためにチャレンジして意味を持つ。もし真実が語られるなら、科学は役立つが、現実には一般国民の保健厚生分野ではその要請がないのだ。

2009年においてシーラス社の売上は1680万ドルで、営業費用は2920万ドルだった。しかし第4四半期の売上は前年比51パーセント増となり、同社の製品がフランス、ベルギー、南ヨーロッパ更に中近東で受け入れられているとコメントしている。2010年9月にはシーラス社は私たちとの提携による技術開発の成功につきプレスリリースした。

ウィットモア・ピーターソン研究所の神経免疫系疾患（WPI）部門とシーラス社はNIHが主催する第1回マウス白血病ウイルスに関する国際作業部会にてデータを提供し、シーラス社のインターセプト血液システムが献血された血液中のマウス白血病ウイルスとその系統のウイルスを不活性化するのに効果があることをデモンストレーションした。近年の科学研究で健康な献血者のサンプルのうち7パーセントにおいて、これらのヒトレトロウイルスが検知され、アメリカ合衆国の約2000万人が知らず知らずのうちに前立腺ガンや慢性疲労症候群に関係するといわれている感染性マウス白血病ウイルスやその系統のウイルスに感染していることが分かった。

「マウス白血病ウイルスとその系統のウイルスは遺伝子的に多様化しており、血液供給にとってウイルスを取り除く方式の開発が求められている。インターセプト血液システム技術はこれらのウイルスをしっかりと不活性化することを実証し、マウス白血病ウイルスとその系統

のウイルスが輸血を通じて感染するリスクを軽減する方向性を示すものと期待される」とWPI部門の研究担当理事で当研究の主任研究員であるジュディ・マイコヴィッツ博士は述べた。[7]

この同じプレスリリースでは主たる政府系研究機関の主導により、私たちの使った方法でマウス白血病ウイルスが明確に確認されたと言うべき事実が強調されており、そこには感染性分子クローンであるVP62は含まれて**いなかった**のである。

米国科学アカデミー紀要（PNAS）誌の2010年８月23日のオンライン版によると、アメリカ国立衛生研究所とアメリカ食品医薬品局の科学者たちが慢性疲労症候群の患者のサンプルのうち86パーセント、健康な献血者のサンプルのうち6.8パーセントにマウス白血病ウイルス関連の遺伝子的に変化したウイルスが存在することを検知した。これにより輸血による感染の可能性が今後議論を呼ぶことになるだろう。

WPIとシーラス社による研究では、赤血球細胞と血小板の構成要素が慢性疲労症候群の患者から自然に存在するウイルスとして分離されたマウス白血病ウイルスとその系統のウイルスに感染していた。インターセプト技術で処理され管理されたサンプルは有効と認められたウイルス培養検査で評価された。この検査は再生産能力を持つウイルス粒子を鋭敏に検知する。この処理を経たあとは、活動的なウイルスは検知されず、インターセプト血液システムはウイルスを高度に（４logs以下）不活性化できることを示した。(下線は著者による) [8]

前パラグラフの文章をここで解説するなら以下のようになる。2010年アメリカ国立衛生研究所とアメリカ食品医薬品局の科学者たちが慢性疲労症候群の患者の86パーセントに、健康な献血者のうち6.8パーセントにマウス白血病ウイルス関連のウイルスが存在することを検知した。

これは私たちが2009年に発表した論文で、患者の67パーセントと健康な人々の3.7パーセントにマウス白血病ウイルスが存在するという発見を更にしっかりと裏付ける発見となっている。

私たちの研究ではPCRテストを重視せず、再生産能力のあるウイルス粒子やタンパク質を検知するためのウイルス培養テスト、それに免疫反応のための血清学テストを実施した。

シーラス社のインターセプト血液システムは、私たちの検知技術で調べた範囲では血液供給におけるマウス白血病ウイルスの脅威を完全に取り除いたように思われた。

私たちこそが良い科学の実践者であった。

しかしながら、私たちの良い科学は過去の実態に関して深刻な疑問を投げかけるのである。それは一体この過失の結果、現在どれほどの人々が苦しんでいるかということだ。

＊　＊　＊

2019年1月7日シーラス社は2018年の売上予想5800万ドルを超える6000万ドルの売上を達成したと発表した。6090万ドルだった。同社の2019年の予想は更に良好で、売上予想は7000万～7300万ドルに達するということだ。

> 「当社の2018年の売上増加は、より安全な血液への需要が増加したことによっております。2018年の業績は、フランスとアメリカでの使い捨てキットの売上増に伴い、各四半期ごとに増加し、年間で力強い実績を上げることができました」とシーラス社社長兼CEOであるウイリアム・オビ・グリーマンは語った。
>
> 「過去数ヶ月のインターセプト血小板へのアメリカにおける注文は増加しております。血小板回収と輸血における、バクテリアリスクをコントロールする戦略に関し、最近FDAにより指導文書の草案が公表されましたので、今後アメリカ国内で一般消費者による需要が更に加速するものと期待しております」とグリーマンは続けた。[9]

年間6000万～7000万ドルの売上の会社にアメリカ政府の数十億ドルの賠償債務のことを指摘することを期待するのは多分無理かと思ってしまう。

でも待って！　私は少し戸惑っている。政府は血液供給に脅威はないという。ではなぜ血液を安全供給する会社が何千万ドルも稼いでいるのか？

主幹する健康保健組織の偉いさんによれば血液は安全だということじゃない？　単に神経質なほど用心しているってわけ？

シーラス社の役員会で重役たちがこの問題を思案している姿が目に浮かぶ。彼らはこう言うかもしれない。政府の嘘についていけば、金儲けできるし、会社もうまくいく。他方、もし本当のことを言えば、すぐさま取るに足らない問題を口実に政府のエージェントに急襲されかねない。法廷に引っ張り出されたら悪い評判が拡がり、会社はうまくいかない。重役連中はどちらの道を選ぶのだろうか？

政府は国民に次のように思い込ませたい。血液供給は完全に安全である。ただ全く必要はないのだけれども、数千万ドルの経費をかけて血液をより安全にしたいだけなのだ。過去に起こったことあるいは起こっていないかもしれないことには注意を払わないでほしい。

私って皮肉を言いすぎかしら？

ではは っきり述べさせていただく。

血液供給は安全でなかったし、現在も安全ではない。このことはシーラス社と多くの政府機関が知っていることだ。

私は個人として憲法上の権利を行使することで科学者としての名声を守ることができると思っていた。それは間違いだった。私はまだ一度も法廷で主張することを許されず、私の弁護士は彼の父親に金銭消費貸借契約書を作成せずにお金を渡しただけで、弁護士資格を剥奪された。

それでも、この状況を真実と開示の方向へ変化させる力を持つ、影響力のある地位にいる誰かが、どこかで自己の良心に耳を傾け、行動を起こしてくれるかもしれないと考えてしまう。

シーラス社には、彼らの技術が実際に生命を救っていると信じるので、今後もうまくいってほしいと願っている。

しかしながら、彼らも一般国民に感染させ、多くの雑多な病気を引き起こした研究所発の動物レトロウイルスと細菌媒介物に関する真実を隠蔽する今も継続する犯罪集団の構成員であることから、このコメントはしぶしぶながら取り下げざるを得ない。

第7章

合成ウイルス　VP62

生物学は必ずしも科学技術とともに進化するわけではない。

これは本書で私が言いたい最も重要なことなので、繰り返し強調したい。

生物学は必ずしも科学技術とともに進化するわけではない。

どういうことか説明してみよう。

ある新しい科学技術が普及し、以前より物事をよく知るようになったからといって、すべてを知るようになるわけではない。

科学者は未知の領域に近づく場合、謙虚でなければならない。マウス白血病ウイルスの議論で多くの科学者が犯した過ちは判断を急いだことだった。私たちとは異なり、彼らに成果を求める金銭的プレッシャーがあったかどうかは不明だがそれは関係ない。

私は科学技術が大好きだが、その限界もよく認識している。いつも新しい科学技術を使って理解を深めるよう努めている。良き科学者はその限界と解けない謎が残りうることを理解しているものだ。

＊　＊　＊

この問題の始まりは何だったのか？

なぜ、人はネズミのウイルスが男性の前立腺ガン、あるいは女性に圧倒的に多い慢性疲労症候群、それに子どもの自閉症のような病気に関連があると考えるようになったのか？　あるいはこのレトロウイルスの系統が今問題になっている老齢化するとかかる病気アルツハイマー病に関連するかもしれないと考えたりしている人もいる。

この議論は新しい科学技術により、たまたま前立腺ガンの腫瘍組織にマウス関連のレトロウイルスの塩基配列が発見されたことで始まった。

ジョー・デリシはサンフランシスコのカリフォルニア大学教授で、生物学の過程の謎、例えばウイルスがガンの成長にどう関わるかを科学技術により解決することに興味を持っていた。

デリシは技術革新のお陰で開発できたヴァイロチップを2006年1月29日のTEDトークシリーズでお披露目することにした。デリシがこのアイデアを思いついたのは、クリーブランド病院のロバート・シルバーマンが遺伝子に欠陥のある人間はRNAウイルスを排除することができなくなり、レトロウイルスに感染しやすくなるという仮説を述べるのを聞いたときだった。この仮説ではそのような人は攻撃的ガンによりかかりやすくなる。シルバーマンはデリシに前立腺ガンの腫瘍細胞を提供した。デリシはその細胞を使って仮説が正しいかどうか証明するためにテストした。

デリシは集まった観衆を前に、まず質問を投げかけた。

> 私たちは身の回りを取り巻くウイルスの群をどのように調査し、そして薬の開発に貢献したらよいのでしょうか？　今までのウイルス学の積み重ねられた知識を生かしてどうすれば簡単で使いやすい診断用分析器を開発することができるでしょうか？　私はウイルス検知法と現実に存在するウイルスのスペクトルのデータをすべて、たとえば小さなチップに詰め込むことを考えました。
>
> すべての病原体を同時に映し出す単一の診断用分析器を製作するというこのプロジェクトを考えたときすでに、このアイデアにはいくつか問題があることが分かりました。それはウイルスが非常に複雑であり、しかも変容するスピードが速いということでした。[1]

デリシが開口一番に言ったことはすべて完璧だった。ウイルスに関する知識を簡単なテストに集約して、即座に健康に影響する病原体を識別できるよう科学技術を駆使したいと思わない科学者がいるだろうか？

誰だって思うでしょう。

デリシはウイルスが複雑でどんどん変化するとコメントした。講演での彼の話はチップ開発のこととウイルスの複雑性に集中したが、衝撃的な話は最後にまわされた。

> この講演の最後の２分間にまだ論文発表していないあることを話したいと思います。論文は明日発表されます。このチップを使うと将来新しい何かが発見できるかもしれないという興味深いケースについての話です。前立腺ガン。前立腺ガンについての統計データに関してはお話しする必要はないでしょう。観客の皆さんの多くがご存じでしょうが、アメリカでのガンによる死亡原因の第３位がこれなのです。リスク要素はたくさんありますが、前立腺ガンには遺伝的要因があるのです。
>
> 前立腺ガンの患者の約10パーセントは元来それに罹る素地があるのです。この初期前立腺ガンの発症についての共同研究で最初に認められた遺伝子がRNASE-Lでした。これは何か？　これは抗ウイルスのための防衛酵素なのです。私たちは考えました。「なぜ人によって前立腺ガンになってしまうような抗ウイルス防衛システムにおける欠陥となる変異が起こることがあるのか？　おかしい。ひょっとしてウイルスが関係しているのか？」
>
> そこで私たちは、100以上の腫瘍のサンプルがありましたので、腫瘍を調べました。そこで、RNASE-Lに欠陥のあるものとないものがあることが分かりました。ここでチップから出る信号をお見せします。ここに示すのはレトロウイルスのオリゴヌクレチド（短いRNA又はDNA分子）のブロックです。この信号から言えることは、この抗ウイルス防衛酵素に変異のある人で、腫瘍のできたうち、その40パーセントに新しいレトロウイルスが発見されたのです。[2]

私の見たところ、これは科学技術と生物学の知識を結合した科学的研究の力作である。科学はこうあるべきだ。観察により疑問が生じ、その調査を実施した結果その成果が得られる。

前立腺ガンに早期に罹りやすい人には抗ウイルス防衛酵素を作り出す遺伝子がないという遺伝子の欠陥が観察された。

調査においてデリシのウイルス検知対象に100以上の腫瘍が準備され、何が出てくるか注目されていた。

その結果腫瘍の40パーセントにマウスのレトロウイルスの塩基配列が発

見された。

科学による明確な成果であった。

デリシは続けた。

> さあ、これってワイルドだろう！　そこで私たちはウイルスを丸ごとクローンにしました。正直言うと、一部自動化したところで、マウスのウイルスにとてもよく似たものになりそうでした。それでは完全には分からないため、私たちはウイルス全体を実際にクローンにしたのです。ここに示しているウイルスの遺伝子は？　これは昔からあるガンマレトロウイルスです。しかし、全く新しいものです。誰も今まで見たことがないものです。
>
> これに最も近い種は、事実マウスということになります。これはマウス以外の種に感染することから、私たちはこれを異種指向性のレトロウイルスと呼びます。そしてここにある系統発生図はほかのウイルスにどう関連しているかを示すものです。多くの患者について検査してきましたが、患者は全員別々に感染してきたと明言できます。[3]

シルバーマン、デリシ、それにグプタは2006年に単一の生体から採取したウイルスの全体をクローン化したのではなかった。彼らは実際には数人の異なる患者の生体から採取したウイルスを寄せ集めて合成しクローンを作っており、それはフランケンシュタインウイルスというべき合成物であり、人間の体内に存在したことのないものだった。

もし2006年に彼らが真実を語っておれば、2011年の私たちの研究を信頼できないものと否定するのはより困難であったに違いない。私たちはサイエンスに掲載した論文にはPCRによる結果など入れることはなかった。2009年のサイエンス論文に記載したタンパク質のデータ、電子顕微鏡写真、それに血清学テストの結果は現在も真実として検証に耐えるものである。彼らが真実を隠蔽した結果、悪人どもの仕事がやりやすくなったのだ。

＊　＊　＊

典型的なレトロウイルスは8000から10000の塩基対から構成される。

VP62クローンは３人の異なる患者から採取された細胞サンプルから作られており、ウイルスを抱合するenv遺伝子の約300の塩基対とgag遺伝子あるいはウイルス本体の200〜300の塩基対しか識別できなかった。
クローンの塩基対が実際のウイルスの塩基対の10パーセント以下しかないのに、どうしてこの合成された感染性分子クローンが新種のウイルスとして特徴あるものだと言って使用できるというのだろうか？

＊　＊　＊

典型的なウイルスとレトロウイルスの違いについて聞かれることがよくある。
答えは簡単だ。
多くのウイルスはDNAでできている。
レトロウイルスはRNAでできている。
でも、待って。すべての生物はDNAでできていると言ったじゃない？
その答えはイエス。そうなんです。
まだ定説はないが、地球上の生命が生まれた最初の最も原始的な組織体により使われたのがRNAで、DNAが生成される以前にあったものと現在では考えられている。自然はあり得ないような効率で、核酸を使ってほとんどすべての生命体のDNA内にRNAを構成要素とした。しかしRNAでできているレトロウイルスのような病原体は、生き残るために宿主のDNAの青写真に自己を投入する目的でそのRNAをDNAへと変身させる酵素を必要とする。レトロウイルスは宿主の細胞の機能を利用して、初めて生き延び繁殖できる。
レトロウイルスがそのRNAをDNAに変換するのに使う酵素を逆転写酵素という。ある病気にもし逆転写酵素があれば、レトロウイルスが関わっている明白な証拠になると私は考えている。
レトロウイルスの立場からいうと、逆転写酵素には一つ問題がある。
この酵素はレトロウイルスの遺伝子コードをコピーする能率が悪い。
逆転写酵素はコピーエラーをおかしやすく、そのためレトロウイルスは簡単に全く異なる遺伝子内容のウイルスに変異してしまうことがある。すなわちある特定の種のレトロウイルスには大きく異なる特質を持つ変種が

発生しがちだということだ。

多くの科学者にはレトロウイルスのこの特徴により安定性がないように見えたので人間にはさほど害を与えることはないと思い込んだ。彼らは、たいがい簡単に沈静化でき、つぶせるので感染力のないクズDNAだと無視してきた。ジョン・コフィンとハロルド・ヴァームスの2人がフランクに病気を引き起こすレトロウイルスなんか研究するなと言ったのはこんな理由かもしれない。

ちょうどカモノハシがほ乳類、鳥類、は虫類の要素をもっていて私たちの興味を引くように、レトロウイルスは太古の生物学的遺物と思われる。

しかしエイズウイルスはレトロウイルスの危険性についての警告となった。エイズウイルスは典型的なウイルスと同様、危険であり得た。しかしエイズは実際はレトロウイルスであっても例外的存在だった。これは数年で犠牲者を死に至らせた。

エイズはレトロウイルスにしては比較的早く死をもたらす。マウス白血病ウイルスは宿主を生かしながら不自由にさせるが、通常二度と健康を取り戻すことができない状態にしてしまう。

＊　＊　＊

私は1983年6月6日にフランク・ルセッティの研究室に技師として入って以来、人生をレトロウイルスの研究に捧げてきた。その日が第二次世界大戦におけるヨーロッパ侵攻の日と同じだったので、フランクと私はこの日を忘れることはない。

1983年のあの日から、ウイルスにシャーレの中の細胞培養で生き続けることを教え込むのが私の仕事だった。37年間である。これはエイズウイルスが問題になる以前だということを忘れないでほしい。当時フランクとバーニー・ポイズはガンを引き起こすヒトレトロウイルス、ヒトT細胞白血病ウイルス1型を世界で最初に分離したことでレトロウイルス学におけるスーパースターになった。バーニーは医学博士で臨床フェローであり、フランクはバーニーの師匠だった。ロバート・ギャロはその研究室の主任でほとんど仕事をしないで、すべての功績を自分のものにした。

さて、ヒトT細胞白血病ウイルス1型は日本特有の病気の原因であるに

も関わらず、なぜフランクとそのチームが最初に分離したかという疑問がある。それはフランクがウイルスを培養し、主要な酵素である逆転写酵素をモニターするために細胞株をどう使えば良いかを私が知る限り、誰よりも理解していたからだ。私がウイルスの培養方法を学んだのはまさにここで、ウイルスを培養できなければそれを研究することはできない。

マウス白血病ウイルスを培養する最高の細胞株はLNCaP（ヒト前立腺ガン細胞）と呼ばれるもので、これは前立腺ガンがリンパ節まで転移していた62才の患者から採取したものだった。なぜこれが良い細胞株だったのか？　その理由は、あのヴァイロチップで探知した塩基配列を統合するための酵素RNASE-Lに欠陥があったからだ。

本当のところ、私のことを感染性分子クローン反対論者だとは言えない。なぜなら博士課程修了後の1993年から1994年にかけてデーブ・ダースの研究室でヒトT細胞白血病ウイルス１型の感染性分子クローンを初めて作るときに手伝ったことがあるからだ。

そう、そのとおり。私は感染性分子クローンを作りあげた。だからその効果と限界についてよく知っている。

このウイルスは組織に隠れることを好むため、分離するのは難しい。患者の免疫防衛がほぼゼロになる頃にやっと出てきて、血液中に発見されることがある。

レトロウイルスを培養するには細胞株が必要であり、その利用法を知っていなければならない。

あまり技術的に深入りしたくはないが、読者は難しすぎて理解できないと思うかもしれない。そうではないので、ある程度詳しく説明したい。

シルバーマンとグプタは調査後、マウス白血病ウイルスの遺伝子塩基配列のうち、約8000から10000ある塩基対から300から400あたりを切り取って、それを取りまとめてしまった。

彼らが何か新しいものを作り出してしまったことが理解できるだろうか？

そしてそれが今まで自然には存在しなかったものであることを。

私たちはこのクローンを、フランケンシュタイン博士が色々なものを継ぎ足して作り出した恐ろしい怪物のようなフランケンシュタインウイルスと名付けた。

彼らはその後「遺伝子ウォーキング」と称する科学技術を活用し、酵素を使い逆転写酵素を自然でなされたよりうまく作用させ、その完璧な小さなコピーを作り出した。

感染性分子クローンは良くとも実在のウイルスの試作品であり、それは野球をコピー機で複写して平面の図に表現するようなものだ。野球をコピーして、ワールドシリーズのピッチャーに渡すわけにはいかない。

そんなことしたら笑われてしまう。

しかし、生物学に全く無知なタフツ大学のブリゲット・ヒューバーとジョン・コフィンのような評論家たちは、この劣悪な感染性分子クローンをマウス白血病ウイルスから自然分離されたものの代わりに使うことには全く問題ないと言ってのけた。

それって、宝物を探す旅に出るときに、地図の切れ端を持って行くようなもので、残りの地図が必要でしょうが。でないとどこがスタート地点か分からない。宝物地図には隠された秘宝がある場所にマークがついているかが重要だ。ウイルスを理解するにはその塩基配列全体を知ることが必要なのだ。

マウス白血病ウイルスの自然分離されたものは、培養による成長が非常に遅い。この人工のVP62感染性分子クローンはたちの悪い小さな獣で、自然のマウス白血病ウイルスの15倍から20倍の速度で雑草のように成長する。

マウス白血病ウイルスとVP62には恐ろしい共通点が1つある。

双方とも、夏のそよ風にタンポポの種が空中を浮遊するようにエーロゾル化（煙霧質化）するのだ。今述べたことはウイルス学者を不安にさせて眠れなくするような悪夢のシナリオである。しかもまだ誰も考えたことのないもう一つの問題がある。

もしマウス白血病ウイルスとVP62のどちらも空中を浮遊するなら、研究室で働く職員や科学者に感染することになる。私がこの問題を調査し始めたとき私を含め職場の協力者たちの血液の抗体検査を実施した。私たち全員が陰性だった。

今では協力者の多くと同じく、私もマウス白血病ウイルスに陽性になっている。

＊　＊　＊

アメリカ国立ガン研究所は2009年７月22日の会合での議論を引き継ぎ、私たちの発見事項はその年の10月に発表されるため、世の中ではまだ知られていなかったが、この問題に着手した。彼らはこれに対処したいと考えていた。予防的措置だと思われる。

１つ問題があった。

当時誰一人、マウス白血病ウイルスあるいは感染性分子クローンVP62が空中を浮遊する可能性があることに気づいていなかった。しかしデータは揃っていた。検査者として働いていた研究所作業員は血清が陽性になっており、タンパク質と免疫反応があった。会議で全員がマウス白血病ウイルスがエイズよりも遙かに危険なものであると認識し驚愕したのである。エイズウイルスは空中を漂うことはなかった。

科学者らはアメリカ国立ガン研究所の535号建物のある部屋に、私たちのチームが自然分離製作したマウス白血病ウイルスとVP62をそれぞれ培養する細胞株の発酵槽を設置した。先ほど述べたように、これら双方の病原体は空中を浮遊するが、VP62は再生産スピードがずっと速い。

2009年には私たちはこのことを知らなかった。

しかし2011年になってジョンズホプキンス大学のアジ・ガダールがリーダーを務めるテキサス州、ヒューストンのアンダーソン ガン センターとテキサスサウスウェスト医療センター大学の医学博士をメンバーとするチームが次の質問をしてきた。すなわち、ヒト細胞で、その培養過程でマウスの生物学的製剤を利用したものが、他のサンプルに感染することはあるか？というのは、それらは物理的に決して接触しておらず、言い換えれば、このウイルスは空中を浮遊するのか？　ということだった。

> 異種性でないマウスのDNAの培養の23件のうち、６件につき（26%）異種指向性マウス白血病ウイルスに明確に陽性であった。これらの塩基配列はマウス白血病ウイルスとして知られた系統に99%以上の確率で同族と認められた。これらウイルス陽性反応のあった培養の上部に浮かぶ分泌液を入手できた５件のうち４件はRT（逆転写酵素）の活

> 動があることを示す明確な陽性反応があった。これら浮かぶ分泌液のうち３件につき、研究の結果その発生したウイルス粒子が他のヒト細胞培養に感染したことが確認された。異種性ウイルスを培養する施設内に設置された非異種性由来の細胞株78件のうち13件（17％）は人間の細胞に初めて認識されたウイルス系統であるマウスを含むマウス白血病ウイルスに対し陽性だった。これとは対照的に、異種性系ウイルスの培養をしない施設で管理されていた50件の細胞培養はすべてウイルス塩基配列に対し陰性だった。[4]

この発見がどれほどとんでもない状況を意味するか、分かりやすく解説してみよう。かみくだいて説明するとこうなる。

まず第１に、生物学的製品を開発するのにマウスが使われた場合、マウス白血病ウイルスに感染している確率が26パーセントだった。

第２に実施できた５件のテストのうち、４件において高度の逆転写酵素の活動が見られた。ウイルスが活動していることを意味する。

第３に組織サンプルは決してマウスの製品に接触することがなかったが、マウス関係のサンプルがある施設で管理されていた場合に、このマウス白血病ウイルスがサンプルに入っていた確率が17パーセントあった。あるサンプル内のウイルスがその小さな足を使って他のサンプルのあるところまで歩いて行ったのだろうか？　そんなことはないと思う。これは空中を浮遊して感染した証拠である。

第４に人間の細胞株がマウス由来の製品がない施設で管理されていた場合には、それらの細胞にマウス白血病ウイルスが発見された確率は０パーセントだった。

そして私たちが基本を忘れた場合のために、著者らはご親切にも一般読者のための基礎解説を加えている。

> レトロウイルスはRNA遺伝子を保有する包皮されたウイルスであり、DNA媒介を通じて複写する。レトロウイルスは逆転写酵素を使ってその遺伝子を逆転写しRNAからDNAを作り出し、インテグラーゼ酵素を使い宿主の細胞の遺伝子に結合させる。レトロウイルスのDNA

は遺伝子の中に潜んで生き残る（プロウイルスの形態）か、あるいはRNAが感染性ウイルス粒子として周期的に発現することがある。[5]

問題はこれで終わるわけではない。レトロウイルスはRNAからできている。DNAの有機体を複写するには逆転写酵素が必要になる。いったんDNAに複写されるとウイルスはその有機体のゲノムの中に入り込むことができ、長期にわたり休眠したり、場合によれば感染の粒子をまき散らす。

この一連の事実を知れば、私たちの名誉を破壊し、現在のみならず将来にわたる患者の苦しみを無視するよりも、国家非常事態宣言をすべきだと考える人がいても不思議でない。

動物のレトロウイルスが人間社会に飛び込んでくることを恐れるべきだという私の主張はどうだろうか？　私の意見にこだわるより、次を見ていただきたい。以下にハーバード大学の研究者がWHOに対し2012年に述べた記事があり、医療目的で動物細胞を使用する場合のリスクを論じている。

異種移植とは、人間の受容者へある動物由来の生きた細胞、組織、臓器を移植、植え込みあるいは注入する手続をいう。この定義には人間生体の体液、細胞、組織、臓器が人間以外の生きた動物の細胞、組織、体液あるいは臓器と生体外で接触することが含まれる。いかなる形態であれ、移植や異種移植は、すでに知られたあるいは未知の動物を起源とする人獣共通感染病原体が人間受容者を通じて広く人類全体へ感染するリスクをもたらす。[6]

これはなにも複雑な提言ではない。ここで言われているのは、もし動物と人間の組織を混ぜ込んだとしたら、動物にある感染性の病原体が人間の細胞に入り込むリスクがあるということだ。動物の体内では休眠しているかもしれないウイルスが人体に注入されると目覚めて活動を始めるかもしれない。

また、人間由来の病原体が動物の細胞に移りかねないリスクもあるといえる。ある種の病原体が簡単に人間に移転されないよう、また逆も起こらないようにと自然が確立した境界を私たちは現在破壊しつつある。私たち

はガソリンの側でマッチで遊んでいる子どもみたいなもので、この地球を焼き尽くさないことを祈るしかない。

動物のレトロウイルスが人類に感染するという私が恐れているテーマはどうであろうか？　科学学術誌を手に取りご自分で読んでいただければ分かることであるが、正直なところ、私のような科学者がパニックをわざわざ引き起こそうとしている人物として扱われる理由が分からない。

異種移植によるレトロウイルスの感染を心配する論者は「静かな」感染の可能性を指摘する。すなわち一見してわからない感染であるが、遺伝子の調節を変化させたり、ガンの発生、遺伝子組み換えを起こしかねないのである。ヒト白血病ウイルスやエイズウイルスに匹敵する種外由来のウイルスはブタでは発見されていない。しかしながら、内生のレトロウイルス（生殖細胞系DNAの部分）がすべてのほ乳類の種において存在することが現在立証されている。試験管内での試験で人間の細胞に感染することが分かっている内生レトロウイルスは多くのほ乳類に存在することが検知されている。たとえば、ヒヒ（BaEV）、ネコ（RD114）、マウス（マウスERV）それにブタ（PERV）である。[7]

この最後のパラグラフを読んで、夜眠れなくなるのでは？　当然ですよ。実際ここで述べられているのはレトロウイルスは通常のウイルスとは異なる形で人類に影響するということだ。

「静かな」感染とは、あなたの体の免疫システムがこの侵入者と闘うために警戒態勢にならないということである。病原体はステルスB-1戦闘機のようにレーダーをくぐり、捕捉されない。恐ろしいのはこれだけでなく、あなたの体にいったん入り込めば、この小さなレトロウイルスはあなたの遺伝子の発現を思いもよらない方向へどんどん変えていき、ガンを発症させたり（腫瘍形成）あなたの体内にある他の病原体と再結合して新しい怪物を作り出す。

調子が悪くなにか妙な病状があるみたいなので病院で診察してもらったら、担当の医師があなたの検査結果を見て、頭をかきながら「どうやらあなたはXみたいな病気とYみたいな病気に似た何かに罹ったようなんです

ねえ。とりあえずアイデオペイシックXアンドY病としておきましょうか」と説明する。病院から帰ってあなたは「アイデオペイシック」の意味がわからないので、辞書で調べてみる。その意味は「未知の起源」という意味だとわかり、「あの医者はヤブだ」と思ったりする。

彼らは知ることができないのか？

科学的好奇心はないのだろうか？

＊　＊　＊

ここでシルバーマンのVP62感染性分子クローンのことを述べたい。フランクと私がこれに関わったとき、このVP62感染性分子クローンはマウス白血病ウイルスを自然分離したものより15倍から20倍の速さで成長するものと考えていた。フランクはこの発見で恐れおののいた。彼はちょっとのことで怖じ気づく人間ではない。エボラ出血熱ですら、シルバーマンのVP62分子クローンほどフランクを不安にさせることはなかった。

シルバーマンとグプタはそれまで自然に存在しなかったものを作り出した。彼らはアボット研究所にVP62プラスミドを基準としてテストすると言って、実際には患者の中にそれに似たものを全く発見できなかったが、これって当たり前のことである。

それにアメリカ国立ガン研究所のある部屋にマウス白血病ウイルスの発酵槽を設置し、更にその横にVP62の発酵槽も置けば、何が起こるか分かったはずだ。進化論的闘争でどっちが勝つだろうか？　以前に引用したアジ・ガダールの論文で述べられているように、マウス白血病ウイルスは空中浮遊することが分かっている。VP62という名前の人工ウイルスも同じことができるでしょ？

空気感染が双方向で起こると考えてみよう。マウス白血病ウイルスの発酵槽はVP62を汚染し、逆も発生する。しかしVP62は遙かに速く成長するため、容易く自然のマウス白血病ウイルスを凌駕するだろうし、更に言うと結合の結果、新しいフランケンシュタイン的マウス白血病ウイルスが生み出されるかもしれない。

＊　＊　＊

私たちのネバダ大学内の研究所ではVP62は保管しなかったし、そのお陰でVP62に汚染されることなく、正確な研究結果を得ることができた。アメリカ国立ガン研究所内の研究室での私たちの培養は汚染されてしまい、患者のサンプルからの単一細胞によりクローン化されたものでこの事実を立証したが、このことは2011年９月22日の議論で提示した。

私はこういうことがありうるので、常にサンプルを分離して管理するよう訓練されてきた。

アメリカ国立ガン研究所の535号建物も同じ被害を受けたが、シルバーマンの合成感染性分子クローンVP62による感染被害を受けたそれぞれの研究所で混乱させられた皆さんには大いに同情する。

シルバーマンを弁護するなら、2006年に彼がVP62を作ったときには、この合成感染性分子クローンが空中浮遊することなど知られていなかった。私たちは５年後の2011年にこのことを知った。

しかしVP62プラスミドの感染問題はマウス白血病ウイルスが人類に感染しているかどうかの問題とは別の話である。

＊　＊　＊

「ジョイはこの件で本当に申し訳ないと思っている」とシルバーマンはフランク・ルセッティに言った。それは2011年６月４日〜８日にベルギーのルーヴェンで開催された第15回ヒトウイルス学、ヒト白血病及び関連ウイルスに関する国際会議の休憩時間だった。「ジョイ」とはシルバーマンの研究パートナーであるJ.ダス・グプタのことである。

ジョイが申し訳なく思ったのは、彼らが３人の異なる患者から塩基配列を切り取り、そのクローンには自然のマウス白血病ウイルスの正確な塩基配列がないにも関わらず感染性分子クローンVP62を作り、このVP62によって私たちのマウス白血病ウイルスを汚染したことなのだ。それにも関わらず彼らは私たちがサイエンス誌に発表した論文に記載したマウス白血病ウイルスの自然分離されたものと彼らの合成分子の塩基配列は「非常に類似している」と報告していた。それを申し訳なく思っているって？　もしそう思うなら、なぜ2011年まで黙っていたのか？　今日に至るまで、私が攻撃され、私を含む数知れない研究所職員が感染し、今ではとんでもない神

経免疫の不調に苦しみ、ガンが発症しているのを見て見ぬ振りをしているのだ。これは政府が研究所を、エイズのときに使われた安全基準バイオセーフティレベル３に改善しようとしなかったことも原因となっている。動物の世話係や学生の研究所技術者もまたこの怠慢により感染被害を受けた。

これらの臆病者どもは私たちのデータがVP62の汚染の結果でないと最初から開示していた多岐にわたる一連の証拠を無視していた。

証拠の最たるものはフランクの『マウス白血病ウイルスによる慢性疲労症候群患者のリンパ腫からＢ細胞株の樹立』という題のプレゼンテーションである。私たちはウイルス感染の長期的影響としてはガンの発症増加、特にＢ細胞性白血病、別名非ホジキンリンパ腫の発症に繋がると理論化した。一般人における非ホジキンリンパ腫の罹患率は0.02パーセントであるが、慢性疲労症候群の患者においてはその罹患率は５パーセント近くである。フランクはプレゼンテーションで次のように述べた。

> 更に、ガンの発症はガンマデルタＴ細胞と特定のクローンＴ細胞レセプターガンマの成長と同時に起こる。私たちはマウス白血病ウイルスと他のウイルスに感染することで免疫反応の異常が起こり、Ｂ細胞性リンパ腫が発症しやすくなると仮説をたてている。[8]

VP62が様々な研究所を汚染したのは問題であったが、慢性疲労症候群の患者たちにとってもその解決を遅らせることに繋がった。特にハーヴェイ・オルターの研究はその研究サンプルが1980年代に集められたもので、VP62が作られた2006年以前であるにも関わらず、この考えを否定していた。同様にジョン・コフィンの考えで、1990年にケースウェスタン大学の研究所で再結合によりマウス白血病ウイルスが作られたというが意味をなさない。もし単にウイルスを培養していて２週間で（逆転写酵素は実際には10日後に検知された）感染性の遺伝子の組み換え体ができるなら、なぜコフィンは2013年にマウス白血病ウイルスは異常な自然現象により偶然発生した出来事で、「純粋な再結合」だと言えるのだろうか？　培養過程で一度発生したなら、簡単に再発生できるはずだ。

シルバーマンはこの問題を終わらせたかった。そしてVP62が私たちの

サンプルに混入したかどうかを確認するためにフランクと私が必要なテストを実施することに反対であった。2011年7月7日にフランクはシルバーマンに非難するメールを送った。

> ボブへ、
> 君の返事は率直でないとしか言いようがない。　**汚染の原因につき私たちは知りたいと思っているが、君があのような返事をしてくるなら、図1は間違っているという事実は変わらないことになる。**（太字は著者による）汚染の出所によってはすべての数値が信頼できないか、あるいは図1だけが信頼できないかのどちらかになる。汚染に関するすべての議論の問題点は絞られていて、私たちも科学的見地からそう思っている。**汚染の出所は結局わからないままになるかもしれないが、図1の解釈は間違っていることを世間に公表する必要があると私たちは考えている。**（太字は著者による）実際のところ、2009年にこの論文を発表して以来、誰も図1が正しいと信じていないのだから、私たちが提案する実験もしないでなぜ急いで公表しようとするのか？　私たちは全員汚染の出所は君の研究所だと疑っている（君はベルギーでジョイはこれに関して申し訳ないと思っていると私に言ったあのコメントを覚えているだろう）。[9]

これではっきりするでしょう？

シルバーマンは組み合わせで合成のVP62分子クローンを作ったが、ウイルスについて理解を高める模型としてはそれでよかった。問題は彼は3つの異なるウイルスから断片を取りまとめて作ったこと、そしてそのクローンが実際のウイルスの全塩基配列の8000から10000の塩基対に全く及ばないものであることを黙っていたことだった。

いい加減なクローンを使って、彼らはいい加減なテストを行った。

コンピュータプログラマーがよく言う「ゴミをインプットすれば、アウトプットされるのはすべてゴミ」なのだ。

当初私たちがテストしたとき、PCRが2つの主要ウイルス領域をオーバーラップしていることに気づいたが、周波帯の大きさが異なっていた。周波

帯の大きさが異なるということは対象のウイルスの系統に異なる核酸があることを意味していた。そう、シルバーマンのウイルスに近い異なる系統のものではないかと私たちは当時考えたのだった。

ここでフランク・ルセッティ、ジュディ・マイコヴィッツとロバート・シルバーマンの違いにつき話そう。

フランクと私はたとえ説明できない部分があったとしても、すべてのデータを公表する勇気と誠実さを持っている。ロバート・シルバーマンは彼の研究所で犯した失敗を認める誠実さも勇気も持ち合わせていないだけでなく、10年もの間、私の学者としての経歴が壊され、何百万人の患者が苦しみ死んでいくのを見ながら何もしなかった。

当初私たちがサイエンス誌に発表した図1とは、シルバーマンのVP62クローンに基づき私たちが研究したPCR陽性の図であった。この図は私たちが分離したウイルスの有無につきPCR検査した結果陽性だった患者のサンプルと考えていたものだった。ただタイトルの基礎はシルバーマンの系統に基づくマウス白血病ウイルスというものだった。図3は抗体1118で検知されたタンパク質プルーフを表示しており、PCRで明確に陰性であり、タンパク質陽性であることが示された。

ではエイズウイルスには100以上の系統があることが分かっているのに、なぜPCR多様性が重要なのか？　私たちの体内に本当のマウス白血病ウイルスから分離された抗体とタンパク質が生じていたからだ。

他に問題になることはあるのか？

真の問題は我が国の国民の健康を守るべき人々がその作り出したとんでもなく恐ろしい問題を認めようとしないことだと思う。

それに特異な特徴を持つVP62は空中浮遊する能力とそれの元となったマウス白血病ウイルスを凌駕する成長力のお陰で完璧な殺し屋となり、私の経歴を破壊し、答えを求め続ける何百万人の人々の生命を奪うことになった。

第8章

ワクチン裁判所

ジョージ・オーウェルの古典的ディストピア小説『1984』では政府の敵とされた者の記憶が抹消されるプロセスがある。これは「非存在」になると言い、ビッグ・ブラザーがあなたの存在の跡をすべて消し去ることを意味している。国民は人が急に姿を消しても、終わりのない戦争において急に同盟国が変わるなどの政府の政策に急激な変化があっても国民は質問しないことになっていると分かっている。東アジアが長年の敵であったが、あるとき急に敵はユーラシアに変わる。そして政府は東アジアは長年にわたり常に友好国だったと発表する。憎むべき敵は常に存在しなければならず、もし政府の指示する文書化されたものや文書化されていないものに従って行動しない場合、あなたはいつの間にか国民の記憶から消されてしまっていることに気づく。

私の人生が変わってしまった2009年の始めまで、私自身はワクチンに関する政府と科学によるプロパガンダに無意識のまま従っていることを自覚していなかった。今思うともっと疑問を持っているべきであった。しかし、気がつけば、いわゆる「反ワクチン派」と呼ばれるようになった人たちも同じような道をたどったことが分かった。

2009年にネバダのTVショーで、もしレトロウイルスが慢性疲労症候群と自閉症に関係しているなら、私たちはエイズに感染したときと同じ事前措置をとるべきだと話したが、私は一般に確立された診療手順を述べただけだった。慢性疲労症候群はエイズのように死に至る病ではないかもしれないが、体に莫大な障害を与えるのは確かである。免疫刺激によりウイルスが手に負えないほど活発化する恐れがあり、免疫システムにより鎮められていたものが急に体内で暴れ出す可能性がある。だからエイズ陽性の母

親から生まれた子どもたちは産後直ちに予防接種を受ける前に、抗レトロウイルス療法を受けるのである。

このTVショーの後、悪意に満ちた反応があるとは思いもよらなかった。

その場の空気を読んで、話すのをやめるべきだったと読者は思うかもしれない。

コロンブスは反対されたとき、地球は丸いと言うのをやめただろうか？

ガリレオは聖職者から聖書の教えに背いていると言われ、地球は太陽の周りを回っていると言うのをやめただろうか？

科学者は人にどう思われるか気にしない。彼らはその考えが真実であるかどうかを心配する。

マウス白血病ウイルスのケースではエイズで実施していたのと同じ事前措置をすべきでない理由につき誰も私たちに適切な説明ができていなかったが、私たちは最も厳しい安全措置を継続しながら研究を続けてきた。

科学者は的を射た疑問はさらなる疑問につながることを知っている。

すでに述べたように、こういう疑問によって、私は動物の細胞組織を医薬製剤に使うことでもたらされる脅威を充分理解するようになった。またワクチンに使用されている製品や他の医療薬品に関して解明すべき問題が山積していることが分かってきた。

もし科学が長年にわたるガソリンに含まれる鉛やその他の問題を見過ごしてきたように、今回も見過ごすなら、我が国の司法制度はなぜこれらを取り上げなかったのか不思議に思う。

事情を知るにつけ、ワクチンでは決して厳しい扱いにならないよう製薬業界が法律に介入してきたことが分かってきた。

ワクチンは通常の法廷で決して厳しく追及されないようになった科学的進歩の輝ける事例として讃えられ続けるだろう。

＊　＊　＊

私はデータと証拠を大いに信奉する科学者だ。

誰かが仮説をとなえたら、科学者がデータをもってそれを認めるか否定することになる。正直なところ、こうやって偉大な発見がなされてきた。ある事実について２つの意見があり、調整できないでいるとする。私たち

の興味をひくのはそれが明らかに誤りか、その2つが共に真実であり得ないときだ。

今ここに双方とも真実でありえない2つの事柄がある。

ワクチンは砂糖水のように安全である。

ワクチンはリスクがあまりに大きいので、それによる障害は誰の責任でもない。

現在ワクチンの被害に対する賠償請求は特別な法廷でしか実行できず、そこでワクチン被害を受けた子どもの親が司法省の代理人と対決することになる。この特別な「ワクチン裁判所」は1986年全国子どもワクチン被害法の成立によりできた。

読者の多くは初めてこの裁判所について知ったと思う。この法律により、子どもたちにワクチンによってどのような障害が生じようが、あるいは死亡しても製薬会社はその責任を免れるようになった。またこの法律によって製薬会社が所有する文書についてのディスカバリー手続は裁判所の承認を必要とすることになった。これにより通常の製造物責任法により会社がその関係する文書をすべて提出する義務を負うのとは全く異なることになった。さらに各裁判は別々であることになっていて、ある訴訟であるワクチンが特定の障害を引き起こすことが明らかになったとしても、この事実を次の原告が全く利用できないことになっている。

さらに親たちは裁判所の特別の承認がなければワクチン製造会社に対しそのワクチンの安全性についての文書を求めることはできない。そしてある親があるワクチンが有害であったと主張し、勝訴しても、この情報は同じ被害で訴訟する人々には知らされないようになっている。

もしワクチンが砂糖水のように安全なら、このようなシステムは不要なはずだ。

もしソーダ飲料に対する訴えを取り扱うソーダ裁判所というものがあるとすれば、司法省の代理人が弁護するのだろうか？

＊　＊　＊

本書の共著者のケントと私はいわゆる「ワクチン裁判所」について調べてみたので、私たちが気づいたことを簡単に述べてみたい。

真実として言えることはワクチンは非常に危険であるということだ。私の弁護士マイク・ヒューゴが懸命に闘ってきた初期のDPT（三種混合予防ワクチン）による損害賠償請求の金額はあまりに巨額であり、製薬会社にとって将来の筋書きとしては直視できないほどのものだった。

ケントがインタビューした専門家の一人にスタンフォード大学のノラ・フリーマン・イングストロム教授がいる。イングストロム教授は連続するワクチン訴訟を調査した上で、1986年にこの裁判所制度を創設し、その後何十年も機能させた学者の一人である。

> イングストロムは1970年代にメキシコ国境近くに住む幼い少女アニタ・レイヤーズがワイエス研究所のポリオワクチンを接種した結果小児マヒに罹った事案を調査した。この事件はレイヤーズ対ワイエス事件として第５連邦控訴裁判所で公聴され、その結果ワクチン製造会社が被害者らに対し賠償金を負担すべきであるとの意見が裁判所から出た。[1]

レイヤーズ訴訟での敗北後、さらなる苦難がワクチンメーカーを襲った。1976年に4500万人のアメリカ人が欠陥のある豚インフルエンザワクチンを接種され、そのうち何百万人もの人々がギラン・バレー症候群を引き起こしたため賠償を求めた。マイク・ヒューゴが訴訟していた三種混合予防ワクチンはワクチンメーカーにとって損害賠償債務の主要な原因になっていた。スタンフォード大学の法学教授イングストロムはのちに次のように述べた。

> 訴訟件数が増加するにつれ、ワクチン製造会社の心配も大きくなった。１例として、1984年にレーダール社の社長は「レーダール社に対する三種混合予防ワクチンがらみの損害賠償請求額の合計は1983年に我が社が売り上げた三種混合予防ワクチンの金額の200倍なんだ」と公式に述べた。別のワクチンメーカーであるコンノート研究所は同じ苦境に直面しており、1985年と1986年に損害賠償の請求を受けた金額は総額で数十億ドルだった。[2]

ワクチン裁判所創立の趣旨は第1に手続を迅速化することでワクチン被害を受けた家庭の親が早く賠償金を入手できるということ、第2には大企業から個人的に傷害を受けたときに生じがちなその個人の敵対心を取り除くことだった。

アメリカ会計検査院はこのプログラムを検査し、親たちとこのプログラムを管理する官僚たちがワクチン裁判所の問題に対し同じ結論を持つに至っていると見なした。

> このプログラムによってワクチン被害者には補償金が迅速かつ簡単に支払われることが期待されていたが、この期待は「しばしば裏切られた」。親たちのロビー団体のリーダーは法案成立に貢献したのだが、VICP（全国ワクチン傷害補償プログラム）機関は「親たちへ説明した補償プログラムが実行される具体的方法に関する約束を裏切るもの」だと結論した。そしてVICPのチーフスペシャルマスターを20年以上務めた人物は「訴訟で因果関係を証明することになるため、下院で立法されたときの趣旨と正反対の結果となっている」と嘆く有様だった。[3]

ケントと私はこの件に関し、しっかり調査しようと考えた。ケントはワクチン裁判所の実態を調べている法学者にインタビューし、さらにこのプログラムのチーフスペシャルマスターを20年以上務めたゲリー・ゴルキーウィックにもインタビューした。

ワクチン裁判所のチーフスペシャルマスターとは最高裁長官に相当する職位である。

本書記述時点でワクチン裁判所はワクチン被害を受けた子どもたちの請求に対し、40億ドル以上賠償支払いをしている。

＊　＊　＊

ケントは元チーフスペシャルマスターであるゲリー・ゴルキーウィックに会ってみて、彼がその経験をオープンに話すことに驚いた。あのプログラムをもっとよく運営するにはどうすればよいか聞いたところ、ゴルキーウィックはしっかりした意見を持っていた。

「あの法律は今ではもう使われない三種混合予防ワクチン不足に対処する目的で制定されたのです。当初の法律は、確か6種類のワクチンを対象にしていたのですが、現在18か19種類に増えています。だから当初の法文はHPV（子宮頸ガンワクチン）やインフルエンザワクチンにもあてはまることになっていて、ちなみにインフルエンザワクチンが今では一番多いケースになっています。効率的ではありません。このことが親御さんサイドでのフラストレーションの原因になっていると言われてますが、まさにそうなんです。このプログラムが時間がかかりすぎる、訴訟手続が複雑で手早く公正な判断がなされないとの批判がありますが、正しいと思います。現在裁判所では停滞状態です。もともと訴訟件数を1年に150件と想定していたのですが、昨年の実績は900件を超えていました」と語った。[4]

ケントは重要な情報が隠蔽されており、ワクチン裁判所に届いていないと言われている問題について思い切って聞いてみた。具体的には、2000年におけるシンプソンウッド会議で語られた、ジェネレーションゼロ世代に接種された水銀の問題、それに2004年におけるCDCの科学者ウイリアム・トンプソン博士によるMMR（新三種混合ワクチン）と自閉症との関係に関するデータ抹消の疑い、そして2009年に発生したポール・ソールセン博士に対する横領罪の訴えであった。なおソールセン博士はワクチンと自閉症の間には何の関係もないという研究論文の著者の一人だった。ゴルキーウィックは質問から逃げることはしなかった。

「あなたの質問に対する回答としてこう述べたいと思います」と元チーフスペシャルマスターは言った。「裁判所のどの判事とも同じなのですが、スペシャルマスターは与えられる情報に左右されます。もし情報が正しくなければ、判事が考慮する情報が影響されていますので、その決定に影響する可能性があります。このようなことからチーフスペシャルマスターは他の判事と変わるところはありません。与えられる情報により決定が左右されるのです」[5]

ワクチン裁判所へ提供される情報は誰が管理しているのかという質問には回答はなかった。

ワクチン裁判所でワクチンの安全性に関し専門家として認められた科学者の証言を求めるとき、この情報管理者がどう動いたのか私は知りたいと

思っていた。

それを知ったとき、なるほどと得心することはなかった。実際のところ頭にきてしまった。

＊　＊　＊

2000年の6月7日と8日に開催されたシンプソンウッド会議は重要なので説明したいと思う。ロバートF・ケネディJr. は2005年6月16日発売のローリング・ストーンズ誌とサロン誌に『死に至る免疫』という題でこの会議に関し優れた解説を行っている。またケントは彼の著書『ワクチン接種されて－科学は自閉症でこのように魂を売り渡した』である章をこの会議の説明に充てている。

2000年6月7日と8日に53人がシンプソンウッド会議センターに集まった。新しく予定されたワクチンに水銀とアルミニウムが発見された問題と子どもにワクチンを接種すればするだけ子どもたちに脳神経上の問題が生じるというデータが次から次に出てくることからそれらの関係につき話し合うためだった。

科学においてはこれは「手がかり」と呼ばれるもので問題点の所在を理解するのに役立つはずのものであった。

この会議の議長はウオルター・オレンスティン博士で当時CDC（アメリカ疾病予防管理センター）の全国免疫プログラムの責任者だった。出席者53人のうち15人はCDCの職員だった。14人の個人は大学関係の指名によるということだが、実はその多くは特定の厚生保健官庁でコンサル契約している関係者であった。12人の個人は全国免疫プログラムの関係者だった。5人はワクチン製造会社の代表で、4人は全国小児科学会の代表だった。医師でない者が3人いた。北カリフォルニアカイザーワクチン研究センターのプロジェクトマネジャーであるポーラ・レイ、カイザーグループのデータマネジャーであるネッド・ルイス、それに全国免疫プログラムの保健広報専門のウェンディ・ヒープスだった。2人は州の保健官庁の代表、2人は海外の事業体の代表で、1人は欧州の医療製剤評価を担当する官庁の代表で、もう1人は最も有名な機関と思われるWHO（世界保健機関）の代表ジョン・クレメント博士だった。

この会議の研究主任であるトーマス・ヴァーストローテンが発見事項の総括をした。彼の結論は水銀が含まれていた事実が確認できたこと、それに塩基性アルミニウムがなぜ使用されていたのか誰も理解できなかったことなどの問題点に関するデータを見た上でのものだった。

> 要するにこのデータは正面から見ることができ、反対にひっくり返して見ることもできる。さらにデータを重ねて、とてもリスクが高いと思うことができる。見方をひっくり返して、リスクが小さいと思うことにもなり得る。これを無視していたら、また別の問題として戻ってくる。なかったことにしても、再発するだろう。だから我々の結論として大丈夫という声明を出しても、この声明がなくなるわけではない。
> 私は個人的に３つの仮説を持っている。第１の仮説は親の思い込みだ。ワクチン接種を受けやすい子どもほど、選ばれて病気だと診断されやすい。第２の仮説は私の知らないもの。私はまだ認識しておらず、誰もそのことを私に言ってくれていない。第３の仮説は、これは真実でチメロサール（水銀）なんだ。[6]

この評価を冷静に見てみよう。彼らはワクチンの影響があることには気づいているが、それが本当か分からないと言う。もし情報が不明確なら、それが結果的に間違いに終わるかもしれないという理由で、一般国民をパニックに陥れることはしないといっても、少なくとも議論はできるだろうと思う。

しかしながら国民の安全性に少しでも心配があれば、子どもたちの健康を害しているかどうかを知りたいと思うのではないだろうか？　国の健康保健を担当する官僚と製薬業界の人々はこのようには考えていないようだ。世界保健機関のジョン・クレメント博士は、その職位から最も尊敬されるべき人物であるが、この会議の主たる見解を彼の総括として述べた。

> ここで皆さんの議論を聞き、膨大な詳細データに関する皆さんの仕事に触れることは私に与えられた素晴らしい特権でありました。そして皆さんがなしたこと、チームとしてなされた仕事に対し祝意を表明

> したいと思います。でも「しかし」があります。私たちはボートで速いスピードで漕ぎ出した途端、１本のオールがマングローブの沼にとられ、そもそも最初からどっちの方向へ進むのかの話し合いもしないままだったということに私は心底心配しております。そしてこの会議場にいる皆さん全員を怒らせてしまうかもしれないのですが、あえて言わせてもらうと、この調査研究はそもそもすべきではなかったのです。
>
> その理由はこの調査結果は、ある程度予想できたからです。そして私たちは今や足で逆さにぶら下がった状態に至ったわけです。もちろん、多くのコンサルタントが役員会に対し、チメロサールと神経症の間に直接の因果関係があるとはいえないと言っている話は聞いています。ですから今後ここからどう扱っていくかが非常に問題を起こすもとになると認識しています。[7]

あなたは彼の総括を私と同じように読んでいるだろうか？　この研究はすべきでなかったって？　私の人生で新しい知識を得るのに反対する科学者に会ったことはない。

それに彼は子どもが危害を受けることを心配しているのではなく、この情報をどう管理していくべきかを心配しているのだ。正直なところ、彼らはこの会議開催のあと、情報を20年近くも隠し通すという仕事を成し遂げたと言える。

私の共著者ケントは過去に私に起こったことに全く驚いていなかった。「彼らは君みたいな人がいつかは出てくると思っていたと思うよ。ジュディ」と言った。「虐めきれない奴さ。いくら虐めても、潰れてしまわない奴」

そうかもしれない。でも悲しいことだ。

私は今まで、国民の健康に関わる科学者の誠実さ、高潔さを尊敬して生きてきた。

＊　＊　＊

私は長年ワクチン裁判所で弁護をしている人たちから専門家としての証言人になるよう依頼された。フランクと私は2015年にマイコヴィッツ アンド ルセッティ コンサルティングInc.というコンサル会社を設立した。

ある裁判所とのやりとりでフランクと私は履歴書提出を求められ、次のように記載した。

> マイコヴィッツ博士とルセッティ博士は1980年以降の免疫学とその治療の慣行を誰よりも飛躍的に変えてしまった。私たちはトランスレーショナル医療におけるパイオニアとして、医療ドクター、看護師、看護実践者、博士らとチームを組み、キャリアを積んできた。私たちの熱意は実績に表れており、研究による発見を共同して直ちに、しかも偏見にとらわれず、利害関係の対立のない状態で医療に生かしてきた。これが成功してきた理由である。このアプローチをとったからこそ、そして共同チームのメンバーとして発見をしてきたことも相まって、エイズだけでなくガン、自己免疫疾患、それに神経免疫系疾患（自閉症、慢性疲労症候群、多発性硬化症、筋萎縮性側索硬化症他）の治療状況を大きく変化させた。これらをベースとし、チームが開発した発見と治療により何百万人の生命が救われるという実績を上げてきた。ワクチン製造過程、その含有物それにワクチン構成物、添加物、汚染物質に関する異常反応に関わる免疫などに関する私たちの知識の源泉に関する彼らの質問については、質問事項10から14として事例にて詳しく記載した。[8]

以下に政府の科学研究部門のまさに中心において人類の医療研究に39年間たずさわってきたフランクの業績のいくつかをリストにしている。

- 1978年にルセッティ博士のチームはインターロイキン２、のちにT細胞増殖促進要素と呼ばれるものを発見した。
- ルセッティ博士チームはインターロイキン２をガンの免疫療法に使う団体から賞を与えられた。これはこの方法による最初の治療プロジェクトで、協働した医療現場の医師らと博士たちのチームに対する賞であった。
- 1980年にルセッティ博士のチームは病原性ヒトレトロウイルス、ヒトT細胞白血病ウイルス１型の分離に史上初めて成功した。このウイル

スは成人T細胞白血病の発生原因であり、自己免疫反応、後天性免疫不全症候群やガンと関連している。

- ルセッティ博士チームは更なる免疫系病原体の触媒反応と、IL-5（インターロイキン5）とIL-15などの触媒反応を調節する分子を発見した。この発見はサイトカインによる炎症の調節や免疫療法の効能と有害性などT細胞免疫学を理解するのに不可欠のものである。
- T細胞増殖に関するルセッティ博士チームの論文は米国免疫学会により、その最初の100年において出版されたうち2番目に重要な論文であるとする賞を与えられた。
- その同時期にルセッティ博士は急性前骨髄球性白血病（APL）の患者から細胞株を作り出した。このことでいくつかの生物学媒介物によってAPLの分化による完全な細胞を生み出せることを実証することができた。レチノイン酸による活性化で細胞を生み出すのが治療標準となった。
- 1980年にルセッティ博士チームは初めてヒトT細胞白血病ウイルス1型と成人T細胞白血病を関連づけた。この貢献に対し、国際レトロウイルス学協会から「ヒトレトロウイルス学分野の開発」という賞が与えられ、米国科学アカデミーにおける100年の歴史において出版されたうちのトップ30に入る優秀な論文の共著者として認められた。
- 1991年にはルセッティ博士はインターロイキン2とヒト白血病ウイルス、それに変身増殖要素ベータの造血調整活動の基本的な共同発見をしたことに関しNIH（アメリカ国立衛生研究所）から卓越した貢献を讃える賞を与えられた。

私に関する同様の業績を以下に記載する。

- マイコヴィッツ博士は1980年にインターフェロン アルファを純粋化したチームのメンバーであった。ヘアリー細胞白血病の治療法として最初にガンの免疫療法に使われたのが、このインターフェロン アルファであった。
- 1986年マイコヴィッツはミシガン州カラマズーのアップジョン製薬会

社に就職した。彼女のプロジェクトの目的は遺伝子組み換えによるウシ成長ホルモンが人間の細胞に無害であることを実証する試験を行うことだった（実際は有害だった）。ルセッティ博士との共同でなされた第2プロジェクトはアップジョン製薬会社の生物学的薬剤ATGAM（人間の血液から作られたもの）がエイズウイルスに汚染されていないかを検証するものだった。製造過程にてエイズウイルスを実際に不活性化したことからエイズ感染のリスクは取り除かれた。

・マイコヴィッツは1991年の大学院卒業時に表彰された。この博士論文研究でエイズウイルス治療のパラダイムがガラリと変わることになり、何百万人の生命が救われることになった。そしてヒト免疫不全ウイルスがいわゆるエイズ、後天性免疫不全症候群を**引き起こすわけではない**ことが明らかになった。なぜなら遺伝子的に抵抗力を持つ人はエイズウイルスに感染してもエイズを発症しないことがある。害を及ぼすのは感染によるのではなく、ヒト免疫不全ウイルスに対する免疫反応なのだ。

・1992年マイコヴィッツとルセッティはジョンズホプキンス大学のM.D.ステファンB.ベイリンと共同して、レトロウイルスがDNAメチル化機能の調整を不全にする過程を研究開始した。

1998年に独創的な論文が発表され、エイズとガンの治療方法にインパクトを与えた。そこではレトロウイルスが細胞の遺伝子発現の調整不全に関わることを実証した。出版に4年かかった理由は従来のすべての定説を覆す内容だったからである。この研究の主要な論点は感染性ウイルスが必ずしもDNAメチル化の調整不全をもたらすわけではないという発見だった。

・1994年から1998年にかけて私たちは炎症反応に関わるNFKB（タンパク質複合体の一つ）がエイズ感染により調節不全になるというデータを発表した。この時もこの発見により炎症反応に関する当時の定説を覆すことになった。

・1999年マイコヴィッツ博士はアメリカ国立ガン研究所の新薬開発部門における抗ウイルス薬研究所の理事に指名された。研究所の目標はエイズに関連する悪性腫瘍の治療薬の開発であった。

・マイコヴィッツ博士のチームは遺伝子発現のプロファイリング技術開発のパイオニアであるルー・シュタウトM.D.博士とコラボ研究をし、治療目的に応じてリンパ腫の分子の小タイプを決定する研究をおこなった。
・2001年5月マイコヴィッツ博士はアメリカ国立ガン研究所を退職し、カリフォルニア州サンタバーバラのエピジェネシス製薬会社に入社し、ガン生物学プログラムを指揮監督した。2005年には最高科学担当役員に指名された。環境有害物質とレトロウイルスによりDNAメチル機構の調節が異常になることで生じるガンを診断、治療する高速処理が可能なスクリーニング技術をこのプログラムにおいて開発、実現化した。この会社は2006年にある大会社により買収されたが、その会社はマイコヴィッツが開発した薬を今も販売している。
・2006年マイコヴィッツ博士は世界初の神経免疫の研究所を考案し、ネバダ大学（レノ校）に実現した。そこではシステム生物学的トランスレーショナルの共同研究が実施された。
・2009年マイコヴィッツ博士とルセッティ博士は共にクリーブランド病院との共同研究をおこない、当時マウス白血病ウイルスと呼ばれたレトロウイルスを分離し、慢性疲労症候群と関連づけた。この研究成果はサイエンス誌に発表された。

私たち2人は政府系科学研究機関における勤務期間を合計すると、60年近くの経験になることから、ある個人が果たしてワクチンの被害を受けているかについて医学的意見を提供する十分な資格があるというべきだろう。特にワクチンと一般大衆のなかでありうる誤解に関し質問を受けたが、その回答として私たちは次のように答えた。

　ワクチンとは免疫療法であり、他の生物学的薬剤や免疫療法と同様に免疫に関係するリスクや有害作用をもたらすことがある。私たちの研究によって後天性免疫不全症とガンの治療方式がガラリと変わった。具体的には分子レベルで遺伝子的、遺伝子制御を受ける余地のある集団（すなわち免疫に関連する有害な影響を受ける可能性が高い集団）を明確化できたことだった。一般人は単一要素（ある抗体のみ）

の薬をありがたいと思わないで、むしろ実際の病気に対して幅広く免疫システムを働かせるように考案された複数抗体が入った薬がよいと考えがちである。別の問題として、製造過程で混入する汚染物質（添加物という。CDC による添加物表 2 EXH 5）は製造過程では除去されず、ワクチン内に大量に残留することがある。[9]

共著者のケントはいつも私に一般の読者が私が言いたいことをもっと明瞭に理解できるよう分かりやすく、かみくだいて書く必要があると言ってくれる。それを考慮しても上記の文章は完璧に明瞭だと思う。

ワクチンは免疫システムを刺激して機能する。その免疫システムの刺激はガン治療でも実施されていると私たちは理解している。ただガン治療のために免疫治療をおこなう場合治療に対する免疫反応を注意深くモニターするのが常である。

しかしワクチンでは１世紀近く人間の免疫システムに刺激を与えてきたが、その免疫システムがどう反応しているかを事実上全くモニターしてきていない。

免疫システムに干渉するたびに有害作用の可能性が高まる。

干渉（すなわちワクチン）の回数が増えるほど、有害作用の発生可能性は劇的に高まる。これは当然のことである。ワクチンに複数の成分が含められていることがさらに事態を複雑にしており、私たちの現代の医療システムがいかに不安定な基盤の上に成り立っているかが分かるだろう。

フランクと私はさらにコメントした。

MMR（新三種混合ワクチン）、ポリオと水痘ワクチンは生のウイルスを弱毒化したワクチンである。ワクチンには汚染物質、添加物たとえば、ヒト由来の MRC 5 （ヒト胎児繊維芽細胞）、WI-38（胎児肺の細片）、サルの腎臓細胞、モルモットの細胞培養、ウシ胎児血清などが含まれている。生のウイルスワクチンはすべて人間や動物の細胞培養で作られ、これらの動物や人間の細胞株にはヒトあるいは動物のレトロウイルスが含まれている。（これらは偶然的要素となって製造過程において再結合して新しい感染力のあるレトロウイルスを作り出す

> 可能性を持っている）。このような動物やヒトのレトロウイルス的汚染に加えて、発ガン性のあるホルムアルデヒドという胃腸の調節を不全にする抗生物質や鼻咽腔の微生物叢、グルタメート、その他生体に拒絶反応を起こさない汚染物質、たとえばニッケルやクロム（第６表）は相乗作用して毒性を出し、神経炎症、神経退化さらには神経免疫上の病気あるいはガンを発生させ、しかも数十年後手遅れになる頃にそれが分かるようになる。[10]

ワクチンについて明確に分かったことを話してみよう。ワクチンには人間の細胞が含まれている。特にMRC５とWI-38細胞は中絶された赤ん坊の細胞である。

友人であった故ジェフ・ブラッドストリート博士は人間のDNAが子どもの血液中に入ることでその子どものDNAと結合し、害を及ぼすことを極端に心配していた。テレサ・ダイシャー博士は分子、細胞生理学の博士号をスタンフォード大学で取得した科学者で、彼女の名前で23の特許を持っているが、同様の懸念を持っており、その証言を行っている。

多くの人にとっては中絶された胎児の細胞を使うことは道徳上の問題であるが、科学的問題でもある。実際のところ人間のDNAを幼児（大人であっても同じであるが）の血液中に注射することの長期的影響については分かっていない。もし人間のDNAにレトロウイルスが含まれていたり、あるいは潜在しているレトロウイルスを活性化することがあれば、そのことで逆転写酵素が生成され、これが遺伝子の配列を変えかねず、ガンの発生につながることが知られている。

次に2008年９月にジョージタウン大学でダイシャー博士が証言した内容を記載する。

> 人間のDNAを含むワクチンが人間の病気をどのように引き起こすのか？　まず第一にこのヒトDNAが混在したワクチンは相同組換えといわれる過程で私たちの遺伝子と混ざり合う。相同組換えとは生物学上の現象として定説になっており、ある細胞のDNAの一部が同じようなDNAの他の部分と入れ換えられる現象をいう。これは細胞分

裂あるいはDNAの修復時に発生する。

相同組換えは自然環境において子孫の遺伝子の多様性を生み出すために生じるが、科学者が細胞や動物に対し試験的なDNAを注入するときに便宜的に利用されることもある。ワクチンに人間のDNAが混入しているかどうか、こういう事象が起こったかどうか、そしてもしあったとしたらどの程度かについては、知られていない。ワクチン接種によって人間のDNAが平均15ヶ月の子どもたちの体内に入り、子どもの成育しつつある脳に組み入れられる可能性を想像していただきたい。ロケット科学者のような頭脳がなくとも、この可能性は研究されるべきだと誰もが理解できるだろう。

DNAには相同組換えの可能性の問題とは別に、免疫に対し強力に刺激を与える側面があることが知られている。いわゆる自己免疫疾患といわれる病気には、移植片対宿主病、若年性糖尿病、多発性硬化症、狼瘡、それにある種の関節炎などがある。これらの病気は自己の免疫システムが自分の身体に対し免疫攻撃をすることで発症する。免疫システムは本来侵入してくるバクテリアや病原体を攻撃するものであるが、これは狙いを定めた自己破滅行為といえる。

現代科学は移植片対宿主病以外の上記の病気につき、何が自己免疫攻撃のきっかけになっているのか解き明かしていない。人間のDNAを含むワクチンに対する免疫反応と自己免疫疾患との関係についての研究は明らかに実施されていないのである。[11]

中絶された胎児の細胞を使用することの道徳上の問題はさておくとしても、この細胞の使用により重大な生物学上の問題が発生する可能性がある。

動物の細胞を使うとなると問題はさらに悪化する。科学的見地からいうと、人類史上最も破滅的要素の一つが動物のウイルスが人類に移転したことだった。ピューリッツァー賞を受賞したジャレッド・ダイアモンドはその著書『銃・病原体・鉄』において、ヨーロッパ人がアメリカ原住民に接触した理由があまりに破壊的であったために私たちは家畜化された動物からウイルスを感染させられたという主張をしている。例えば都市部で飼われた馬、牛、羊、犬それにネズミであり、当時人々は大都市の衛生状況が

悪い環境で暮らしていた。
病気が発生する条件が揃っていたのだ。
大した武器を持たない原住民がいるアメリカに病気を持ったヨーロッパ人の群れが強力な武器を装備して上陸してきた。
中世ヨーロッパで人々と動物に起こった事態が大西洋を越えてアメリカにやってきたのだがその出来事の最悪な部分を現代の私たちは実験室で模倣して作り出したと私は指摘したい。悲しいことであるが、このたとえで言うなら、アメリカ原住民に該当するのが、私たちの子どもたちであり、免疫で危険にさらされている人々なのだ。
私たちは動物と人間の細胞を実験室の培養装置で混合し、人体に注入することによって、胃酸で病原体を殺菌するといった従来からの防衛体制をすり抜けてきた。近年驚くほど頻繁に投与される抗生物質は私たちの消化システム内の腸内細菌を調節不全にさせることで知られている。さらにワクチンに使用される化学物質の多くは有害であることが証明されている。
多くの読者にとって私の心配していることは初めて聞くことかもしれない。しかし私が言っていることをよく考えていただきたいが、私は科学的な事実として認められないことを発言しているだろうか？
私の意見が法廷で真実かデタラメかを決定する際に聞けたしろものではないとあなたに確信させるような発言があっただろうか？

＊　＊　＊

フランクと私はワクチン裁判所で自閉症以外の被害についても活動した。その中に若年性糖尿病の発生事例があった。
この事件の担当判事にフランクは次の手紙を送った。

> この事件に関し貴殿への嘆願要請のための資料として、以前に報告書を提出致しましたが、そこで2013年２月14日に実施された成人用三種混合予防ワクチンにより「**J.B.がもともと体質として持っている遺伝子の自己免疫的な罹患性が異常なほど悪化し、１型糖尿病が引き起こされた。ワクチン接種がなければこの糖尿病は決して発生しなかっただろう**」と記載しました。この報告書は私の40年間のトランスレー

ショナル研究による知見であり、その間いくつかのサイトカインを発見し、それらが順応的免疫反応の展開において重要な鍵となる酸素触媒反応となること、そして感染に対する生来の順応的免疫反応の中でバランスを不全にする病気の発生メカニズムがやがて慢性的炎症、自己免疫疾患およびガンにつながることを解明してきました。

先の報告書に記載したように、「**免疫システムは静的なものではなく、年齢と共に環境汚染物質、感染、それにワクチンに影響され変化することが分かっています。ワクチンは免疫療法です。すなわちワクチンは抗原（または感染）に対する免疫反応を変えるよう考案されています。ワクチンを含む免疫療法から悪影響を受ける人がいる一方で、大多数の人はこの療法を受けても（ワクチンを接種されても）その遺伝子や健康状態それに免疫システムに悪影響を受けないことがあります**」[12]

別の事例でフランクと私が調べたケースに13才の女の子が子宮頸ガンワクチンとＡ型肝炎ワクチンの接種によるPOTS（体位性頻脈症候群）に苦しむことになったとみられるものがあった（彼女は未成年なのでCMというイニシャルで表示します）。POTSは座っているときは健常者と同じであるが、立ち上がると、めまい、ふらつき、ときには失神し、また視野狭窄になる症状がある。一般的に検査すると、立ち上がると脈拍が異常になり、明確に生物学的異常を示す。2012年にメーヨークリニックは検診の結果この原因としてワクチンの可能性があると述べた。

私たちは次のような報告書を出した。

CMは2013年３月20日に子宮頸ガンワクチンとＡ型肝炎ワクチンの接種を同時に受けたが、当時はトライアスロン競技のトレーニングを続ける健康な13才だった。５週間後CMは激しい偏頭痛と失神を経験した。それ以前に２度軽い同じ症状があった。以下７の文書15規則４からを引用する。「2014年１月９日にCMは｛名前削除｝医師に腹部痛を訴えた。｛名前削除｝医師によると2013年５月以前にCMが軽い失神症状を示すことがあり、５月にはそれがひどいものになっており、20分から30分間完全に気を失うことがあった。そして異常な眼球の動

> きを伴い徐脈性不整脈と低酸素状態になった」。
>
> 子宮頸ガンワクチンとＡ型肝炎ワクチン接種の５週間後、CMは自己免疫疾患（炎症病）と体位性頻脈症候群及びアトピー性皮膚炎と診断された。体位性頻脈症候群とアトピー性皮膚炎はともに免疫に影響されることから相互に関連している。同時に彼女は副鼻腔炎と診断された。
>
> 要するにCMは家族の病歴から判断すると薬剤に敏感でありアレルギーがあったとみられるが、2013年３月20日のワクチン接種の５週間後まではCMには全く症状はなく、体位性頻脈症候群の診断もなかった。このタイミングは子宮頸ガンワクチン症候群の展開時系列にピッタリおさまっている。従って私たちの意見としては、子宮頸ガンワクチンはCMに以下に述べる症状をもたらしたと医学的な確信を持って言うことができる。その症状とは、体位性頻脈症候群、アトピー性皮膚炎、疲労感、関節痛、不眠症、偏頭痛、集中力欠如、もうろう感、記憶喪失、重度の不安感、ストレス、パニック障害である。[13]

このケースは私の心を押しつぶしてしまう。13才の女の子がトライアスロンの選手になるためにトレーニングしている様子を思い浮かべていただきたい。将来はオリンピックのメダリストか？　真面目な話、トライアスロン競技にでようとトレーニングしている13才の女の子をあなたは何人知っているだろうか？

信じられないほど元気なのに、立ち上がったら立っておれなくなる。ある症状では20分から30分間気を失うのだ。さらに皮膚がひどい状態になっていく。美しい10代の若者の体と顔の皮膚が障害により剥げ落ちていくのだ。皮膚の状態に関する有望な研究はあるのだろうか？

なによりも免疫反応を穏やかにすることが必要だろう。

医療がとんでもなく間違った方向へ向かい、しでかされたことをフランクや私のような研究者が治そうとしているのを攻撃するのがいかに非科学的なことであるか考えていただきたい。フランクと私は免疫システムとその健康への影響の研究に生涯を捧げてきた。

私たちは一般国民の健康を劇的に改善するための免疫療法を通じて、免

疫システムの機能改善を行う分野におけるパイオニアである。しかしそのためには私たちは治療内容を理解し、その影響を必ずモニターしなければならない。

しかしワクチンは大規模な免疫療法だと誰も認識していないし、そのワクチンが人類に与えている影響がどうなっているか、私たちには見当もつかないのだ。

ワクチン裁判所の官僚たちが私たちの意見に耳を傾ける気がないことに驚きを感じないだろうか？

事実彼らは私たちの科学の世界における実績を認めようとはしなかった。

＊　＊　＊

2018年5月25日ワクチン裁判所のスペシャルマスターであるクリスチャン・モランからドミンゲス対アメリカ合衆国保健福祉長官事件N012-378Vに関し私たちに判決が下された。免疫療法に関し博士号を持つ専門家としてフランクと私が報告書作成で請求した時間当たりの報酬額が論点だった。

この事件の担当弁護士に宛てた2017年10月の手紙で、フランクと私がこの事件で費やした時間を報告していた。

> 私たちは以前にG.D.対アメリカ合衆国保健福祉長官事件の報告書を提出しました。あの報告書作成にあたり私たちはそれぞれ別に治療履歴、それ以前の定期検診、及びすべての診断と治療（添付資料1-16）を読み、検討しました。
>
> 私たちは血管炎と多発血管炎症肉芽腫症の発生に関する文献の検索と検討に、おのおの40時間以上費やしました。その内容は遺伝子組換え型ワクチン、弱毒化ウイルスあるいは、アルミニウム、水銀、細胞の破片、再現化されたレトロウイルス、ウイルス類似の粒子などを含むワクチンの添加物などに反応する生来の順応的免疫反応とこれらのワクチン等が免疫システムに与える影響などについてのものでした。
>
> 私たちは血管炎と多発血管炎症肉芽腫症の発生原因のすべてを考慮するよう指示されていましたので、厳密に検討しました。今回関わった医療実態の要約を作成するにあたり、できる限り実際の診療記録か

ら直接引用しました。添付資料1-16に示された医療実態につき、私たちは解釈を加えていません。事実の報告をしています。できる限り担当医師の診療時の記号を含めるなどして医師の所見を直接引用しています。[14]

ワクチン裁判所の判事たちは法廷での私たちを嫌っていることがフランクと私に明らかになった。このような摩擦は多分避けることはできなかったのだろう。私たちは研究者であり、ときには難しく、問題になるような質問をしたし、それに対し裁判所自体は保守的に運用するようできているからだ。

私にしてみれば、裁判所は飽くなき真実追究の場であるべきという思いからそのようなイメージを持っていたため、ものすごいフラストレーションを感じてしまった。不完全な回答で物事をすますことはできないはずだ。

無罪の人が死刑判決にされて平気でいられるだろうか？　とんでもないと思うに違いない。

裁判所でこのように仕事をしていて、どうやら製薬会社は消費者に傷害を与えたという訴訟に対する防御にアメリカ政府を介在させるという汚い手を使ったように思われた。私たちが和解させられる相手側は、国民の健康を守る兵士ではなく、自分たちの年金受給の日まで安泰に過ごすことしか考えない怠け者の官僚たちだった。

この事件では時間当たり350ドルの請求で、3万3950ドルの請求書を提出した。スペシャルマスターであるクリスチャン・モランが彼の判決の冒頭で述べた次に述べる失礼な発言に留意していただきたい。

マイコヴィッツさんとルセッティさんの専門家としての業務代金として3万3950ドルの請求書となっています。マイコヴィッツさんとルセッティさんは2人とも専門家として報告書に署名していますが、マイコヴィッツさん1人が証人として証言していますので、ここで報告された分析は彼女1人によりなされたものと認めます。[15]

短い文章であるが、これほど人を馬鹿にすることができるものだろうか？

スペシャルマスターであるクリスチャン・モランが私の知らない何か新しい科学の世界での動向を知っているのかは定かでないが、フランクと私はルセッティ博士とマイコヴィッツ博士と記載されるべきである。確認してみたが私たちはまだ博士号を持っている。

それにスペシャルマスターであるクリスチャン・モランはなぜ報告書におけるフランクの仕事を全く無視しようとするのだろうか？　２人の研究者がそれぞれの仕事をチェックするというアイデアはむしろメリットではないか？　私が攻撃されるのはよいとしよう。私の評判は散々な目にあわされてきたのだから。でもフランクの科学者としての名声は今も新雪のように全く汚れがないのだ。彼が実際に仕事をして報告書に署名したことは意味がないとでもいうのだろうか？

さらにひどくなる。

> 時間当たり請求額の350ドルは幅広い研究実績を有し、ワクチンプログラムで証言するよう医療現場でトレーニングを受けた専門の免疫学者による請求としては妥当な範囲のものであります。確かにマイコヴィッツさんは生化学で博士号を与えられており、他方ベランティ医師あるいはショーンフェルド医師は博士号を持っていません。博士号を取得すること自体一つの達成事ではありますが、そのようなより上の学位はワクチンプログラムにおいて科学専門家として証言するのに充分ではなく、また必要でもないのです。[16]

彼が私の頭をなでなでして、いい子ちゃんだねと言ってくれキャンディを買ってくれたなら、まだましだったかもしれない。以下の文章がフランクと私が書いた報告書に対するスペシャルマスターのモランによる最終的な侮辱である。

> マイコヴィッツさんの評判と彼女の真実に基づくならば、彼女の信用度は時間当たり250ドル支払われている同様の専門家より劣っています。これはマイコヴィッツさんがある特定の事項に関して専門家として証言する能力がないという意味ではありません。つまり彼女には他

のもっと評判のよい人たちの時間給を期待できないということです。もっと評判のよい人たちは引っ張りだこだと思われます。従って以下に述べるように医療現場でトレーニングを受けたことのない免疫学者にふさわしい時間当たり250ドルというレートから、本判決はさらに40パーセントを減額します。この減額は比較可能な専門家の評判ほどマイコヴィッツさんのよい評判がないという事実を反映しています。この結果、マイコヴィッツさんほどの評判の医療現場でトレーニングを受けていない免疫学者の時間給は150ドルが妥当という結論になります。[17]

スペシャルマスターのモランが言うことを私たちがすべて理解したとしよう。彼の言い分では、アメリカ国立ガン研究所内の抗ウイルス薬の働きについての世界的な研究室で指揮するなど、私の20年間の政府研究機関での実績を全く無視している。その他私の研究でエイズの治療に変革を与え、何百万人の生命を救ったことについても同様である。スペシャルマスターのモランは、ガン治療の分野で最も偉大な科学者であり、ヒトウイルス学の分野を確立したフランクの名声をもゴミ扱いしている。スペシャルマスターのモランはこのケースでフランクが署名している事実をどう考えているのだろうか？　全く何も考えていない。スペシャルマスターのモランは私が朝のフランクのコーヒーにアルコールでも入れて、彼がうつらうつらとしたときに報告書に署名させたとでも思っているのだろうか？

フランクがこのスペシャルマスターのモランによるごまかしにつき、どう考えているか言わせていただく。彼は報告書そのものを壊すために、報告書の伝達者を殺すやり方は古くからある小細工だという。彼は正直さと誠実さを大原則としている。間違いがないよう細心の注意をはらい、偏りを排除したあとは、データ、資料を公開し批判や様々な意見をオープンに受け入れるのだ。しかし、研究室で完了後のプロジェクトが実際どうなっているかを見聞きしてきた結果、彼は呆れ、そして、将来大変なことになると危機感を持つに到った。彼によると科学の世界でのコミュニケーションは政府の規制機関、科学誌の業界、主流メディア更には自己の利益を追求する科学者らのブログなどにより、ゆがめられているという。

フランクと私は自身で今も実際に研究に従事していることもあり、科学

誌の記事は注意深く読み込んでいる。フランクの持論に合う記事を英国メディカルジャーナル誌の長年の編集長であるリチャード・スミスが書いている。この科学誌のベテラン編集長による刺激的なタイトルは「医師は科学者ではない」である。ここでの論点についてはフランクと私も同意見である。

> 医師にも科学者はいる。それは政治家にも科学者がいるのと同じだが、たいていの医師は科学者ではない。
>
> 彼らは最初医学部の学生として、生化学、解剖学、心理学その他科学に関する情報に触れるが、情報が科学者を作るわけではない。もしそうならディスカバリーチャンネルを見ているだけで、あなたも科学者になれるということになる。科学者とは常に問いかけ、誤りと証明されかねない仮説をたて、十分考え抜いた実験を通じてデータ収集をする。
>
> 残念なことに実態としては、主要学術誌を読むたいていの読者はそのオリジナルの論文を読んだりはしない。彼らは要約を走り読みするが、記事を最初から最後まで読み、その記事を批判的に評価するのは例外中の例外といえる。事実たいていの医師は記事を批判的に評価する能力を持っていない。そもそも彼らはそのように訓練されていないのだ。だからそのかわりに例外中の例外が研究内容をメモし、科学的にその研究がばかげていると指摘しない限り、彼らは編集チームやピアレビューによる判断を受け入れることになる。[18]

たいていの研究プロジェクトでは、研究結果について様々な説明が可能である。最終的な結論に達するまで、実証実験を続けるのが本来の科学のやり方であり、メディアが宣伝したり、政府方針とか強制的な取消などで影響されるものではない。[19]

ワクチン裁判所はワクチンが害を及ぼしていると主張する者に対し無礼な態度をとっているのだが、彼らの側に立っている専門家が実際研究した結果、反ワクチン派と同じ結論に達した場合、同じく無礼な扱いを受けるようである。

ワクチン裁判の前に特別に開かれた自閉症オムニバス公聴会において政

府側の専門家として証言したアンドリュー・ジマーマン博士の話を見てみよう。

＊　＊　＊

結論として、私は生化学の博士号を持っているのは明白であり、50以上のピアレビューを受けた論文を発表した実績があり、エイズの治療法を改善することで何百万人の生命を救い、アメリカ国立ガン研究所で研究室を立ち上げたにも関わらず、ワクチン裁判所においては他の専門家と同等の支払を受ける資格がないと言われたわけである。

議論の余地がない、確実にもっと主張できる人はというと、エミー賞を受賞した元CBSニュースのレポーター、シェリル・アトキッソンだろう。彼女はシンクレア ブロードキャスティング ネットワークに「フルメジャー」という番組を持っている。私が見るところ、アトキッソンは常にワクチンと自閉症の問題を取り上げてきた数少ないジャーナリストの一人であり、注目すべき番組としてはアメリカ保健福祉省の元長官だったバーナディーン・ヒーリー博士へのインタビューがある。そこでヒーリーはワクチンの悪反応を抱えているかもしれない傷ついた子どもたちのグループに対し、しっかりとした支援が必要だと意見表明した。

そして、2019年１月にアトキッソンはワクチン－自閉症の論争に関する彼女の最大スクープと思われる事柄を暴露した。2007年に開かれた自閉症オムニバス公聴会における政府側の医療証言者のトップによる発言を彼女が番組にしたのだった。以下の記事の抜粋はアトキッソンが2019年１月にザヒル誌に投稿したものである。

> 世界的に有名なワクチン擁護派の専門医師が最近になり、ワクチンは特定の影響を受けやすい子どもたちに自閉症を引き起こす可能性があると主張し始めた。
>
> 小児科神経病学者のアンドリュー・ジマーマン博士は、元来政府側の医療専門家としての証言者であり、連邦ワクチン裁判所でワクチン擁護を主張してきた。彼は特定の患者において、ワクチンが自閉症を起こすことはないと証言した。

ジマーマン博士は今や衝撃的な宣誓供述書に署名した。彼によると2007年６月15日の裁判で、ワクチン－自閉症のケース5000件の公聴がなされていた間、彼がワクチン擁護活動していた司法省の法務担当を脇に呼び、「実はワクチンが自閉症を引き起こすという例外がある」ことを発見したと伝えた。

「私は一部の子どもたちについてワクチン接種で高熱が出る場合で免疫刺激があると、自閉症特有の異常である退行性の脳症を実際に引き起こすと説明した」とジマーマン博士は言う。彼はこの意見は患者と接することによる自身の経験と「科学的な進歩」に基づくものと言っている。[20]

これは政府側の主要な科学者による証言であり、「そう、ある特定の環境においてワクチンは自閉症を引き起こすことがあるのです」という医療界の最大論点に関わるものだった。なぜこれが国民医療の21世紀最大のスクープ記事として報道されなかったのか？

司法省の法務担当はジマーマン博士の見解を知り、直ちに専門家としての証言者である彼をクビにし、しかも彼の意見を他の患者や一般公衆から秘密にすることにしたと博士は述べる。

更に悪いことに、彼によると司法省は連邦ワクチン裁判所での彼の意見をねじ曲げて示し、ワクチンによる自閉症発症についての訴えを押さえ込もうとした。

2007年６月18日の法廷記録によるとジマーマン博士が告げた司法省の法務担当は「私どもはジマーマン博士のこの件に関する見解を知っております……ワクチンと自閉症の関連を示す科学的根拠はありません」とワクチン裁判所で証言している。

今ではジマーマン博士はあれは非常に誤解させやすい発言であり、彼自身は彼らに正反対のことを述べたと言った。[21]

アトキッソンによるとジマーマン博士は2007年６月にはワクチンがある特定の影響を受けやすい子どもたち、特に接種後高熱になるような子ども

たちに自閉症を起こしかねないことを知っていたという。ここで指摘しておきたいことは、政府側の専門家としての証言者が、私がこのような可能性を口にする2年以上も前にこういう結論に達していたということだ。知っていながら医者としての義務に10年以上も目をつぶり「まず最初に、害はない」などと言うなんて、彼は自分自身を医者とよくも言えたものだ。

私はこの文章を書きながら、怒りを抑えるのに必死だ。

議論を整理するために、ジマーマンが政府の法務担当にワクチンは特定の子どもたちに自閉症を発症させる可能性があると言うことで正しいことをしようとしたと仮定してみよう。

この正直な振る舞いにより、彼はワクチン裁判所から追い出された。これもよしとしよう。

それで、その後10年間彼は何もしなかったのだろうか？

ニューヨークタイムズやワシントンポストに電話しなかったのか？　この長い期間に彼は電話器を手に新聞社に電話し、「記者さん、私はジョンズホプキンス大学のケネディ・クリーガー研究所内の自閉症医療研究チームの理事ですが、私はアメリカにおける自閉症発症原因について知っているんだけど、インタビューしたいと思わない？」と言えたはずだ。

アメリカが、そして多くの家族がこの問題で引き裂かれてしまっていることを彼は気づいていないのだろうか？　このことを発言する責任があると彼は思わないのだろうか？　彼は私が知るよりも早く、何が起こっているかを知っていた。なのにこの件について発言したため、名誉が泥まみれに踏みつぶされたのは私のほうだった。私は心配事を口にしたせいで、あたかも麻薬王の逮捕劇のような見せしめにされ、逮捕され、保釈もなく5日間拘留され、しかも犯罪容疑者として顔写真を撮られ、サイエンス誌に掲載され、その結果、私は科学者としての名声を失い破産した。今ではワクチン裁判所のアホで腐敗したスペシャルマスターから侮辱され、数百時間かけて誠実に作成した報告書に対する適正な支払いを拒否されているのだ。

アンドリュー・ジマーマン博士のことを私は話しすぎているかもしれない。

シェリル・アトキッソンはジマーマン博士にカメラインタビューを申し出たが、彼はそれを断り、そのかわりとして宣誓供述書を彼女に送ってきた。だから私やエミー賞受賞のジャーナリストであるシェリル・アトキッ

ソンがジマーマン博士のために代弁するのはやめよう。
以下の文がアンドリュー・ジマーマン自身の言葉である。

私、アンドリュー・ウォルター・ジマーマンM.D.は宣誓の上、次のように述べる。

私は小児科神経病の認定専門医であり、ジョンズホプキンス大学医学部ケネディ・クリーガー研究所内の自閉症医療研究チームの元理事であります。

私は2004年のアメリカ科学アカデミーの報告書「**免疫療法安全性レビュー、ワクチンと自閉症**」のレビューを行いました。この報告書はアメリカ疾病予防管理センター、アメリカ国立衛生研究所それに医学研究所の要請により、免疫療法安全性レビュー委員会により作成されたものです。[22]

次に記載するジマーマンの宣誓供述は別の自閉症の事案で、ワクチンが子どもの自閉症に影響しなかったと彼が考えたものである。その後、ジマーマンは司法省の法務担当に告げた言葉とジマーマンが証言しょうとしている内容に対し、彼らがみせた反応が描かれている。

2007年6月15日金曜日、私は原告側の小児科神経病分野の専門家であるマルセル・キンズバーン博士の証言を傍聴するため自閉症オムニバス公聴会に出席していました。この公聴会の休憩時間に私は司法省の法務担当及び特に司法省の法務責任者であるヴィンセント・マタノスキーに会い、書面による私の専門家としての意見を明確にするため話し合いました。

ミシェル・セディーロの件に関する専門家としての私の意見はミシェル・セディーロ特有の症状であることを明確にしました。ミシェル・セディーロに関する私の書面による意見は、従って、子どもたち全般および医療科学についてあてはまる意見ではないということです。

私はワクチンが自閉症を引き起こす例外事象があると考えると説明

しました。[23]

本書の共著者ケントは弁護士であるが、法廷書類から引用するのが好きである。彼は証拠書類としてそのまま提示するのを好む。かたや私はもっと分かりやすくかみ砕き、その後まとめ上げるのを好む。ジマーマンはワクチンに関する政府側の専門家であり、ミシェル・セディーロの件でも意見表明した。彼女の医療履歴を閲覧した結果、彼はワクチンが彼女の自閉症の原因ではないと結論した。

しかし、彼はセディーロに関する意見がワクチン被害として自閉症が引き起こされたという訴えすべてにあてはまるわけではないという。しかし事実として、彼はワクチンによって自閉症が発症するケースがあると考えていた。

これを深掘りしてみよう。

たとえば、異星人によって誘拐されたという訴えを政府が調査しているとしよう。ある人が私は一度連れ去られたと訴えたとする。政府側はその訴えを裏付ける証拠はないと突っぱねる。しかし、もし政府がその訴えを聞いて、「でも他の人はどうやら異星人に連れ去られたようだ。いろいろデータを集めてみると、どうやら異星人に誘拐されたと訴える人のうち、30パーセントは本当のことを言っている」と言い出したらどうだろうか？

この時点で世界全体が変わってしまう。

政府は小児科の医療機関を訪れると分かることであるが、ワクチンにより特定の子どもたちが被害を受けていることを知っているにもかかわらず、この情報を医師や傷害とその影響で心身に被害を受ける子どもたちに知らせないようにしていた。政府の法務担当者やその上司らは遅くとも2007年にはこの事実を知っていた。

ジマーマンはその宣誓供述で、ワクチンがある子どもたちに自閉症を引き起こすという彼の確信の根拠を詳細に述べている。

より具体的に言いますと、ミトコンドリアが機能不全である少数の子どもたちに対し、ワクチンは高熱を引き起こし、免疫を刺激するため体内の代謝エネルギーを超過してしまい、少なくとも私の治療してい

るある患者は実際に自閉症スペクトラム障害の特徴である後退性脳症を発症しました。

ワクチンが自閉症を引き起こす例外があることに私が気づいたのは科学と医療の進歩、更には私自身の患者の治療研究の結果によると説明しました。

個人情報でもあるため、私の患者の名前は述べませんでした。しかし私は司法省のマタノスキー氏及びその場に居た法務担当者らに医学論文「**自閉症の子どもにおける後退性の展開とミトコンドリアの機能不全**」の解説をし、話し合いました。この論文は小児神経学ジャーナルに公表されたもので、ジョン・ポーリング博士M.D.、リチャード・プライアー博士M.D.、ジョン・ショフナーM.D.、それに私アンドリューW・ジマーマンM.D.により共著されました。一部資料Cとして添付しております。

司法省の法務担当らに対し私の意見を明確にしたすぐ後、司法省の下級法務担当から連絡があり、私はもはやHHS（アメリカ保健福祉省）のための専門家証言者としては不要になったと告げられました。電話の連絡では2007年6月15日金曜日の上記会話の結果、司法省はHHSの証人としては私は必要ないと告げられました。

私の記憶では、私は2007年6月18日にHHS側の証人として証言する予定になっていました。[24]

ジマーマンはワクチンとそれに伴う免疫刺激が子どものエネルギー量を超えることで脳症（脳浮腫）を起こし、その結果自閉症の特徴が生じるという意見である。私にはジマーマンが「自閉症スペクトラム障害の特徴」という言い回しを使うことにしっくりしない。これは自閉症であり、はっきり言うべきだ。「自閉症」と「自閉症スペクトラム障害の特徴」には違いがない。

そしてここで世界で大昔からある物語に出くわすことになる。体制による都合の悪い真実の隠蔽である。

この事件の準備として政府は国内で最高の専門家を探し、その一人ジョンズホプキンス大学のアンドリュー・ジマーマン博士を見つけたのだった。

ジマーマンのような専門家は意見を述べるにあたって、新しい理論や珍しい理論にはよほど膨大な証拠が提示されない限り飛びつかないので、保守的になりがちである。これはある人には難点であるかもしれないが、他の人には利点があることもある。もしジマーマンがあることを真実だと信じれば、その意見がそれなりの根拠を持ち、不安定でない限り八方丸くおさまることになる。

ジマーマンはセディーロの件では彼女の自閉症はワクチンによるものではないという意見を述べた。

しかし実際に彼が政府の法務担当に彼の医学的な考えを説明したのは、ワクチンはエネルギー産出力が劣っている場合を前提として、特定の子どもたちに自閉症を引き起こすことがあるということであった。彼はこの診断が適合する少なくとも１人の子どもを観察し、その事実を公表した。

ジマーマンは司法省の法務担当に2007年６月15日金曜にこの考えを伝え、そのときは翌月曜に別の件で証言する予定だと理解していた。

その週末のある時点でジマーマンは司法省から連絡を受け、彼は用済みであると告げられた。

私は相互関係は因果関係とはまた違うことを承知している。

たとえば、私が交差点を歩いていて、30フィート吹っ飛んだとする。その時刻に車が１台その交差点をぶっ飛ばして通過したからといって、私がその車にぶつけられたことを意味するわけではない。

別の説明があり得るかもしれない。

たとえば異星人がやったとか。

その同時刻に奴らがレーザー光線で車をぶっ壊したとか。

ジマーマンは宣誓供述で以下のように続けて彼の観察しているハンナ・ポーリングという子どもの情報を記載している。ハンナはジマーマンの同僚の神経病学者ジョン・ポーリング博士の娘でもある。

> 司法省の職員と上記の話し合いをした頃、私は自閉症オムニバス公聴会においてヘーゼルハースト対HHS（アメリカ合衆国保健福祉省）、またはポーリング対HHSのケースが公聴の対象になるとは知りませんでした。

私の理解ではポーリング対HHSのケースではHHSが譲歩しており、その事実は広く知られていて、国際的メディアによっても報道されていました。他のニュース報道で私が見たのはCNNがCDC（アメリカ疾病予防管理センター）の元局長であるジュリー・ゲーバーディングにインタビューし、ポーリング対HHSのケースでHHSが譲歩したことが論じられ、訴えを容認された子どもの父親ジョン・ポーリング博士とインタビューしたものでした。

要約すれば「ワクチンは……細胞中のミトコンドリアの機能不全を大幅に悪化させ、その結果細胞内のエネルギー代謝を阻害し、その結果自閉症スペクトラム障害の特徴を持つ後退性脳症として顕在化した」というのが私が司法省のヴィンセント・マタノスキーを含む法務担当に2007年6月15日の会話で説明した因果関係の要旨です。

私はウイリアム・イエーツ・ヘーゼルハーストの遺伝子、代謝その他治療記録等広範囲に閲覧しました。私の意見では医学の合理的な確実性をもって、イエーツ・ヘーゼルハーストはワクチン傷害の結果、自閉症スペクトラム障害の特徴を持つ後退性脳症を発症しており、これはポーリング対HHSで司法省が譲歩したケースと同様のケースであり、追加的要因として、イエーツ・ヘーゼルハーストは病気で抗生物質による治療を受けているときにワクチン接種され、接種以前に激しい副反応による症状に苦しんでいたのです。[25]

この文章は宣誓供述書の最も重要な箇所かもしれないが、その重要性を読者に理解していただくために補足説明をしたいと思う。

自閉症オムニバス公聴会は5000以上の訴えの中から５件についてテストケースとして検討するという構成であった。ポーリングについては最初に検討される予定であったが、公聴会の開始前に譲歩により解決していた。

セディーロのケースが２番であり、すでに読まれたようにこのケースでは十分な証拠がないということで、ジマーマンはワクチンがミシェル・セディーロの自閉症の原因ではないと結論した。

（私の共著者であるケントはこの結論に強く反対するのであるが、当面これはペンディングにしておこう）

ウイリアム・イエーツ・ヘーゼルハーストのケースは３番目の予定であったが、ポーリングのケースが片づいたので（非公表契約による解決だった）セディーロのケースの後になった。

ジマーマンの意見では、ヘーゼルハーストはハンナ・ポーリングのケースに非常に似ており、ワクチンが実際に彼に傷害を与え、その事実を証明する予定であった。次の文書はジマーマン博士が2007年11月30日にポーリングの弁護士宛にハンナのケースに関して書いた２ページの手紙である。

> 生後19ヶ月のハンナの後退性脳症の原因は基本となるミトコンドリアの機能不全であり、ワクチンによる高熱と免疫刺激による悪化で代謝エネルギーを消耗し尽くしてしまった。この急性の代謝エネルギー枯渇が修復不能の脳障害を引き起こした。[26]

イエーツ・ヘーゼルハーストに有利な決定をしたところで、アメリカ政府にどれほど大きな問題になるというのだろうか？

自閉症オムニバス公聴会に出席していたジマーマン博士と仲間であったリチャード・ケリー博士というジョンズホプキンス大学（ケネディークリーガー研究所）の小児医学の教授はミトコンドリアの機能不全に関する全米でトップの専門家の一人と言われている。2018年にジマーマン博士とケリー博士はイエーツ・ヘーゼルハーストの訴訟に加わり、イエーツに起こった事柄に関する彼らの意見と自閉症オムニバス公聴会での出来事について宣誓証言を行った。以下がヘーゼルハーストに関しケリー博士が宣誓供述書に述べた内容である。

> イエーツが生後11ヶ月でまだ病気のときに一連の免疫療法を処置したことが、彼の自閉症的後進性を起こす直接の原因になったと医学的にかなり高い確率で言えると私は考えます。なぜならこの免疫療法による影響で体内で最もエネルギーを消費する組織である脳へエネルギーを供給する役割を果たすミトコンドリアがすでに弱っており、その能力を更に痛める結果となったからです。[27]

このコメントを自閉症に関する機能上の仮定として検討してみよう。何らかの理由でミトコンドリアが最適条件で機能していない。レトロウイルスがミトコンドリアの活動を低下させることは私たちがよく知っていることなので、多くの子どもたちの体内でレトロウイルスが活動的な場合、その影響でエネルギーレベルが低くなる。それ故、私はこの仮定は合理的なものと考える。

J.B.ハンドリーは2018年に『自閉症蔓延を終わらせる方法』という秀逸な本を書いているが、ヘーゼルハーストのケースに関するケリー博士の宣誓証言から広範囲に引用している。以下がその証言からの抜粋である。

法務担当：あなたはミトコンドリアの機能不全に関する専門家であるが、自閉症の専門家ではない。このような説明は妥当でしょうか？
ケリー博士：私はミトコンドリアに関する病気の専門家です。そしてミトコンドリアの機能不全により自閉症になった子どもたちのおよそ20、30、40パーセントにあたる子どもたちの自閉症に関しての専門家であります。[28]

ここで計算してみよう。

2007年にアメリカ国内でおよそ100万人近い子どもたちが自閉症に罹っていた。ケリーの考えでは、2007年において、自閉症の子どものおよそ3分の1について自閉症の原因となったと思われるミトコンドリアの機能不全があったということだ。ワクチンはミトコンドリアの余剰を枯渇してしまう。

控えめな見積もりとして、30万人の子どもたち（100万人の30パーセント）と考えてみよう。これならアンドリュー・ジマーマンも納得するだろう。

自閉症の子どもの生涯介護費用は300万ドルだと見積もられている。

30万人に300万ドルを乗ずればどんな数字になるのか？

9000億ドルになる。

もしヴィンセント・マタノスキーが2007年6月18日にイエーツ・ヘーゼルハーストのケースで政府側の医学証言者に証言を許していたとしたら、9000億ドルが政府の負担する賠償額の控えめな見積もりということになる。

しかし事態はもっとひどいものだった。こんなことがあるのだろうか。

司法省の法務責任者であるマタノスキーはジマーマン博士の提供した証拠を除外しただけでなく、彼はジマーマン博士が司法省の法務担当に述べた彼の意見を意図的に虚偽説明したのだ。

ジマーマンの陳述書は続く。

ヘーゼルハースト対HHSのケースで最終弁論としてヴィンセント・マタノスキーが述べた内容が資料Dとして添付されており、私はそれを閲覧した。その記載内容で関連のある部分が以下のとおりとなる。

本日ここに出席していない専門家、彼の名前は何度か聞かれたかと思いますが、ジマーマン博士についてぜひお話ししたいと思います。

ジマーマン博士はここに出席されておりませんが、本件について証言を提供しておられ、セディーロの件でも述べられました。彼の名前が本件において請願者側からも発言されていることもあり、彼の証言を簡潔に読んでみたいと思います。彼の見解はここでの理論であり、セディーロのケースにおける被告側提出資料FFに本件に関わるものがあると思いますので、そこから引用したいと思います。

「はしか、おたふく風邪、風疹の新三種混合ワクチン及び水銀汚染と自閉症の関係については科学的根拠はない。ただし、自閉症と退行性の明白な関連についての善意でよく考え抜かれた仮説として一般に信じられている思い込みがあるのは確かである。新三種混合ワクチンまたは水銀、あるいは両方が原因となっていることを示す十分な証拠はないのである」

私どもはこの件に関する彼の見解を承知しております。

マタノスキーが最終弁論で私の意見に関して述べた上記の陳述は非常にミスリードするものであり、私の意図する内容を正しく反映したものではありません。ミシェル・セディーロについての私の意見は特有のケースであったということです。私は彼女に関する資料を閲覧していて医療上の証拠に触れただけです。ミシェル・セディーロに関する私の意見は子どもたち全体や医療科学についての総括的な意見として述べたものではありません。もう一つはっきりさせたいのは、すで

に述べたように、私はマタノスキー氏とその場にいた司法省の法務担当者に対しワクチンが自閉症を引き起こす例外があるとはっきり説明したことです。

このようにワクチンにより自閉症が引き起こされる例外があることに関し司法省の法務担当に説明するために通告したことを無視した上で、私がミシェル・セディーロのケースで専門家として書面で残した当初の意見を司法省が自閉症オムニバス公聴会での残りの請求人たちに対する反論証拠として使用し続けるのは極めてミスリードするものだと言わざるを得ないのです。[29]

ジマーマン博士によるこのような声明を読むと呆然としてしまう。マタノスキーの行為はワクチンによる傷害が実際に発生した証拠につき、彼ら自身が選んだ医療専門家により認定されたにも関わらず、偽って表明したということになる。

ワクチン被害の子どもたちの親が連邦政府を敵とみなす理由が理解できる。

*　*　*

今思えば、2018年にワクチン裁判所がフランクと私に適切な専門家としての扱いを拒否する文書を発行したのは、むしろ幸運だったと考えるべきだと思うようになった。

少なくとも私は彼らの侮辱罪の証拠を文書で残すことになった。

ジマーマンは2007年に電話連絡を受けた。

ジマーマンが2007年に発言したことと同じことを私たちはその後11年間の科学研究のお陰で2018年に発言していた。

2007年には9000億ドルだった賠償債務は今やアメリカ合衆国での自閉症患者数が180万人と推定されるため、更に増大し続けている。

科学者としての私の人格はワクチン裁判所で踏みにじられたが、この腐りきった裁判所はアメリカの子どもたちとその家族から更に多くを奪い取った。

すべての人に正義が訪れるべきだと思う。その付けを清算する日が近いことを祈るだけだ。

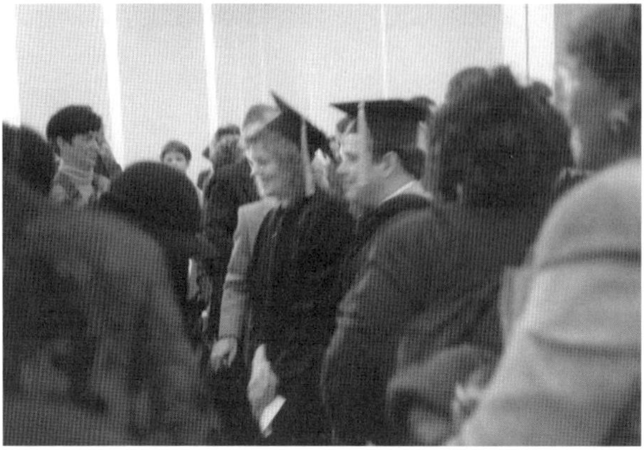

1991年ジョージワシントン大学において、生化学と分子生物学の研究で博士学位を授与されているところ。この式で、私のスポンサーであるフランクが私のすぐ後ろで博士ガウンを着て立っている。

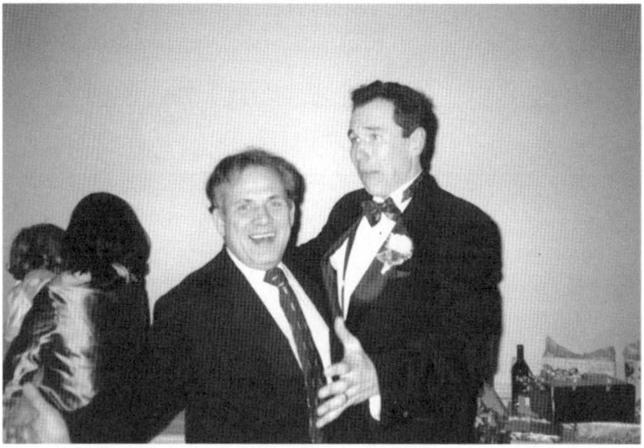

フランクとその良き友人、ディスクジョッキーのダン・スティーブン。彼は朝のラジオ番組をいつも「5時になりました！　フランクとジュディは今日も今頃研究室でガン治療のための研究に励んでいるでしょう！」と言って始めるのだった。

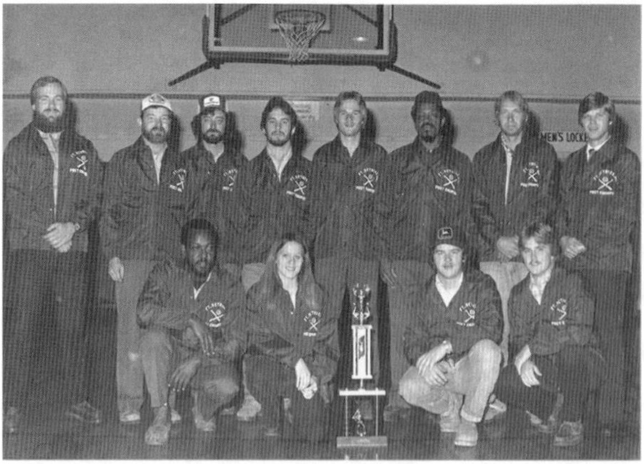

1990年フォートデトリックで私がコーチしたソフトボールチームと獲得した優勝カップ。

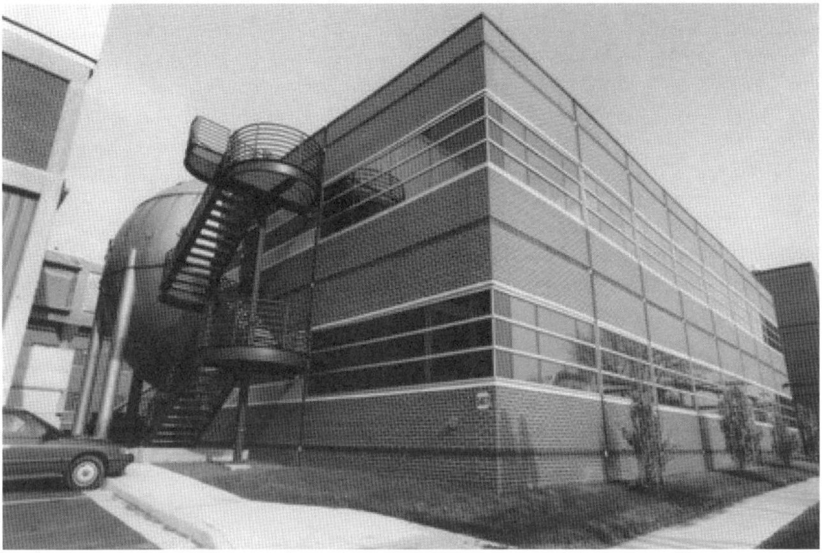

567 号建物に私たちの研究室があった。3 階の角にバイオセーフティレベル 3 の研究室があり、フランクと私は毎朝階段を駆け上がって、研究室一番乗りを競った。この建物の後ろに一部見えている巨大な球型構築物はエイトボールと呼ばれ、ここで科学、生物兵器の動物実験が行われた。エイトボールの後ろにある建物ではかつて炭疽菌の実験が行われていた。

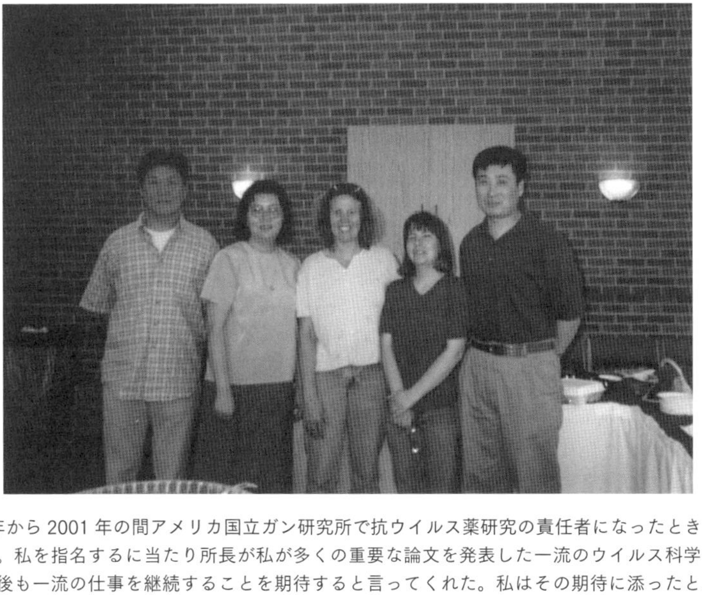

1999 年から 2001 年の間アメリカ国立ガン研究所で抗ウイルス薬研究の責任者になったときの同僚たちと。私を指名するに当たり所長が私が多くの重要な論文を発表した一流のウイルス科学者であり、今後も一流の仕事を継続することを期待すると言ってくれた。私はその期待に添ったと思っている。

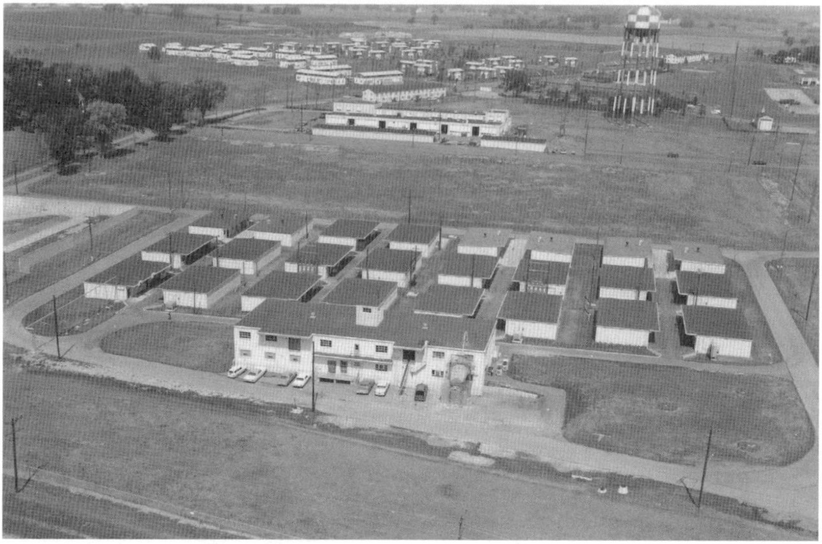

フォートデトリックの動物農場部門の遠景。

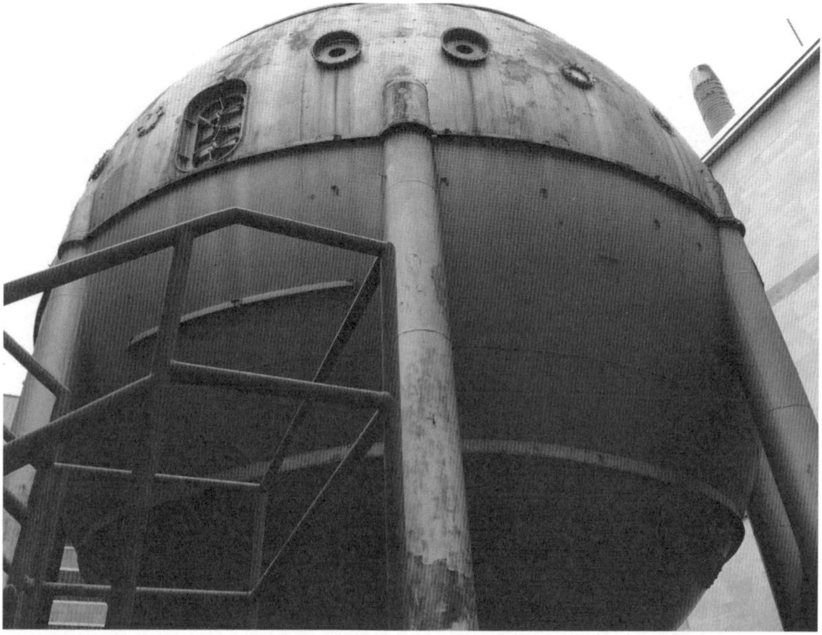

かつて化学兵器や生物兵器を使って動物実験が行われたエイトボールは今では歴史的建造物であり、取り壊すことができない。

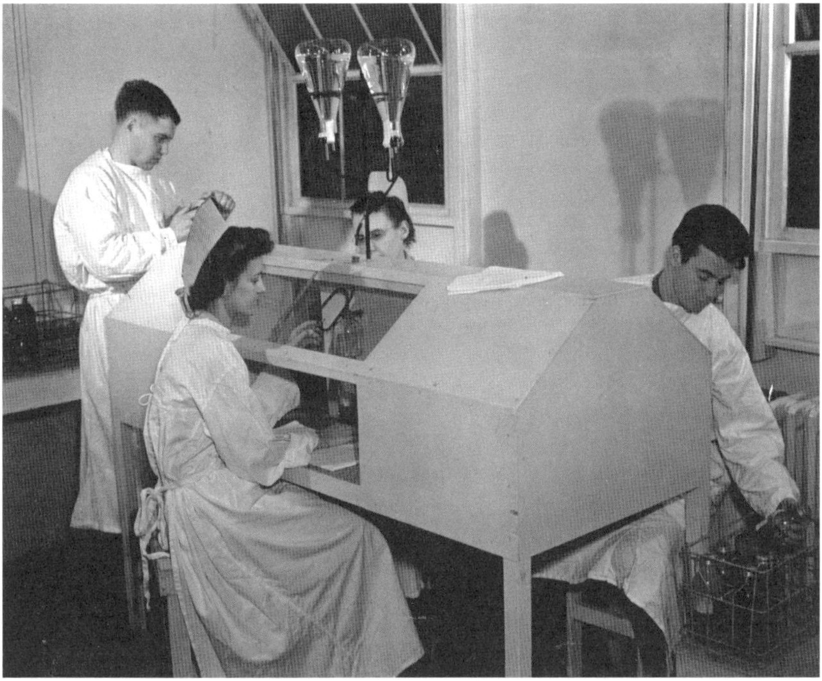

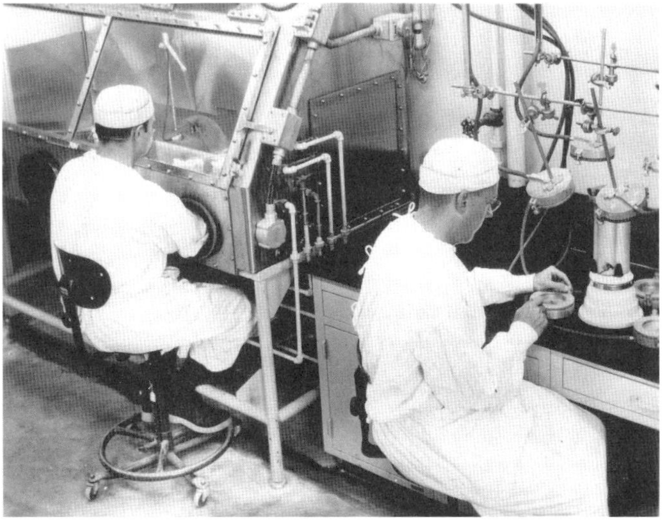

公衆衛生に関する研究はほとんどが軍の管理下で実施されてきた。多くの男女がこの愛国的な仕事に関わってきたが、動物の細胞を使うという重大な問題の意味を本当に理解していたのかと思ってしまう。

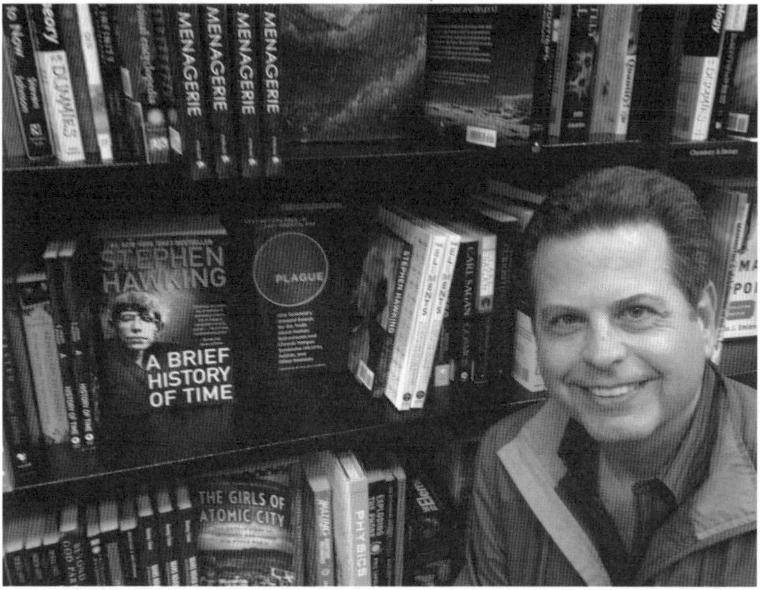

私たちの共著書『プラーグ』でケントの名前が先にきているのを喜んでいるケント。彼の本棚の科学書セクションで、有名な科学者ステファン・ホーキンスの書の横に並べている。ホントおたくね！

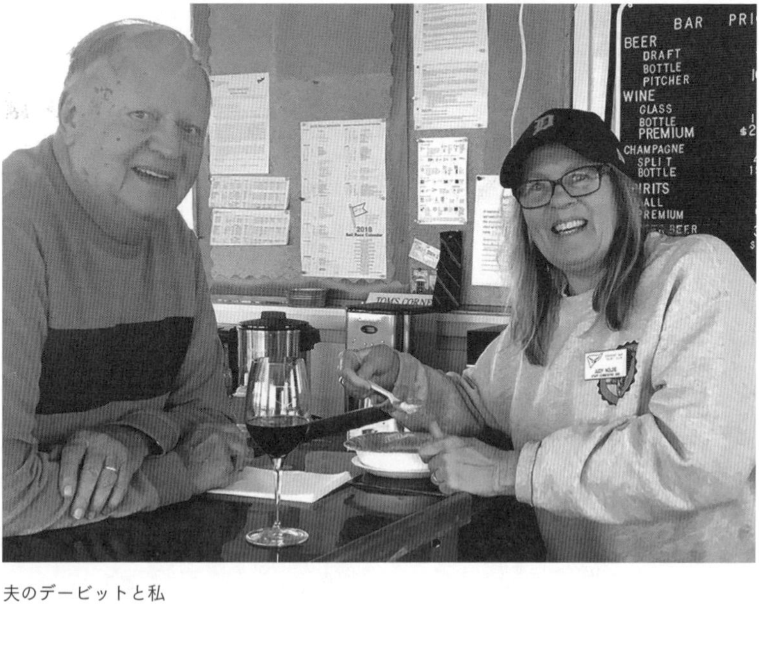

夫のデービットと私

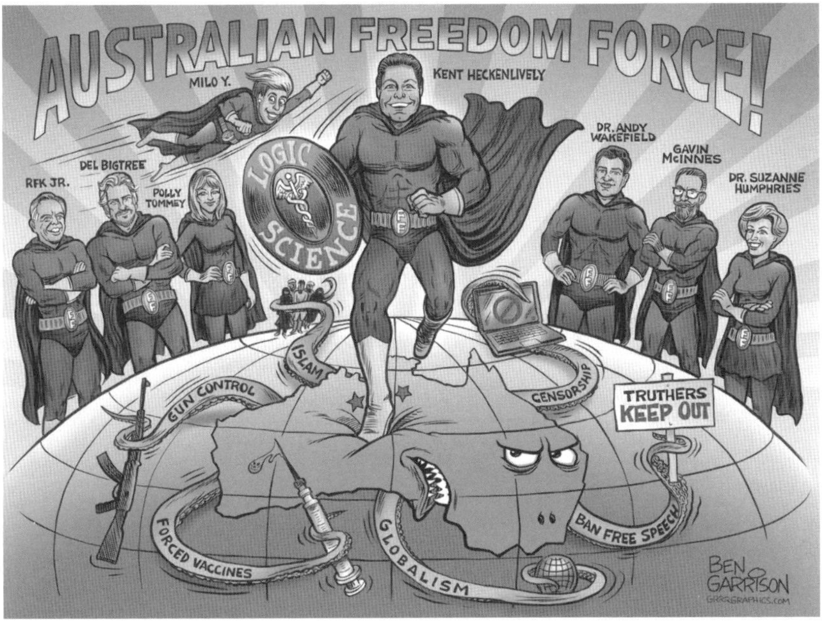

漫画家のベン・ギャリソンがオーストラリア政府のケントに対する扱いに激怒し、2018 年に描いた漫画。多くの重要な課題に対するキャンセルカルチャーの動きを描いている。

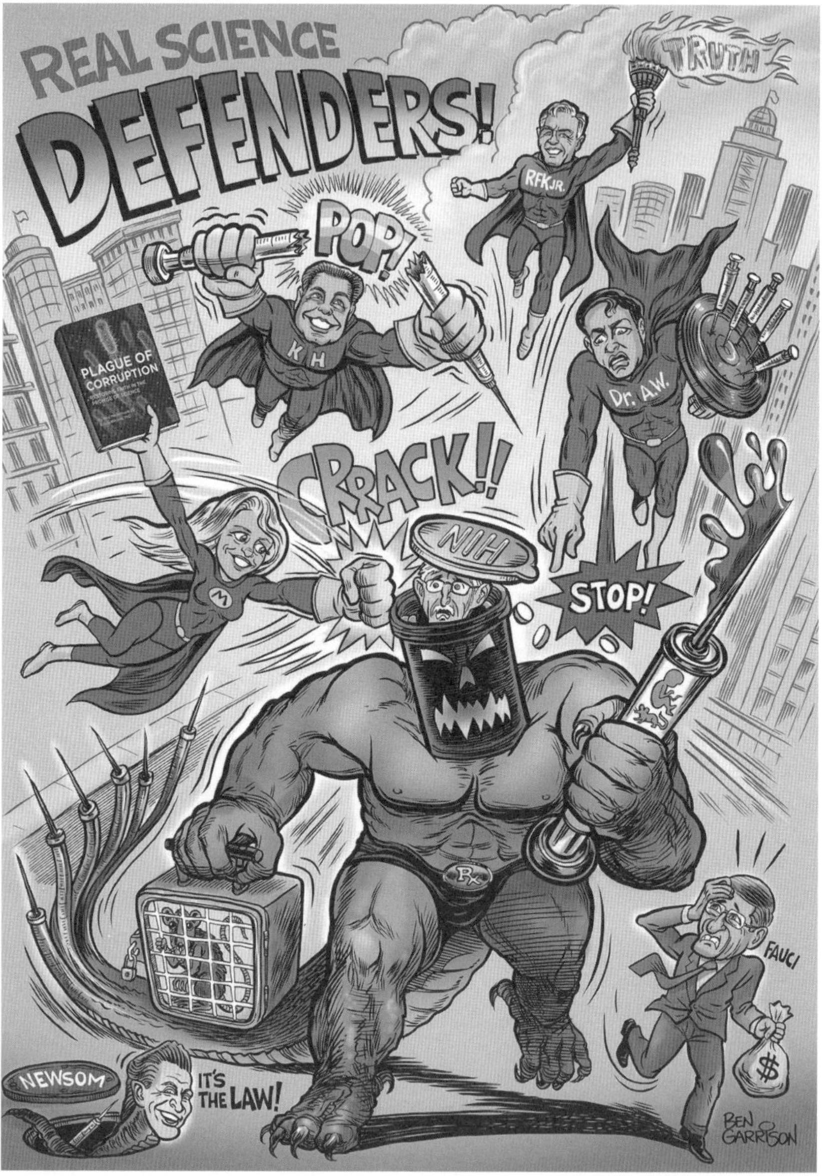

漫画家ベン・ギャリソンが本書のことを知り、漫画を描いてくれた。圧力を受けてもひるまない人を尊敬してしまう。

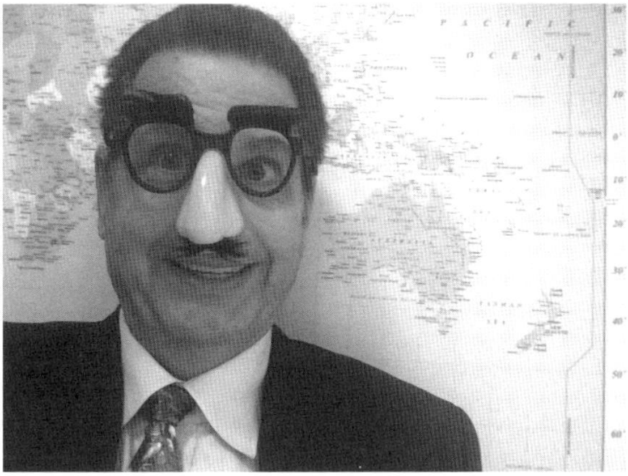

オーストラリアでの講演を禁止されたケントは変装し偽名を使って入国することを考えた。幸い彼の友人や家族のお陰でそんなことをしないですんだ。

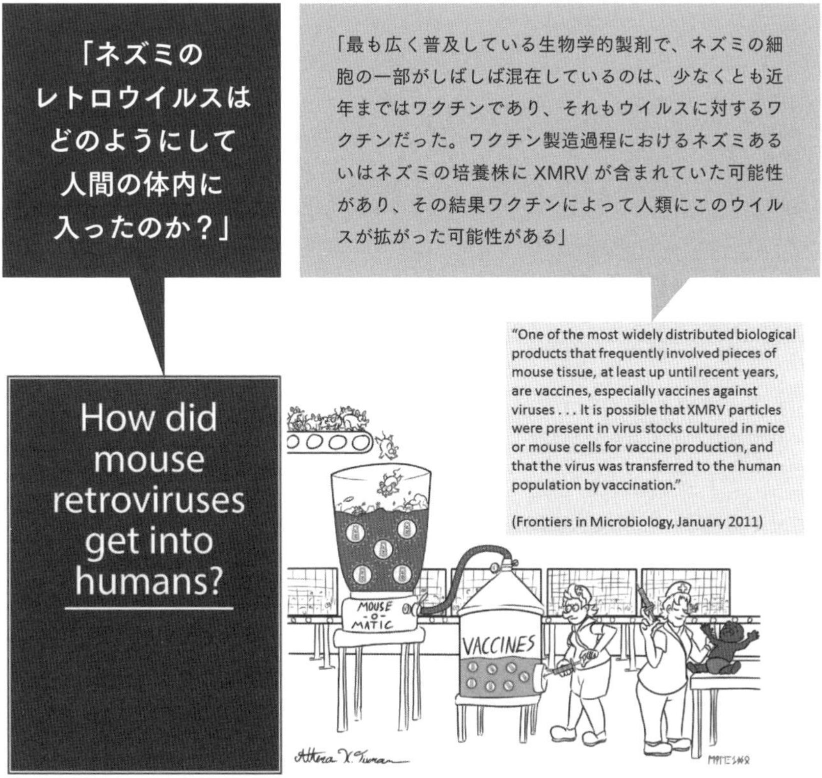

私は簡単な説明が最良の説明だと思っている。動物の細胞や胎児の細胞を人間に注入すべきではない。今すぐやめるべきだ。

第9章

エイズとエボラウイルス

本章は理解しやすくなるようできる限り簡潔に書きたいと思っている。

でもマイナス面として、ワクチンとか国民の健康に関する政府機関についてのあなたの信頼を完全にぶち壊しかねないのでご了承願いたい。

本章を読み終えれば、あなたのワクチンについての考え方は一変してしまうだろう。そのことで今後あなたの友人や家族との間にトラブルが起こるかもしれないので、前もって謝っておきたい。私がここに書くことと私の解釈に間違いがないか、厳しくチェックされることをお勧めする。でもここに書くのは私の人生を懸けてでも主張したいと思っていることだ。

＊　＊　＊

まず読者に理解していただきたい概念に人獣共通感染症というものがある。奇妙な言葉だと思って動物園のイメージを思い浮かべるなら、あなたの受けとめは間違っているわけではない。人獣共通感染症とは動物と人間の間で感染する病気をいう。私は体制派から裏切り者と言われているので、意外と思われるかもしれないが、CDC（アメリカ疾病予防管理センター）は時には良質な基本的情報を一般大衆に提供することがあると私は思っている。以下がCDCのウェブサイトに掲げられた人獣共通感染症についての説明である。

> 毎年何万ものアメリカ人が動物から人間に感染する病気に罹っている。これは人獣共通感染症として知られている。これは動物と人間の間で拡がる感染症である。この病気は人々の健康を害し、時には死をもたらすため、CDCは常に追跡調査している。

> 動物は人間に様々なメリットをもたらす。多くの人々は日常生活で家庭内や、家を離れても動物と触れあっている。ペットは親密な愛情をはぐくみ、喜びをもたらすので、多くの家庭でペットを飼っている。
>
> しかしある動物は有害な遺伝子を持っており、それが人間と共有されることで病気が引き起こされる。これを人獣共通感染症という。人獣共通感染症はウイルス、バクテリア、寄生虫、菌類などの有害な病原菌により引き起こされる。これらの病原菌は人や動物に軽い病気から死に至る重篤な病気まで多くの病気をもたらす。動物によっては人を病気にさせるような病原菌を保有していても健康にみえるものもある。
>
> 人獣共通感染症はアメリカや世界中に拡がって一般的なものになっている。科学者の試算によると、感染症に罹った人の10件のうち6件以上は動物から感染しており、さらに新しく発生した感染症に罹った人の4件のうち3件が動物から感染しているのである。[1]

これはCDCの提供による信頼できる良質な情報であり、いかに問題が大きいかが明示されている。毎年少なくとも何万ものアメリカ人が動物との何らかの関わりで感染し病気になっているのだ。人獣共通感染症は感染症の60パーセント以上を占め、新しく発生した感染症の少なくとも75パーセントを占めている。これは読者が今まで聞いたことのない国民の健康に対する最大の課題の一つであり、この事実はCDCのウェブサイトで際立って表示されているので確認できる。

ではどんな病気があるのか？　一部にすぎないが、次のような病気がその例である。

炭疽菌、鳥インフルエンザ、ウシ型結核菌、猫ひっかき病、デング熱、エボラ出血熱、マダニによる脳炎、エンズーティックアボーション、出血性大腸炎、E型肝炎、リステリア感染、ライム病、マラリア、オーム病、ペスト、狂犬病、そこう症（ネズミに噛まれて感染する）、輪癬、ロッキー山紅斑熱、豚インフルエンザ、トキソプラズマ、西ナイルウイルス、それに人獣共通感染症的ジフテリア。[2]

そしてこのリストにあがっていない最大の人獣共通感染症がエイズであり、6000万人以上に感染した。これは現代社会における最大の感染症とい

える。ゲイの生き方に対する偏見によってこの病気の本質解明が遅れたと散々議論されてきたが、科学者として私たちには過去の出来事を適切に説明し、将来問題が起こらないように指針を示す使命があると考える。

まず専門用語を理解しているか確かめよう。HIV（ヒト免疫不全ウイルス）はAIDS（後天性免疫不全症候群）という状態と関わっている。一時この病気はGRID（ゲイに関係する免疫病）と言われたことがあり、多くの活動家がこの病気をよりバランス良く調査できるよう名称をエイズに変えるよう主張した。たぶんこれが正しい。

ではエイズの起源は何か？　どこから来たのか？

はっきり分かっているのである。

霊長類が起源なのだ。エイズの前段階のものはサル免疫不全ウイルス（SIV）であると定説になっている。

より正確に言えば、このヒトウイルスはサルあるいはチンパンジーのウイルス由来なのだ。

それからあとは諸説が入り乱れている。

1980年代初めにフォートデトリックでの生物学的応答調節物質プログラムの仕事で技術士として働いていた頃のことを今でも鮮明に覚えている。私の仕事はサンプルからエイズウイルスを分離し、その培養のために細胞株あるいは組織を探し出すことだった。人間の体外でウイルスを培養することができないとウイルスの研究はできないのだ。

当時この病気はアフリカ人が食べ物の料理法を忘れた結果、更にはアフリカ人が誰彼ともセックスするという性生活（猿とのセックスという獣姦があったという暗示がある）によりウイルスが異種間でうつり、人間社会にウイルスが拡がることで人間にうつったと言われていた。ここにいう食べ物とはチンパンジーであり「ブッシュの肉」と言われていた。今となって愕然とするのであるが、当時私たちはこういう仮定についてもっと厳密に検討しようとしなかったのである。

それ以来、チンパンジーのレトロウイルスが人間にうつった過程に関する理論として互いに関連するが、相反する二つの説があると私は考えている。

一つの説は、ジャーナリストのエドワード・フーパーが1999年に出版した『リバー、エイズの起源を求めて』という分厚い書籍で展開し人気を博

した。この本で彼は600以上のインタビューを行った。そのインタビューの中でフーパーが最も影響を受けたのが、進化論専門の生物学者ビル・ハミルトンだった。ハミルトンは他に独立して調査をしていたルイ・パスカル、トム・カーティス、ブレーン・エルスウッドらとともにある考えを主張していた。この考えは、私がマウス白血病ウイルスを研究する以前であれば、とんでもない考えだと思ったに違いないものであった。彼らの主張とは、チンパンジーから人類にウイルスがうつったのは、1957年から1960年にかけてベルギー領コンゴで実施されたワクチン接種の結果だということだった。この時期に通常のチンパンジーとピグミーチンパンジーの500匹が殺され、経口ポリオワクチンの培養のためにその腎臓と血清が使われた。そしてこのワクチンはこの時期に百万人以上のアフリカ人に投与された。

フーパーによると、1950年代後半から1960年代の初めの頃ですら、チンパンジーを使うこのような医療実験には一般の支持がなかったので、この考えに対しては反対意見が大勢を占めたという。それに加えて、ベルギー王室は野生動物の保護を支持すると公式に発表していたため、このような行為が発覚すればイメージダウンにつながると思われた。フーパーは彼の主張に反対するもう一つの理由は、もし彼の説が認められたとすれば、世界の医療体制に対する人々の信頼が損なわれ、エイズ大感染について数十億ドルの集団訴訟が実行されることになることだった。

以下の文章はエドワード・フーパーがこのワクチン培養実験によってエイズウイルスが発現したというこの説がブッシュ肉やカットハンター説より筋が通っているという理由を記載した彼のウェブサイトからの抜粋である。

> 経口ポリオワクチン（OPV）説では、実験的な経口ポリオワクチンは現地でチンパンジーの細胞を使い培養され、1957年から1960年にかけて当時ベルギー領コンゴとルアンダ−ウランディ地区にて約100万人のアフリカ人に実験的に経口投与された。これがエイズ感染の起源である。歴史上の記録においても、1956年から1959年にかけて500匹以上のチンパンジーとピグミーチンパンジーがベルギー領コンゴのニアースタンリーヴィルのランディキャンプ内の同一施設内に飼われていたという事実の記録が残っている。[3]

フーパーは当時世界中のどの国もチンパンジーの利用を条約で禁止していたわけではないと説明しているが、多くの国でアジアのサル科マカク属のサルはポリオワクチン培養に使われていた。他の地区での感染拡大についても、フーパーは彼の説で十分説明がつくと自信を持っている。

> 経口ポリオワクチン説によると様々なヒト免疫不全ウイルス1型（HIV-1）の変種（グループO、グループNそれに議論が分かれるグループP）により発生した小規模なエイズ感染は、同じ1950年代後半にフランス領赤道アフリカ（コンゴ ブラザヴィルとガボン）にてチンパンジーの細胞を使って作られ管理されたポリオワクチン（経口と注射の両方）を原因とすると考えられる。ヒト免疫不全ウイルス2型（HIV-2）（大規模感染が2度あった）によるエイズ感染はフランス領西アフリカにて1956年から1960年にかけて黒マンガベイ猿（あるいは黒マンガベイ猿と同じ檻に入れられていた他の猿）の細胞を使って作られた他のポリオワクチン（経口と注射の両方）が原因だった。「ブッシュ肉」説派による主張ではヒト免疫不全ウイルス2型に罹ったグループは1対1で感染していくことになる。経口ポリオワクチン説の支持者たちの主張として、ブッシュ肉の経路で人間に感染していくなら、サル免疫不全ウイルスの自然の成り行きと同じく、とどのつまり感染が拡がっていくことはない。ワクチンのように人為的に、かつ大規模にウイルスを拡散しない限り、感染者は死に絶えるだけだ。[4]

私はフーパーの分析に同意する。そう、ウイルスは感染した動物を食べるなどの行為である種から別の種にうつることはありうる。しかし消化システムによる分解というプロセスは、料理（いかに下手であっても）と同様にたいていの病原菌を不活動化すると考えられる。
「ブッシュ肉」説として知られるようになった2つ目の説では20世紀初めにある人物がチンパンジーか、その肉を扱っていてサル免疫不全ウイルスに感染したことになっている。この話では現地人の狩人（この狩人はチンパンジーを殺した後、誤って自分をも傷つけるためしばしば「カットハンター」と呼ばれる）が登場する。この筋書きにはジャングルが都市化して

いき、ウイルスが売春、麻薬注射等の西洋の悪習慣により拡がっていくことが付け加えられる。

この説はサイエンスライターのデービット・クアメンによる『チンパンジーとリバー、エイズはアフリカの森からどのように出現したのか』という本で近年主張されている。いくつかの科学データをもとにクアメンはチンパンジーから人類にウイルスが移転した時期を1908年のコンゴ民主共和国のレオポルドヴィル（旧キンシャサ）だと推論している。その描写は生々しく、もっともらしいが、私は疑わしいと考えている。

この手負いの狩人というより**カットハンター**と名付けたい人物像を具体的にイメージしてみよう。この男が20世紀に入り最初の10年ほどの間にコンゴ辺りで生きていたとしよう。彼は森林の蔓で作ったワナか、別の形のワナでチンパンジーを捕らえ、槍で突き殺したのだろう。彼はバカ・ピグミー族の一人かもしれず、森の中で家族と共に独立的に暮らしているか、あるいはバントゥー系民族の村長の「加護」のもとで奴隷として活動していたのかもしれない。この男が誰かは確かめるすべもなく人種を確認することも困難だが、当時ドイツ領のカメルン植民地だったこの地の果て、南東部においては色々な可能性が考えられる。

チンパンジーは手か足を繋がれており、男が近づくと恐れおののくが、それでいて怒り狂っているので、力強く危険なのだ。男は怪我なく殺せたかもしれないが、もしそうならラッキーだったということだ。血みどろの闘いがあったかもしれず、男はチンパンジーに殴られたり、ひどく噛まれたりしたかもしれない。しかし男は勝った。そして彼はその獲物を多分その場で惨殺しただろう。

私の想像では彼は左手の甲側に長い切り傷を作ってしまう。その傷は親指と人差し指の間の筋肉の層深くに及び、彼が持つ刃物の鋭い切れ味のため、切ったと気づく前にピンク色の肉が見えていた。彼の血が流れ出し、チンパンジーの血と混ざり、チンパンジーの血も流れ、彼の血と混ざる。男にしてはどっちの血か判別がつかない。男は流血の中、我を忘れている。男は手の血をぬぐい取る。血が傷口に再び流

れ込む。チンパンジーから血が滴ってくる。男はまたそれをぬぐう。この動物がSIV陽性であることなど男は知るはずもなく、またそう認識する言語、言葉、考えなどもない。1908年にはこういう考えすら存在しなかった。[5]

これはありうるシナリオだ。このようなことは起こらなかったと言うことはできない。ただ、何百年前にこれが起こらなかったのはなぜかと思う。アフリカ人は何千年にわたりチンパンジー狩りをして食料にしてきたのだ。クアメンはその後ウイルスが人々の間にゆっくりと拡がっていく様子を面白い仮説として、彼の説に加えている。1917年にヨーロッパの医師らが眠り病対策としてワクチン運動を始めたが、彼らは繰り返し使えるガラス製注入器を使っていた。あるフランス領の医師は2年間にたった6つの注入器を使って、5000件のワクチン投与をしていた。[6] このワクチン運動は1950年代初期にピークを迎えるが、その頃には死に至る病エイズが拡がりの兆しを見せていた。

考えてみると、対立する説があれば科学者サイドはどちらか一方を確実に支持する傾向があることに気づくだろう。

最初のシナリオではうかつな科学者が問題ある動物実験を通じて世界中の多くの人たちに疫病をばらまき、6000万人以上の人々に感染させ、少なくとも3900万人を死に至らしめたことになる。

2番目のシナリオではジャングルで傷ついたチンパンジーに偶然出くわしたことが種を超えてウイルス感染することになり、その後文明化と売春（いつもの便利な説明）のせいで、あるいは西洋の医療従事者のちょっとした不注意が原因で新しい病気が拡がったことになる。

科学者の大勢が2番目のシナリオを好んでいるとは読者は意外に感じないだろうか？

私にはどちらのシナリオがより現実的か確定的に言うことはできないが、最初のシナリオ、すなわちチンパンジーの臓器が採取され、ポリオワクチンの培養に使われたという話により納得感がある。より確実な話だと思われる。

犠牲になった500匹のチンパンジーのうち特定比率のものがウイルスを

持っていた。チンパンジーは切り刻まれ、ポリオワクチン培養に使われ、ワクチンは百万人ほどのアフリカ人に経口で投与された。この話には続きがあり、フーパーの説がなるほどありそうだと思わせる。

チンパンジーの細胞を使って培養した経口ポリオワクチンを人に投与したことがエイズ大感染の原因になったとフーパーが主張したあと「調査」があった。フーパーの言い分によるとそれはイアン・リプキンがマウス白血病ウイルスを調査したときとそっくり同じに思われた。

この大げさな調査では、1957年から1960年までの期間のポリオワクチンの在庫からサンプルを集め、チンパンジーのDNAあるいはサルウイルスを探し出そうとした。驚いたことに何の発見もなかった！

ただ一つ問題があった。彼らの使ったサンプルはすべてアメリカ製であった。

彼らはアフリカで製造されたポリオワクチンのサンプルは全く調べなかった。アメリカではポリオワクチンの製造時のウイルス培養や細胞株にチンパンジーの細胞を使うことはなかったのだ。

彼らはチンパンジーの細胞を使って製造されたアフリカの経口ポリオワクチンのサンプルを**テストしなかった**。

以下にポリオワクチン開発にチンパンジーの細胞が使われた件について2000年9月に王立学会が実施したいわゆる調査につきフーパーが記述している。

> 当初、オープンで真摯な議論をし、経口ポリオワクチン説を公正に調査すると約束してくれたにも関わらず、実際は入念に計画した上で、あらゆる手段を行使してこの説は押さえ込まれてしまった。会議は親組織（フィラデルフィアのウィスター）が分析のためならと提供してくれたチャットワクチンのサンプルのテストに集中して論議された。ワクチン実施組織と会議運営者はワクチンのサンプルがアフリカで使うために準備されていたバッチから選ばれたと主張した。これらのサンプルをテストした結果、エイズ、SIV、それにチンパンジーのDNAに陰性であったことから、彼らは経口ポリオワクチン説は認められないと結論し、言いなりになるマスコミは大半がそのまま報道した。
>
> しかし現実は全く違っていた。テストされたサンプルはアフリカで

> のテストに使うために準備されたとしても、アフリカとは全く関係なかった。
>
> この会合後、月日が経過するにつれ、注意深く組織的な隠蔽工作が実施されていることが明らかになった。元々の首謀者たちが何よりも証言者に圧力をかけ、内容の本質部分を変更させたり、あるいは善意の研究者であってもこの最近10年の彼の仕事に間違いがあった可能性を示唆して圧力をかけ、耐えることができないようにしたり、あるいは自分の同僚たちが嘘を言っていることを直視することすらできない状況に追い込んだ。[7]

私はエドワード・フーパーに会ったことはないが、彼はこれを2004年に書いており、ちょうど私が同じような問題を追及する前のことだった。彼は最初は前向きな質問に始まり、幻滅した批判に終わるという私のケースと同じ展開に直面したに違いないと思う。組織のメンバーがそのメンバーのうちに最悪の連中がいるかもしれないことを想像することは難しいのだろうか？　警察とか聖職者、あるいは政治家に同じパターンをみることはないのだろうか？　その属するグループの欠点を見いだすメンバーって希有な存在なのかもしれない。

私たちは科学者には研究や実験をまかせてしまい、彼らが自己管理をするものだと思い込みがちである。でも警察ですら自己管理できていないのが実情だ。警察には当然民間による検閲委員会、内部監察部門、監督委員会などが存在する。

同様に聖職者の一員であるから、子どもに犯罪行為を行うことはないと言い切れない事例を私たちは見てきている。また聖職者による犯罪は子どもたちに対してだけではなく、カトリック教会の尼僧たちが男性聖職者たちからレイプや性的暴行被害を受けたことを告発している事実を私たちは知るようになった。この手の話は胸くそを悪くするが、多分これは私たちが他に責任を負わない権威筋に信頼を置きすぎていることが原因だろう。

さて、本題であるが、フーパーの主張は誤りかもしれないが、非常に深刻な告発だと思われる。マウス白血病ウイルスに関する「公式」の調査を経験し、彼らがウイルス学の基本原理を傲慢にも書き換えた様子を見てき

た私に言わせると、フーパーの肩を持ちたくなる。科学の体制派は彼らの表明する考えを、私たちが盲信することを期待しているのだ。

サルウイルスが人にうつったとしても、問題は免疫の活性化である。1970年後半から1980年前半にかけ、ゲイのコミュニティで何が起こったのか？

当時は気晴らしでドラッグを楽しむことが流行っており、アナルセックスは肛門の組織を裂傷させる事があり、科学の真実として、その結果免疫が活性化するのである。セックス革命は異性間セックスのグループやレスビアンにも及んだが、このようなリスクはなかった。

＊　＊　＊

人類への危機は医薬品製造にチンパンジーの細胞を使うことだけに限定されるのだろうか？　それとも動物の細胞を使う事自体が一般論として問題なのだろうか？　私は後者が正しいと信じるが、1950年代、1960年代の同じ反ポリオワクチン運動におけるSV40（サルウイルス40）についての議論を検討してみよう。このウイルスは人体内では不活動のままであるが、ある種の免疫刺激があると活動し始める。ちょうどエイズで観察できたように、ゲイの生活で多数のパートナーが存在し、アナルの裂傷などを伴う性生活や、気晴らしで麻薬を楽しんだりすることがきっかけで発症するのである。

ピューリッツァー賞候補になった『ペンタゴンの脳みそ』という本で、著者のアニー・ジェイコブソンは国防高等研究計画局（DARPA）の仕事を描き、この議論の概要をまとめている。彼女はDARPAの科学者ステファン・ブロックという微生物学者にインタビューし、次のように記載している。

> 忍び寄るウイルスとか静かな浸透といった話が想像もつかない人のために、ブロックは1950年代後半と1960年代前半にあった反ポリオワクチン運動に関するほとんど知られていない議論に言及している。ブロックによるとこのワクチン推進時に、何百万ものアメリカ人が全く知らされることなくサルのウイルスに「極秘に感染させられる」リスクに曝されることになった。「このワクチンは生きたアフリカ緑猿の

腎臓を使って製造され、製品単位によっては低レベルのサルウイルス40（SV40）などに感染しており、当時の品質管理手続に違反したものだった。その結果多くの人々、多分実際は百万人単位でこのような不注意によるSV40の感染リスクに曝された」とブロックは語っている。[8]

SV40について、数十年後に人にガンを発症させる原因になるという議論となった。ガンに罹った細胞にウイルスが発見されることが多く、そのウイルスが単にそこにあるだけなのか、ガン発症の原因なのかが問題になった。前に述べたが、乳ガンの細胞サンプルに牛白血病ウイルス（BLV）が発見されたことで、家畜の成育に成長ホルモンを使用することがこのウイルスの発現を促しているのではないかと問題になった。特に私たちに接種されるワクチンや他の医療薬剤が動物のウイルスに汚染していないかどうかのテストは実質的に行われていないことに留意すべきだ。現在の医療体制の権威筋は私たちが全員屈強であるので、このような汚染ウイルスを押さえ込めると考えている。ジェイコブソンは更に続ける。

この医療災害の結果として2つの見方があり議論が続いているとブロックは言う。一つの見方は9800万人のワクチン接種者は弾丸をかわし、からくも被害を免れた。異なる見方ではワクチンにより有害な副反応があった証拠があるという。「サルウイルスがワクチン接種者のその後の人生でガンなどのいくつかの病気の発症原因になっている可能性があるという多くの人の見解がある」とブロックは述べている。[9]

ではSV40に汚染されたポリオウイルスを接種された9800万人説を検討してみよう。もし、9800万発を撃ちまくったとしたら、被害ゼロってありうるだろうか？

ここではポリオワクチンだけに限定して考えられている。どのワクチンも動物の細胞を使って製造されている。通常ならいろいろな動物、猿、ネズミ、鳥や牛だ。これらの異なる種の動物で培養すると病原菌が人にうつったり、あるいは有害な変種を作り出す可能性がある。私たちは数十億もの生物学的銃弾を人類に対して撃ちまくった。それでいて、全く人類に損傷

を与えていないと信じるのは傲慢の極みといえる。

＊　＊　＊

エボラウイルスに関し近年議論されるようになったある考えについて言及してみたい。それは私たちが健康を促進する上で再考察させるものになると思われる。

1世紀以上にわたり2つの異なる考えが推進されてきたが、この二つは根本的に相容れない考えであることが分かる。一つは私たちの食べるもの、吸う空気、そして飲む水ができる限り汚染物質や病原菌を含まないことを確実にする必要があるという考えだ。私はこの努力に関しては100パーセント賛成だと躊躇なく言いたい。

もう一つは、弱めたか、あるいは死んだ病原菌で免疫システムを処置することで、今後人生において直面するかもしれないチャレンジに対処できるよう準備するという信念による考えである。これがワクチンの背景にある基本的考えだ。

私は良いアイデアではあるがやり過ぎており、そのため思いもよらない悲劇的結果をもたらしていると考えている。

比較的清潔な環境で暮らしていて、適切な栄養状態であれば、私たちの免疫システムは自然に充実していく。多くの反ワクチン活動家はワクチンは「フェイク」免疫しか作り出せず、他方で元気な免疫システムなら比較的清潔な環境において通常の生活を営んでおれば、直面するかもしれない様々な病原菌に対処できると主張していると聞く。私はこの考えに大いに共感する。

ワクチンがもたらすかもしれない意図しない結果として、私が心配していることがある。もし私たちが人生において出くわすかもしれない危険な病原菌から軽い病原菌まですべてを体内に取り入れるとしたら、それは普通に生きているときに経験するより遙かに多くの病原菌に曝されることになる。そしてこの病原菌との接触は通常の皮膚や腸などの重要な免疫機能を果たす機関を通ることなく、直接体内に注入されることで実行されてしまう。繰り返しワクチンにより免疫システムに刺激を与えていると免疫システムの調整機能が異常をきたす可能性が生じる。実際のところ複数の異

なる病原菌を同時に体内に注入すれば、どのような反応が起こるのかを私たちは分かっていないのだ。

このテーマに関する私の考えに大いに影響を与えた論文が2009年11月に発表された。ちょうど私がマウス白血病ウイルスに関する発見をサイエンス誌に発表した頃のことであり、その論文はアメリカ国立衛生研究所の元同僚の一人が書いたもので、『病原菌の戦争と平和、エイズウイルスと相互感染ウイルスとの相互関係』という題である。これはこの25年間に発表された論文で最も重要な論文の一つと言えるだろう。

序文より、

> この1世紀における免疫学の発展により、健康な「無菌」の人体は有効な免疫反応を起こすことで侵入してくる病原菌を撃退、消滅させると考えられるようになった。近年健康体とは無菌ではなく、いつもいわゆる「ばい菌」と闘っているわけではない。むしろいろいろな細菌と共生しながら生存していることが明らかになっている。
>
> サル免疫不全ウイルス（SIV）は黒マンガベイ猿（SIVsm）とアフリカ緑猿（SIVagm）に長年蔓延していたが、ウイルス複写の頻度が高く、免疫統制が機能していないにもかかわらず、エイズの発症はなかった（パイアーディニ、2009年）。SIVは近年黒マンガベイ猿やアフリカ緑猿よりもチンパンジー（SIVcpz）により多く感染するようになっていたが、ヒト免疫不全ウイルス1型（HIV-1）の起こす症状より明らかに軽微な病といえる（キール、2009年）。このウイルスの体内への侵入は体内の他の細菌との均衡を大きく狂わせる。
>
> 共生関係の無秩序な複写と新しく侵入した病原菌がデタラメな活性化を促進するため免疫システムのバランスが崩れ、その結果エイズの病状（図1B）に向かい悪化が加速する。このように突然指揮者がいなくなったオーケストラのように音符の部分、部分が演奏され続けることになり、ヒト免疫不全ウイルス1型に感染した個人の体内では免疫システムが体内微生物に対し混乱した、効果のない攻撃を繰り広げ続ける。[10]

このテーマを解明するのは大変なことなのだが、ここではズバリ核心を突いている。大切なことは身の回りからばい菌を排除するのではなく、免疫システムが強固となり、ばい菌にさらされても、それをやっつけたりあるいは共生状態になることだと私たちは理解し始めている。自然にはしかなどに感染することで、その後免疫が長く続き、しかも老齢化しても体のシステムがある種のガンに罹ることがないようにしていることが明らかになりつつある。

私はすでにサル免疫不全ウイルス（SIV）のこと、それにチンパンジー、黒マンガベイ猿やアフリカ緑猿にこのウイルスが発見されたことを述べた。ウイルスと病原菌は免疫システムのバランスを狂わせることがある。その結果もともと眠っていたウイルスを活性化させたり、他の感染により免疫機能が衰えているため、有害化してしまう可能性がある。

指揮者が突如いなくなったオーケストラのイメージはこの問題を理解するのに最もよくできた喩えだと思う。指揮者なしでオーケストラは演奏を続けるが、その曲は正しいものではない。

そして危機に直面しているのは私たちの健康なのだ。

＊　＊　＊

さてここで近年発生しているエボラウイルス病とジカウイルス感染症について述べよう。

免疫システムが指揮者のいないオーケストラの状態というイメージを引き続き持っていただきたい。

私が1992年から1994年にかけてフォートデトリックのバイオセーフティレベル４という感染性病原体を扱う最高レベルの研究室でエボラウイルスの研究をしていたと言えば、あなたは恐ろしいと思うかもしれない。当時アメリカ陸軍感染症医学研究所でザイール由来のウイルスが研究されており、私の仕事はそのウイルスを人間の白血球またはマクロファージにそれらを殺すことなく感染させることだった。というのもウイルスを研究するにはそれを育てる必要があるからだ。

意外なことに、エボラウイルスが西洋の医療関係者により発見されたのは1976年だった。そうなのだ。アフリカを何百年もの間、搾取し、開発し

続けたのにそれまでエボラに出会うことは全くなかった。しかしウイルス自体は存在したに違いない。そう、コウモリとかある特定の霊長類に潜んでいたのだろう。しかしこの時までウイルスが動物から人類に大きくジャンプしてうつることはなかった。

ここで再び、エボラウイルスの歴史を見るためにCDCのウェブサイトを訪れよう。

> 最も致死率の高いウイルス病の一つであるエボラウイルス病が発見されたのは中央アフリカの異なる２箇所で、死に至る出血性熱病として大流行した1976年だった。最初にコンゴ民主共和国（旧ザイール）内のエボラ川近くにある村で大流行し、この川の名前が付けられた。２回目の大流行は現在の南スーダンだったが、当初の発生場所から約500マイル（850キロ）離れた場所だった。
>
> 当初医療保健担当の役人はこれらの大流行は単一の疫病発生であり、感染者がこの２つの場所を移動して広めたと考えていた。しかし後日科学者はこれら２つの大流行は遺伝子的に異なるザイールエボラウイルスとスーダンエボラウイルスという異なるウイルスによりひきおこされたことを発見した。
>
> ウイルス学と疫学のデータ分析の結果、エボラウイルスはこれらの記録された大流行のずっと以前に存在していたことが判明した。人口増加、森林地区への人口の侵入、それに野生動物との直接の交流（ブッシュ肉の消費など）等の要因がエボラウイルスの拡散を促進したのかもしれない。
>
> アフリカフルーツコウモリはエボラウイルスの拡散に関わっていると思われ、保菌動物（病原体宿主）である可能性がある。[11]

何千年も狩りをしてきたアフリカ人がエボラに感染しなかったって本当に信じられるだろうか？　このような筋書きは口にするだけで滑稽に思える。これらの病原菌はアフリカで何千年も生き続けてきたが、私たちがこの大陸に暮らす人々の免疫システムを乱れさせることをした結果、このような事態を引き起こしたと私は考える。最近になってブラジルとコロンビ

アで発現したジカウイルス感染症も同じ仮説で説明できる。

ワクチンで何が起こるかというと、免疫システムの一部を一時的に損なわせ、そのことで他のウイルスに対処するはずのリソースをワクチンが目指すウイルスに割り当てることになる。

多目的ワクチンの場合、一時的に免疫システムのいくつかの部分が損なわれることになり、システムバランスが修復されない。

このように免疫機能が働かず、感染しやすい状態を放置しているとどのような病気を拡散しているのか分からない状態になってしまう。世界で最高の人々、たとえばキリスト教宣教師や医療従事者が各地に派遣され、とんでもない疫病が発生する下準備をしていると思うと怒りがこみ上げてくる。彼らは事実上ベストな人々を派遣し、人類の健康に対し無頓着にも最悪のことをさせているのだ。

ここでCDCのウェブサイトに戻り、疫病の大流行と死者の一覧を見てみて、不都合なパターンがあるか確かめてみよう。

1976年のスーダンでの流行では284人が感染し、151人が死亡した。CDCのウェブサイトでは「大流行の発症原は綿工場の従業員であり、綿布工場で働く労働者の37パーセントが感染した」と報告している。[12] 広いアフリカで、よりによって綿布加工の工場で働いていた作業員が森林で猿狩りをしてこのウイルスに感染したとでも言うのだろうか？　それよりも、エボラが発症する前に、その職場でワクチン接種があった事実はどうなのか？　同年のザイールで別の大流行があり、318人が感染し、うち280人が死亡したが、最初の大流行ほどの状況に関するデータがないのである。

1977年にはザイールで１人がエボラに感染し、死亡した。

次に発生するのが1979年で1976年の大流行と同じスーダンの同じ地区で流行した。この時は感染規模が小さかった。34人が感染し22人が死亡した。

その後10年間エボラの発生はなく、次には1989年にフィリピンとアメリカの２箇所で発生した。両ケースとも猿を収監する施設でのことだった。

フィリピンのケースにつきCDCは次のように記載している。「アメリカへの動物輸出用の霊長類管理施設内でカニクイザルに高い死亡率がみられた。動物管理施設で働く３人の作業員に抗体が発見されたが、エボラウイルス病の症状はなかった。このレストンエボラウイルスはフィリピンから輸

入された猿からバージニアとペンシルバニアの隔離施設に持ち込まれた」[13]

1990年にはフィリピンから輸入された猿からこの同じレストンエボラウイルスが確認され、バージニアとテキサスの隔離施設に持ち込まれた。

1992年にはレストンエボラウイルスがフィリピンから輸入された猿からイタリアのシエナの隔離施設に持ち込まれた。

1994年象牙海岸のある森でチンパンジーの大量の死亡が報告され、野生チンパンジーの解剖調査をしていたある科学者が病気になったが、その後回復した。同時期にガボンのマカコウ周辺の熱帯多雨林にある金鉱業のいくつかの村で大流行が発生した。52人が感染し、31人の死亡が報告された。

1995年にはコンゴ民主共和国（旧ザイール）のキクウィット周辺の森林地帯にあるチャコール製造所で大流行が生じた。315人の感染と250人の死亡が報告された。

1996年にはいくつか小さな流行があった。ロシアから研究所の職員１人がエボラ治療の実験中に感染したという報告があった。その他にフィリピンとテキサスで猿の保管施設で（テキサスではフィリピンから輸入された猿に）感染発生があった。

その後４年間は何もなく、2000年になってウガンダで大流行が起こり、425人が感染し、224人の死亡が報告された。

2001年になり、コンゴ民主共和国で大流行が起こり、59人が感染し43人が死亡、ガボンでの流行では65人の感染と53人の死亡があった。

2002年にコンゴ民主共和国でまた大流行があり、143人が感染し128人が死亡した。

2003年にコンゴ民主共和国で35人が感染し、29人が死亡した。

2004年ロシアの研究所の作業員がエボラワクチンの研究中に誤ってウイルスを注射してしまい死亡した。スーダンで17人が感染し７人が死亡した。

2005年にコンゴ民主共和国で２人のハンターが感染した。その後12人が感染し10人が死亡した。

2006年には感染の報告はなく、2007年にウガンダで新種のウイルスが発現したが、致死率は非常に低いものだった。131人が感染したが、死亡したのは42人だけだった。コンゴ民主共和国では264人が感染し187人が死亡した。

2008年にはコンゴ民主共和国で小さな感染が発生し、32人が感染、15人が死亡した。フィリピンではエボラウイルスがブタに感染し、養豚場の作業員6人が感染したが、発病しなかった。

その後2011年にウガンダで1人がエボラに感染し死亡したが、それ以外この年までの3年間は感染の報告はなかった。

2012年にはウガンダで6人が感染し3人が死亡した。コンゴ民主共和国では36人が感染し13人が死亡した。

2013年には感染はなかったが、2014年になりかつてないエボラの感染者が発生した。コンゴ民主共和国では69人が感染し49人の死亡があった。ギニア、リベリア、シエラレオネなどの西アフリカ諸国で2万8610人が感染し、1万1308人が死亡した。この大流行でボランティアとして働いていた1人のイタリア人医療従事者が感染したが、生き延びた。マリでは感染した旅行者が病気を持ち込み、8人が感染し6人が死亡した。ナイジェリアでは同じく感染した旅行者により20人が感染し8人が死亡した。セネガルでも感染した旅行者によって1人が感染したが死者はでなかった。スペインではシエラレオネから避難してきていた患者の治療にあたった医療従事者が感染したが、のちに回復した。アメリカでは4人の感染が確認され、うち2人はアメリカ国内でエボラ患者の治療にあたっていた看護師だった。アメリカでは感染で死亡したのは1人だった。

その後2017年までの3年間はコンゴ民主共和国で8人の感染と4人の死亡があったが省略する。

2018年になり、コンゴ民主共和国では54人が感染し、33人が死亡するという大流行があった。世界保健機関（WHO）は2018年7月24日に大流行は終わったと宣言した。これがコンゴ民主共和国での9回目のエボラ大流行だった。

この2ページほどで約20件のエボラの大流行についてデータをならべ、各流行につき簡単に説明を加えてみた。さてこれから何が起こっていたのかを考えてみよう。

＊　＊　＊

この病気がなぜ突然1976年に発生したのかという問題はのちに検討する

として、まず動物管理施設、あるいは研究所でエボラが発生した10件の事象に焦点をあててみよう。

1989年、フィリピンの霊長類動物管理施設でエボラの発生があった。

1989年、バージニアとペンシルバニアの霊長類動物管理施設でエボラの発生があった。

1990年、バージニアとテキサスの猿隔離施設でエボラの発生があった。

1996年、ロシアの研究所で治療法の実験をしていた職員がエボラに感染した。

1996年、フィリピンの猿管理施設でエボラの発生があった。

1996年、テキサスの猿管理施設でフィリピンから輸入された猿からエボラの発生があった。

2004年、ロシアの別の研究所で作業員が誤ってウイルスを注射してしまい死亡した。

2008年、エボラウイルスがなぜかブタに感染し、そこから６人の作業員に感染したが、誰にも症状がでなかった。

これは私の想像にすぎないが、この世の中でエボラに感染しそうな場所は細菌研究所か、多分不衛生な檻に入れられた猿のまわりということになる。野生の猿からの感染はないのだ。

次に西アフリカでの発生について検討してみよう。

少し調べたところ、東京のジャパンタイムズの元編集長だったサイエンスライターのシマツ・ヨイチ、彼は香港在住のジャーナリストだが、彼の書いた興味深い記事に出くわした。

> エボラ大流行のミステリーは、中央アフリカのコンゴ地区（旧ザイール）の東4000キロで発生した1995年のザイール種（ZEBOV）のウイルスがその後10年経過した今、西アフリカのギニアに突然再発現したことだ。エボラの感染が空港、港湾あるいは高速道路で移動者から検知されたという記録がないのである。当初の感染は上記のルートで入ってきたにちがいないのだが。
>
> ウイルスの拡がりは個別の感染者が広めたのではなく、ワクチン活動が原因ではないかと疑う根拠として述べられるのが、実際にはエボ

ラは単一の地点で発生し交通網に沿って拡がったのではないことということであるが、これは確かなのだ。事実、ギニアの田舎に広く散らばった場所で同時に複数の大流行が発生した。これは異なる地区で同時に民衆に感染させるという高度に組織化された努力があったことを示唆する。

3月初旬のエボラ流行は国内で実施された3つの異なるワクチン活動、世界保健機関傘下の国境なき医師団によるコレラ経口ワクチン、それにユニセフの支援による髄膜炎とポリオ予防のワクチン実施のタイミングとピッタリ一致するのである。[14]

この主張を立証することはできないかもしれない。

しかし西アフリカにおけるエボラの大流行の前に3つのワクチン活動があった事実は明確である。読者はこれらのワクチン活動をニュース報道で確認すればよい。

これは偶然の一致かもしれない。私は偶然の一致というものを信じない。

＊　＊　＊

複数ワクチンの重大な問題の一つとして、「ウイルスの戦争と平和」に関するコメントにおいて触れたことがあるが、どういうことかというと、それぞれのウイルスが免疫システムの別の部分を占領していて、そのため免疫システムが充分機能できない状況をもたらしているのだ。ここで『2014年から2015年のギニアにおけるエボラウイルス病アウトブレイク時でのワクチン由来のポリオウイルス発現』というCDCの出版物を紹介したい。読者は「ワクチン由来のポリオウイルス」という言葉に気づかれただろうか？　これはエボラアウトブレイクの時に起こった。エボラに罹った人たちの間で発生したわけではなく、その地域で発生した。概要は以下のとおり。

2014年から2015年にかけてのギニアでのエボラウイルス病アウトブレイク時に6人のポリオ患者と7人の健常者から13件の伝播型ワクチン由来ポリオウイルス2型（cVDPVs）が検出された。cVDPVsの遺伝子情報とその発現過程を明らかにするために私たちはギニアにおけ

るポリオの発生につき疫学とウイルス学のデータを総合して検討した。公共保健の資源をエボラアウトブレイクに注力しすぎたため、ポリオワクチン活動と監視活動が中断され、その結果ワクチン実施率の低く免疫の弱い地域での神経毒性の強いVDPVsの拡散が促進された。[15]

科学の世界でかつて親しかった同僚たちが私を攻撃し、破滅させようとしたこともあった。概要にある最後の文章を見てみよう。「公共保健の資源をエボラアウトブレイクに注力しすぎたため、ポリオワクチン活動と監視活動が中断され、その結果ワクチン実施率の低く免疫の弱い地域での神経毒性の強いVDPVsの拡散が促進された」。

この意味不明の文章を理解可能なものに翻訳してみよう。そうすればこの文章がつじつまが合わないことが分かる。

次のように読み解くべきなのだ。「エボラのアウトブレイクのために私たちはポリオワクチンの活動ができず、私たちのワクチンがポリオウイルスを拡散させた」。実際のところ、読者の皆さんに他の読み方ができるか検討していただきたい。

実際には私にはこう意味すると思われる。私たちの作ったワクチンは新しいウイルスを作り出している。そして貧しい、疲弊した人々、あるいは多くのワクチンを打たれたため免疫システムが機能不全になっている人々を思い浮かべてほしいのだが、免疫機能の低度の人々が住む地域において、これらの人々がエイズ、エボラあるいはジカウイルス感染症など深刻なウイルス病に罹るよう仕向けているのだ。

＊　＊　＊

多分ケント・ブラントリー博士ほど西アフリカでのエボラアウトブレイク時に有名になった人はいないだろう。彼は当時リベリアで働いていたアメリカ人医師で、エボラに感染し治療のためアメリカに搬送され、回復した。敬虔なクリスチャンであり、人を治癒することが天命と考えるブラントリー博士を私は大いに尊敬している。彼の著書『コールドフォーライフ』に書かれた彼の試練を読むと私自身の信念に相通じる面が多いことに気づく。

この本の前書きにブラントリーは次のように書いている。「エボラウイル

ス病が認識されてから38年間、アウトブレイクはすべて小さな地方集落に限定されていた。しかし今回は違った。今回のエボラには最悪の要素がそろっていた。３つの国を通じて急速に拡大し、主要都市部へと拡がった」[16] ここから先彼が述べるアウトブレイクの数は私の理解と一致している。「1976年に初めてこのウイルスが認識されて以降、エボラの発生件数は20件以下だった。1976年以来最も多くの死者がでたエボラのアウトブレイクはザイールでの280人だった」[17]

西アフリカでのアウトブレイクがこれほどひどくなった原因に関して、ブラントリーはリベリアの主要都市モンロビアについて記述している。「この都市では誰もが清潔な水にアクセスできるわけではなく、多くの人々は不衛生な生活を強いられている」[18] 西アフリカでは数々の内戦で不安定な状況が続いており、人々は慢性的な栄養失調の状態であり、病原菌に冒されやすい状態だったことを付け加えておきたい。

ブラントリー博士がエボラに感染していると診断されたとき、彼はその頃接触のあったアメリカ陸軍感染症医学研究所の診断医であるランディ・シェップ博士に相談した。申し訳ないが、陸軍の感染症の治療研究者らがフォートデトリックでやってきたことを長年見聞きしてきた私はこのような職位の人には誰であれ、不信感を持ってしまう。

シェップはブラントリーに治療オプションを一通り紹介し、結局はエボラウイルスを標的とする抗体カクテル療法を採用することになった。ブラントリー自身が以下のとおり記述しているが、読者なら私が心配する点を直ちに理解してくれるだろう。

> その薬は人間用に作られたものではなく、安全かどうか知るよしもなかった。漿液はネズミの抗体をタバコの細胞で培養されたものから作られていた。これは一種の単クローン抗体であった。私はこの単クローン抗体とは人間の免疫システムの一部として自然に作り出される抗体を模造するために研究所などで遺伝子組換えされたものだと知っていた。この治療法は別の状況で採用されており、私が知る限り一般的に安全だと考えられていた。[19]

そう。また可愛い小さなネズミが登場してきたが、この小さなネズミにどのようなウイルスが眠っているのか、そしてそれが目覚めたなら人間の免疫システムを大混乱に陥れかねないということがまだ理解されていない。そして「研究所で遺伝子組換えされた」そして「一般的に安全だと考えられている」生物学的薬品を信頼するというのは、私の安心できる領域を飛び越えている。そうは言っても、もし私がエボラで死に直面する状況ならば、生き延びる最善のチャンスを与えてくれるオプションを選択するだろう。

しかし、私たちはこの大惨事の全体の始まった経緯を知る必要がある。私たちには人類に対する責任があるのだ。

この闇の核心はアフリカのジャングルではなく、医療研究の研究所にあると私は考えている。私たちは自分たちが犯した失敗を正直に白状することなく、神様のまねごとをしているのだ。

＊　＊　＊

残念ながらワクチンに関してはまっとうな科学を実践しようという動きがほとんどない。そのかわり、科学メディアは質問を投げかける者を強引に黙らせようとする。私たちの社会では文化的な言語による伝達手段として説得というものはなくなったのだろうか？　一体いつ私たちの社会は権威主義になってしまったのか？　対話すること、そしてお互いに言い分を聞くといったことがいつの間にか弱さの表れになっているようだ。

2019年３月21日のサイエンティフィックアメリカン誌の最新記事に次のようなものがある。題は『ワクチンを選択しない者はアメリカ社会から排除されるべきだ』である。[20] 副題には『ワクチンを受けることができるのにそれを拒否する人は道徳的には飲酒運転しているのに等しい』　えっえ～　道徳に言及するこの比較には驚いてしまう。私は長年科学の勉強と研究に従事してきたが、あまりの珍奇さに酔っ払ってしまいそうだ。

かつては科学の進歩のためのディスカッションの最高の学術誌だったものが、今どんな記事を掲載しているかという悲惨な例が以下のものだ。

> 酔っ払い運転する者と意固地になってワクチンを拒否する者は道徳上の違反を犯している点でなんら変わるところはない。どちらも利己

的で、無謀であり、彼らの周りにいる人々の生命をわざと危険にさらしているのだ。彼らの行動は、たまたま不幸にも近づくことになった何も知らない第三者の健康や安全、それにその生活を危険にさらす。

なぜかという理由は単純で明快だ。ワクチンは完全なものではない（時の経過とともに効かなくなるから）し、誰もがワクチン接種を受けることができるわけではない。ワクチンを正当に拒否できるのは免疫不全のケースだけである。遺伝子の欠陥が原因で、あるいはガンなどの病気でワクチンを受けることができない人がいる。その他幼すぎる場合も受けないことになる。MMR（はしか、おたふく風邪、風疹）のワクチンは生後12ヶ月を経過しないと接種できない。[21]

科学的議論の方法を学んできた人間として、上記２つのパラグラフは読むに堪えない。第１のパラグラフには内容が無く、ただの脅し目的の文章だ。第２のパラグラフを検討してみよう。

ワクチンは完全なものではないって。そんなものじゃないでしょう。時の経過とともに効かなくなる。この言い方だと、チョコレートの何が悪いかと言えば、食べてしまえばなくなってしまうからと言うのと同じ理屈になる。もう少し議論が必要だと思う。

私のことを好奇心の強い科学者と言いたいならそれで結構。

論点を明確にしたいのであるが、ワクチンの重大な問題の一つは動物の組織を使って培養されていることであり、どのようなウイルスや病原菌が注射によって人体に注入されているか全く分かっていないという事実だと私は考える。イタリアの研究所コルベラが最近の2018年12月にグラクソ・スミスクライン社製のプライアイックス テルタというワクチンを調査し、現在の科学技術で解明できる数々の問題を発見したが、更に調査するという勇気のある企業はほとんどないようだ。イタリア語から翻訳された報告書は以下のとおり。

私たちは、はしか、おたふく風邪、風疹、水痘に対するプライアイックス テルタというワクチンにつき化学的及び生物学的な調査を続けた。その結果以下の細菌等を発見した。それらはプロテオバクテリア、

線虫それに10種類のその他ウイルス、ssRNA、バクテリオファージのミクロウイルスと多くの内在性ウイルス（ヒトレトロウイルス、トリレトロウイルス、トリウイルス、ヒト免疫不全ウイルス、サル免疫不全ウイルス－HIVとSIVの破片等）、ネズミウイルス、ウマ感染性貧血ウイルス、リンパ球増殖疾患ウイルス、ラウス肉腫ウイルス、アルファエンドルナウイルス、B型肝炎ウイルスそれに酵母菌ウイルスであった。[22]

科学技術とは、よく使われる代表的なワクチンがどれほど多くの異なるウイルスで汚染されているかという問題に答えるために存在する。ここで指摘されたワクチンの問題はどうであろうか？　ワクチンの製造に使われたと思われる人間、鳥、猿、ネズミ、馬などあらゆる動物のウイルスが存在しているという指摘なのだ。さらには動物の細胞組織に自然に生育する虫、酵母菌、極小生物はどうだろうか？

もし動物の細胞を使わないとなると人間の胎児の組織を使うことになるが、人間の組織を体内の血液に注入するとなれば、遺伝子レベルで発生する道徳的、科学的な重大な問題があることが分かる。さらにはワクチン内に存在する水銀、アルミニウム、ホルムアルデヒド、界面活性剤その他の化学物質の問題があり、こうなると狂ったおとぎ話にでてくる魔女が子どもに与えるために調製する鍋のような様相になってくる。

ワクチンと人類の健康問題に関して個人的に述べるなら、私自身は数少ない飲酒していないドライバーの一人だと思えてくる。

第10章

オーストラリア入国禁止

時には気晴らしをしないとおかしくなってしまう。

本書共著者であるケントは重度の自閉症の娘がいるにも関わらず、現代科学の実態、特に科学報道のばかばかしさをネタに私を笑わせてくれるので、私は幸せだ。

私が世間知らずだったなら、彼のことをイギリスの風刺喜劇グループ、モンティ・パイソンの秘密メンバーに違いないと思い込んでいただろう。というのも、イエス・キリストのパロディ映画『ライフオブブライアン』の中で、ケントが「いつも人生の明るい側を見よう」という歌を口ずさんでいるように思えるのだ。実際はメディアから散々に責められているのだが。

これが冗談だと思いますか？

ではある話をさせていただく。

＊　＊　＊

科学とは一定の予測できる形で機能すると想定されるものである。

ある仮説がたてられ、客観的な方法で調査される。もし同じデータが得られるなら、認められることになり、そうでない場合にはその仮説は否定される。

いつもこのようにいくわけではない。喫煙、ハイオクガソリン、殺虫剤などの健康への影響やあるいはある特定の薬がもたらす悪影響の可能性など多くの分野で全く反対の意見を述べる科学者らが立ち上がり議論が闘わされている。

大金が絡むと真実がゆがめられるリスクが高まるのかもしれない。

1998年にアンドリュー・ウェイクフィールド博士は11人の共著者とともに高名な医学学術誌ランセットにMMR(はしか、おたふく風邪、風疹)ワクチ

ンは自閉症の発生と関係があること、そして特定の胃腸病に関係する可能性があるという衝撃的論文を発表した。言い換えるとワクチンにより消化器が何らかの影響を受け、その結果脳にも影響が及んでいるという。ウェイクフィールド博士のことを読者がどの程度ご存じなのかは分からないが、消化の問題とメンタルヘルスとの関係を意味する腸脳相関という言葉を聞いたことがあるなら、皆さんはウェイクフィールド博士の科学への貢献に感謝しなければならない。ウェイクフィールド博士はケントに次のように説明した。

> あの論文では自閉症スペクトラム障害(ASD)の12人の子どもにおいて腸内層のリンパ腺に軽度の炎症がみられ、特に小腸の後半部(回腸の末端)にそれが著しくみられたことを書きました。同時に関係する子どもたち９人の親についてはしか、おたふく風邪、風疹(MMR)ワクチンによる症状が発生しました。うち８人については当初の論文で報告されています。[1]

激しい論争が数年続いた後の2010年１月28日に英国一般医療評議会はウェイクフィールド博士の研究に非倫理的行動があったと断じた。メディアは不正があったと責め立てたが、ウェイクフィールド博士に対する告発の中味は子ども達への「無神経な不注意さ」であり、具体的には胃腸病の標準的な検査を子どもたちに実施したことだった。ウェイクフィールド博士がその年の５月に医師免許を取り消されたとき、デイリーメール紙はこの事件を次のように報道した。

> 子どもたちが受けると思われる苦痛に対し、彼は非倫理的に振るまい、「無神経な不注意さ」を示したと評議会は述べた。[2]
>
> 子どもたちには通常の胃腸検査、結腸鏡検査、腰椎穿刺、尿検査に加えてバリウム検査などが実施された。これらはすべて標準的な検査であるが、一般医療評議会の専門家に言わせると拷問に近いものだということだった。
>
> 評議会は子どもたちの多くはこの検査の対象になるべきではなかったと結論した。またウェイクフィールド博士とその同僚たちは子どもたちをその研究対象にする倫理承認を事前に受けていなかったことが判明した。

王立小児健康学部の教授テレンス・ステフェンソンはウェイクフィールド博士の研究は「言うに言えないダメージ」を発生させたと述べた。[3]

この話に読者は納得できるだろうか？

もし医師があなたの胃腸に問題があるかもしれないと考えたなら、結腸鏡検査を受けることになる。50才以上の人に聞いてみるがいい。まず問題があれば最初にあの検査を受けることになるのだ。それに尿検査が「苦痛と心配」をもたらすってどういうこと？

子どもたちに実施された検査はすべて胃腸病が疑われるときの標準的手続である。

更に異議申し立ての結果、この子どもたちを研究対象にすることに関して倫理承認が与えられていたことが判明した。彼らは胃腸に問題があり、診療されていた！　治療の一環で得られたデータだからといって、このデータを認めないということがあるのだろうか？　これは標準的医療手順と言われるものである。

ウェイクフィールド博士は不正が理由で医師免許を剥奪されたのではない。報道によると彼は不必要な検査を指示したという理由で医師免許を剥奪されたということになっている。

付け加えるなら、一般医療評議会の150年の歴史の中で最も長期にわたり、かつ聞き取りにカネがかかった事件でありながら、親の誰一人としてウェイクフィールド博士のために証言することを許されなかった。

事実、評議会はどの親にも一切発言を許さなかった。

被害者のいない事件で極悪人などが存在しうるだろうか？

＊　＊　＊

ウェイクフィールド博士がランセット誌に論文を発表してから、2010年に彼が医師免許を剥奪されるまでの12年間に何が起こったのか？　当然ながらMMRワクチンには自閉症の発生リスクがあるという訴えがあるのだから、それに関する独立の調査機関による高レベルの調査が実施されたと考えるだろう。

事実そうであった。アメリカ疾病予防管理センター（CDC）による高

レベルの調査が実施され、2004年にはその調査責任者フランシス・デステファーノの名前をつけたデステファーノ報告が公表された。驚くべきことに、この報告はワクチンのリスクが高いことを示したが、そのリスクは世の中に警戒を呼びかけるほどのレベルではないとの結論であった。

しかし、2013年11月に注目すべき事件が発生した。自閉症の子どもを持つ親であり、長年にわたりCDCには透明性がないと批判的であったブライアン・フッカー博士がデステファーノMMR研究の著者の一人であるウイリアム・トンプソン博士から連絡を受けたのだった。

当然ながら、トンプソンは長年にわたり重大な秘密を黙秘してきたことになる。

トンプソンによると彼らの調査結果、初期のMMRワクチン接種と自閉症の発生率、特にアフリカ系アメリカ人男児における発生率に関連があることが分かっていた。フッカーは内部告発をしようとしているこの男が闇に消えてしまうことを危惧し、弁護士と相談した上で、彼との会話を適法に録音する方法を検討した。

弁護士によるとワシントン州では電話会話の一方が会話内容を録音することが州法で認められているということなので、フッカーは自宅のあるカリフォルニアから北方遠くのワシントン州のとある場所まで幾度か出張した。フッカーはいくつかの会話を録音した後、アンドリュー・ウェイクフィールド博士に連絡した。博士も自閉症の子どものために闘っており、彼の汚名を晴らしたいと考えた。

これは衝撃的な資料だった。

その後彼らはエミー賞獲得のハリウッドのTVプロデューサーであるデル・ビッグツリーとともに活動することになる。ビッグツリーは『ドクターフィルショー』や医療トークショーである『ドクターズ』の製作者である。彼らはこの事案に関するドキュメンタリー『VAXXED：隠蔽から大惨事に至るまで』を製作することになる。フッカーとトンプソンは親密になり、その結果フッカーはトンプソンを説得し、連邦の内部告発者保護の申請を行わせ、彼の弁護士を通じてその訴えを公表した。

トンプソンは長年秘密保持を強いられたため、自閉症の子どもをみるたびに自責の念に堪えなかったとフッカーに告白した。

トンプソンが保管していた書類はフロリダ選出の下院議員ウイリアム・ポージー（共和党）に引き渡され、議員は興味のあるジャーナリストにはその内容を提供すると呼びかけた。私の共著者はそれに応募し、書類入手を許可され、その後トンプソン事件と他のワクチンの問題について、『ワクチン接種されて－科学は自閉症でこのように魂を売り渡した』という題の本にまとめた。これは良書であり、読者にお勧めしたい。

私にとってスティーヴン・キングの小説よりずっと恐ろしい内容である。

トンプソンはその後、ポージー議員に対し長文で詳細な告白書を書くことになる。以下がトンプソン自身の言葉によるその結論部であり、CDCがMMRワクチンと自閉症の関係性の証拠を2001年から2004年にかけて積極的に隠蔽した様子が描かれている。

私たちはデステファーノの小児報告（2004年）の最終案から問題のある発見事項を意図的に削除したと私は考えます。私たちは最終承認された研究手順を遵守せずに2001年10月から2002年８月にかけ、より詳しい人種分析を実施し、黒人グループにおいて強い副反応が発生している理由を解明しました。その結果黒人男児に統計的に有意な発生事象があることを発見しましたが、このことはこの人種グループにおけるMMRワクチンと自閉症的特徴の発生との間に真実の関係性が存在することを必ずしも意味するものではありません。

もし私たちが調査時点において研究結果を資料として残し、制限することなく報告していたならば、その後追加的な改善された研究計画につながったと思われます。MMRワクチンの早期実施の影響はチメロサール入りワクチンの幼児期接種のケースとほぼ同じでしたが、学校におけるMADDSP（自閉症の症状を把握する基準）の記録からチメロサールの量による影響分類のデータを入手することができませんでした。

黒人男児への重大な影響に加え、生後24ヶ月接種のグループに「特定の自閉症事例」というべき重大な影響を発見しました。もし24ヶ月の影響を報告していたならば、36ヶ月接種グループでの重大な影響を報告しなかった正当性の根拠がなくなることになります。最終報告のとりまとめ議論では、36ヶ月でのワクチン接種が統計的に有意な影響

があるとしても、その時点でのサービス実行が求められていたからだと結論しました。当初の仮説の一つを確認したのちに、発見された事実について事後解析をしたということになります。[4]

ワクチンの安全性を確認する仕事に携わっていたCDCのトップ科学者たちは、2004年において幼児に対するMMRワクチンの早期接種がアフリカ系アメリカ人男児に自閉症を高い比率で引き起こし、その他の人種構成ではそれほどではないが、それなりの発生率になることをほぼ確実に知っていたと思われる。一般国民の健康に対する犯罪行為でこれに匹敵するものを思いつくのは難しい。

トンプソンは5つの明確な嘘を告白しているように私には思われる。

第1にはMMRワクチンを生後36ヶ月ではなく、12ヶ月の幼児に接種した結果、アフリカ系アメリカ人男児に重大な影響があったことを報告しなかった。

第2には「他に原因が考えられない自閉症発症事例」が多く発生したのに報告しなかった。これはそれまで振る舞いや健康上の問題が全くなかった子どもたちが突如自閉症を発症したケースである。

第3にはワクチンを生後12ヶ月あるいは36ヶ月に受けた児童よりも24ヶ月に受けた児童に重大な影響があったことを報告しなかった。

第4にはジョージア州の出生証明がないという理由で自閉症になった非常に多くのアフリカ系アメリカ人男児を研究対象から外したが、それでも統計的には重大な数値になっている。しかしワクチンというサービスが求められる結果こうなったと彼らは主張しており、より早期のMMRワクチン接種が条件であるという根拠のない規制が原因となっている。

第5には、これらの情報をすべて削除したため、MMRワクチンがすべての人種の子どもたちに与えた傷害に対する恐怖心を和らげる結果になった。これらはすべて2001年から2004年にかけて発生した。

もしCDCの科学者たちが2004年の調査で判明した事実を正直に公表していたなら、ウェイクフィールド博士は2010年に一般医療評議会から審問対象にされただろうか？

多分審問されることはなかっただろう。

ではフランクと私は2010年から2012年にかけてワクチンとレトロウイル

スが自閉症の発症に関わっているのではないかと発言したことで、あれほどし烈に攻撃されただろうか？
多分されなかっただろう。
トンプソン博士は今もCDCで勤務しており、下院で証言する機会を待っている。製薬会社が議員たちを強力に抱き込んでいるためだと思うが、これらの事実がメインメディアによって取り上げられることは今後もないかもしれないと私は危惧している。

＊　＊　＊

ワクチンに関し疑問を投げかけた下院議員が何人か存在する。これらの議員がある分野で権限を持っているとしても、そしてワクチンのことにつき発言したところでメディアはそれを取り上げない。元下院議員のダン・バートンはよくやったし、下院議員であり医師でもあるデイブ・ウェルドンもよくやっている。近年ではビル・ポージー下院議員がこの話を公表しようと試みた。
2015年7月29日、ポージーはCDCによるこの情報隠蔽問題を下院の議場で追求しようとした。彼には5分しか時間を与えられなかったが、彼は中味の濃い発言をした。

議長殿、本日私は科学研究のあるべき形について問題提起したいと思います。
まず最初にはっきりさせたいのですが、私は疑問の余地もなく確実なワクチン賛成派であります。医療分野における免疫療法は数知れぬ人命を救い、公的保健分野において多大な貢献をしてきました。
そうは言いましても、私が当惑していることがあります。最近上院で児童のワクチンに関する公聴会がありましたが、児童のための全国ワクチン傷害補償プログラムからワクチンによって傷害を受けた子どもたちに対し、30億ドルを超える賠償支払を政府が行ったという事実は一般に公表されていなかったのです。
ともかくも、子どもの健康に関して決定権を持つ親にはできる限り最善の情報を得る権利があるはずです。当然親たちは国の役人が真実を伝えてくれるものと期待するでしょう。

以上述べた理由から私は次の事項を下院にて討議していただきたいと思います。2014年８月にアメリカ疾病予防管理センターの上級科学者であるウイリアム・トンプソン博士は内部告発担当弁護士とともに私の事務所に文書を持ってきました。その文書は2004年にCDCが実施したはしか、おたふく風邪、風疹ワクチンによる自閉症発症の可能性を調査する研究に関するものでした。

2014年８月にトンプソン博士は意見表明し、「私と共著者たちが2004年に小児科ジャーナルに公表した論文において、統計的に重要な情報を除外していたことを私は悔やんでいます」と述べました。

議長はトンプソン博士の証言を引用した。

> 2000年から2006年にかけての免疫安全課で勤務していましたが、私の主たる仕事は３つのワクチンに関する安全性研究の責任者ないしは共同責任者でした。ウェイクフィールド博士はランセット誌にMMRワクチンと自閉症的症状との関連性を主張する研究を公表していましたが、それに対応するために、MADDSP（自閉症把握基準）でMMRと自閉症事例の管理研究が実施されていました。
>
> フェルストラーテンの研究の影響で、2000年の秋にはCDC外部の科学者や消費者保護団体から心配の声があがりました。我々が考えた重要な目標とは消費者保護団体が我々が自分たちの都合で決めた目標とバイアスを持って分析を行っていると批判させないように、彼の研究の分析が始まる前の2001年の春までにCDC外部で３つの決めごとを既存事実にしてしまうことでした。
>
> もし我々が18ヶ月あるいは36ヶ月の児童につき統計的に有意な影響があることを発見したとすれば、子どもたちにMMRワクチンの早期接種することが自閉症のような症状をもたらすという結論になると仮説をたてました。
>
> 我々は会議し、決めごとと分析計画を詰めることにしました。目標は2003年に小児科医誌に公表されたフェルストラーテンのチメロサール研究により完敗した事態を回避するために分析計画を用心し

て作成することでした。

９月５日の会議で、我々はサンプルと出生証明サンプルの人種データを暗号化して分からなくなるようにする方法を詳細に話し合いました。図表７に表示されるように出生証明のないサンプルでも修正された人種別影響は統計的に有意な数値として、とてつもなく大きいものでした。

2002年の８月から９月において、研究者全員と私は報告には人種別影響につき記載しないことを決めました。人種別影響の報告を削除することを決めた会議の後、すぐに私たちはこの研究に関する書類を破棄するために集まることを決めました。

私以外の共同研究者４名は全員集合し、会議室に大きなゴミ袋を持ち込み、すべての書類を閲覧、チェックしたうえで破棄すべきと考えた書類を大きなゴミ袋に詰め込みました。

しかし私はこれは違法であり、かつFOIA（情報自由法）と司法省の規則に違反すると考えたので、すべての文書は自分の研究室に保管し、関連するコンピュータファイルも保管していました。

我々は意図的に小児科医報告に書くべき問題のある発見事項を最終草案から除外したと私は考えています。

議長！　トンプソン博士の提供してくれた文書は決して無視されないようにするのが、私たちの義務であると私は信じております。それゆえに、下院メンバーだけでなく下院委員会に対しても要請があればこの文書を提供致します。

この内部告発文書の内容ならびにCDCの関与の事実を考慮しますと、公聴会及び徹底的な調査がなされるべきだと思います。

議長、さらには下院歳出委員会の皆さんにはこのような行動をとられますよう切にお願い致したいと思います。[5]

ポージー下院議員はことわざにある、木が倒れてもその音を聞く人がいない森の中で話しているようなものだった。彼の発言をすべてのメディアは無視した。

ポージーはその後どの新聞社であれ、要請するものに対し文書を提供することにした。私の知る限りでは、文書を要請したのは本書の共著者であるケントただ１人だった。シェリル・アトキッソンも要請したかもしれないが、そこのところは分からない。

ここでトンプソンの言いたかったことをレビューしてみよう。

彼はアメリカ疾病予防管理センターで３つの主要ワクチンについての安全性を研究する管理責任者であった。彼は政府による科学の信頼性を語るべき専門家にふさわしい立場の人物だと言えよう。

トンプソンによるとその研究計画は科学者の意見と消費者側の要望をもとに作成、承認されるという。すなわち科学者側とワクチン被害を受けた家族の親の双方がこの研究計画を承認しているということだ。

彼らがMMRワクチンの初期と後期の接種結果報告を調べたところ、人種別の統計データに重大な偏りがあることに気づいた。彼に言わせるとそれはとてつもないものだった。

担当したCDCの５人の科学者はMMRワクチンの初期の接種報告から人種別の影響データを除外することにした。ここで忘れてほしくないのは、彼らがMMRワクチンを初期に受けた子どもたちと後期に受けた子どもたちしか比較検討していなかったということだ。科学に少しでも精通している人なら分かっていると思うが、まっとうな研究をするためにはコントロールグループを把握する必要がある。

どういうことかというと、MMRワクチンを受けなかった子どもたちのグループを調査対象に加えて比較する必要があるということだ。彼らの研究は１日１箱のタバコを吸うグループと１日２箱のタバコを吸うグループを比較して肺ガンの発症率を調べるようなものだった。

私は科学者の研究は完璧であるべきだと考えるので、ワクチンを完全な形で受けたグループと全くワクチンを受けなかったグループを比較調査する研究があって当然だと思う。もしCDCを信用し、教育があって豊かである人ならば、しかもワクチンのことを調べれば調べるほど、計画を作り直すべきだという意見になるだろう。

この５人のCDCの科学者は情報を隠蔽することを決めただけでなく、なんとある土曜の午後を決めてデータを破壊することまでやってのけた。

これほど悪質なことがあるだろうか？　子どもが小児科医のところへ行って、傷害を受けるなんて、世界中にこんなにひどいニュースがあるだろうか？

フェルストラーテンの研究が明らかにしたのだが、政府が2000年から2003年の間にワクチンに含まれるチメロサールを調査した結果、それにより脳神経の病気が増大したことを発見した。しかしいつものように彼らはデータを改竄し証拠を隠滅してしまい、婉曲に「議論の余地がある」と言い始めた。「議論の余地」がなければ、これは犯罪だ。

政府が2001年から2004年においてMMRワクチンと自閉症について調査したとき、その影響を発見したが、隠蔽することを決め、それもCDCまで関わって、ある土曜日にすべての有罪証拠を大きなゴミ袋に詰めて破棄したのだ。私たちがこの事実を知ることができたのはウイリアム・トンプソン博士がこの事件から10年以上経過した2014年に告白してくれたからだった。

2007年ワクチン裁判所での政府側医療専門家であったアンドリュー・ジマーマン博士が政府に対してワクチンのせいで何人かの子どもたちが自閉症を発症したと伝えた。彼がこの情報を提供して48時間も経過しない間に政府は彼をこの件から外した。私たちはジマーマンが2018年に宣誓供述書で署名したお陰でこの事実を知ることができた。

次のことが明らかになった。

政府はワクチンを調査するたびに問題を発見するが、常にその情報を隠蔽してきた。

＊　＊　＊

ここからオーストラリア版の次の話に移ろう。

ウイリアム・トンプソン博士の告発について、ブライアン・フッカー博士がアンドリュー・ウェイクフィールド博士に連絡したことがきっかけになり、彼らは『VAXXED：隠蔽から大惨事に至るまで』というドキュメンタリー映画を作成した。これはトンプソン博士とブライアン・フッカー博士との間でかわされた会話を適法に録音したものに基づき作成された。製作者の一人、イギリス人のポリー・トメイは自閉症の子どもを持つ母親で、自閉症ファイルマガジンの共同設立者でもある。ケントもその自閉症ファイルマガジンの共同設立者である。ケントは自閉症ファイルマガジン

にいくつか記事を書いていたので、ポリーのことはよく知っていた。

この映画は劇場に出向いて実際に鑑賞することを全くしない人々の間で評判になり、トライベッカ映画祭で取り上げられ有名になったが、その後この映画祭の開催者であるロバート・デ・ニーロに抗議が来たため、映画祭への招待が取り消された。芸術表現の自由ってこんなものか！　デ・ニーロにとってろくでもない時期だった。当時デ・ニーロには18才の自閉症の息子がいて、彼の妻はワクチン接種のあと息子が変わってしまったと言っていた。当時デ・ニーロは映画から遠ざかっており、妻の言い分の当否につきコメントできないと考えていたようだ。妻を支えようとしないのね！デ・ニーロ氏は数年後妻と離婚したが、意外なことでもなかったわけだ。『VAXXED』を製作したメンバーはそのドキュメンタリー映画をオーストラリアに持ち込んだが、現地の報道機関と政府に妨害される事態になった。彼らは反ワクチン映画を国内に入れたくなかった。メディアと政府による妨害はこのツアーにとって意外な結果をもたらした。メディアが攻撃する前の事前販売では、映画のチケットはあまり売れていなかった。メディアが一斉に攻撃した後、チケットは売り切れてしまった。

オーストラリア政府は『VAXXED』メンバーに対しそれだけでは済ませなかった。彼らが出国するとき、出国管理にて引き留められ、所持品の検査と写真撮影をされた。探知されていたのは反ワクチンの内容ではなく、反ワクチン派に関するリンクあるいは情報だったと思われる。空港で彼らが出国手続を終えようとしているときに一人の担当官がポリー・トメイに「あんたたちが来ることを知っていたら、入国を許可しなかったのに」と言った。

この話を聞いたケントはすぐさまニュージーランドに住むポリーに電話し、彼が連載記事として書いているボレン報告に載せるインタビューを実施した。ポリーはケントに言った。「私たちは連日新聞で報道されたのよ。彼らはバカなことをやってたわ。彼らは私たちがオーストラリアに来ていることを宣伝してくれていて、四六時中話題にしていたわけ。彼らが報道しなければ、私たちが来ていることを誰も知らなかったわ。自業自得なのよ。それに『VAXXED』が危険で嘘だらけと言えば言うほど多くの人がそれを見たいと思うわよね。あんなやり方で私たちを宣伝するなんてホントバカだわ。オーストラリアに入国するまではチケットが売り切れになるっ

てことは全くなかった。でもオーストラリアに到着して報道機関がこの話を流し出したら、チケットが売り切れてしまった。いつも満席で『VAXXED』を見たい人の列ができたわ」[6]

ケントはあるアイデアを思いついた。

昔からケントは突拍子もないアイデアを思いつく。

＊　＊　＊

ケントはオーストラリアに旅行する気もないのに、一連の講演契約があるといって旅行ビザを申請した。そして「危険な科学ツアー」と名付けた。講演の予定も無くオーストラリアの誰ともコンタクトしていなかった。彼はボレン報告でこのツアーを大々的にぶち上げ、さらにはオーストラリアの首相マルコム・ターンブルに訪豪計画とその目的を詳細に記載した公開書簡を送付した。以下がトラブルメーカーである共著者が書いた内容である。

親愛なるターンブル首相殿、

貴国において2017年12月に私の「危険な科学ツアー」を実施するにあたり楽しみで心躍らせております。このツアーでは、私の２冊の著作『プラーグ－レトロウイルスの真実を追究したある科学者の果敢な研究』と『ワクチン接種されて－科学は自閉症でこのように魂を売り渡した』について論じるつもりです。さらにアメリカにおける「子どもへのワクチン５年間停止の試み」を行政手続法によりホワイトハウスとFDA、CDCに嘆願書をだすなどして努力奮闘していることを話したいと考えております。

もしこの活動についての情報をご希望でしたら、tinyul.com/vaccinemoratorium にて入手できますので、よろしくお願い致します。

そもそも貴殿はアメリカ市民ではございませんので、この嘆願書に承認署名できるわけではございません。貴殿のお手数をおかけすることは考えておりませんが、オーストラリアにおいて同じような規制がありましたら、ご参考にしていただけるかもしれません。

我が国におきましては、学名に関し、混乱がございまして、「安全な

ワクチン賛成派」あるいは「ワクチン安全派」と呼ばれたいという人がいたりしますが、この分野を研究した結果、私は「世界一の反ワクチン派」と呼ばれるべきだという結論に達しました。もちろん、この名称で呼ばれたいという方が他に大勢いらっしゃいますので、独占するつもりはございません。ただ単に便利なように使いたいと思っております。

多分貴殿は、私の著書『ワクチン接種されて―科学は自閉症でこのように魂を売り渡した』を読まれましたら、この書がアメリカ下院議員ウイリアム・ポージーから入手した資料に基づいており、特に意義深いものであると思われるでしょう。彼はこの資料をアメリカ疾病予防管理センターのワクチン安全性担当の科学者である内部告発者ウイリアム・トンプソン博士から入手しました。トンプソン氏は現在下院の監視及び改革に関する立法委員会での証言に呼び出されるのを待っている状態です。彼は3年間も待機しております。特にMMRワクチンがアフリカ系アメリカ人の人口を破壊している状況をトンプソンが証言していることを考慮しますと、オーストラリアでならもっと物事が早く進むのではないかと期待しています。おたくの国でもアボリジニーに対し同じことをやっていると拝察致しますので。

オーストラリア訪問の目的は**『プラーグ』**と**『ワクチン接種されて』**の2冊をオーストラリアにおける2大ベストセラーにすることであり、さらにはオーストラリアでも同じような**「子どもへのワクチン5年間停止の試み」**運動を開始することにあります。

貴国への到着時に、空港でお出迎えしていただけるのでしたら、素直にお目にかかりたいと存じます。もし首相官邸での会議をご希望でしたら、喜んで承諾したいと思います。どちらにせよ貴国において来賓になりたいと思っております。

私のことであまり気をつかわないでほしいと思っております。しかし製薬業界の支配からオーストラリアを解放する私の努力を認識してくださって、賞をお考えになるのでしたら、**オーストラリア勲章**といったものが私は好きです。帝国主義的に感じられますが、私にふさわしいように思えます。

貴殿のご参考になりますよう2つの記事を同封しました。「オース

トラリアが自閉症の子を持つ母親を『国家の敵』として入国禁止に」（ボレン報告2017年８月10日号）と「ケント・ヘッケンライヴェリー　世界一の反ワクチン主義者」（ボレン報告2017年８月８日号）です。私の仕事内容を良く理解していただけるものと思います。

美しい貴殿の国を訪れ、オーストラリアの勇敢な国民の皆様に会えることを楽しみにしております。

敬具

ケント・ヘッケンライヴェリー

追伸　貴国の新しい自動ビザ申請システムは素晴らしいものですね！この手紙が貴殿に届く頃にはビザの承認が済んでいるものと拝察いたします。ご一緒に野外でエビのバーベキューを楽しみましょう！[7]

ケントはこのおどけた文書が自由な医療を求めるコミュニティの仲間内で受けるだろうと考えていたが、まさか世界中の新聞で国際問題として取り上げられるとは思いもしなかった。

＊　＊　＊

その反応は迅速かつ滑稽なものだった。

2017年８月31日のシドニーモーニングヘラルド紙には「『世界一の反ワクチン主義者』ケント・ヘッケンライヴェリー　オーストラリア入国禁止に」という叫ぶような見出しがあった。記事は次のようなものだった。

自称「世界一の反ワクチン主義者」がオーストラリア訪問を拒否された。

入国管理担当大臣ピーター・ダットンは木曜にケント・ヘッケンライヴェリーが今年後半に予定している子どもへのワクチン停止国際キャンペーンの一環としてオーストラリアを訪問することができなくなったと述べた。「我々は彼の入国を許すことはない」とシドニーの２GBラジオでダットン氏は述べた。

「子どもたちにワクチンを接種させるべきでないと親に言ってまわる人物は危険きわまりない。この件に関しては注意深く充分に検討すべきであり、彼の入国は明らかに我が国の国益に反する」と言った。[8]

ワオ！　アメリカで社会主義者であって、資本主義システムを転覆すると表明しながら下院議員に当選し、民主党に影響を与えているあのアレキサンドリア・オカシオ－コルテスですらオーストラリアへのビザをとるのに問題ないはずだ。製薬会社がメディアや政治家さらには入国管理担当大臣にまで多額のカネをばらまく状況だからこそ、誰かにその医薬品について質問させれば良いのだ。

ケントがオーストラリアへの入国を禁止された話はオーストラリアの新聞だけでなく、BBCやイギリスの新聞ガーディアン紙、インターナショナルビジネスタイムズ紙、アメリカのバズフィード紙、さらにはサウスチャイナポスト紙でも報道された。グーグルニュースでケントとオーストラリアで検索すれば500以上のニュース記事を見つけることができる。これは健全な議論かもしれないが、ケントはこれらを報道する国内新聞や海外新聞から彼の言い分やコメントを求める電話連絡を一度も受けていないのだ。

ケントがオーストラリア政府から受け取った書類は奇妙なもので、当初国は彼の申請を認めていたようだが、のちに承認を取り消していた。８月31日に彼が受け取った書簡では次のように書かれている。「ヘッケンライヴェリー様、あなたの電子ビザ承認申請は2017年８月13日に承認されましたが、1958年制定入国管理法第128条により2017年８月31日に取り消されました」[9]

この通知文を読む限り、ケントのビザは８月13日に承認され、２週間経過後に取り消されたようである。

官僚による文章を長く引用するのは味気ないように思えるが、これは政府がどんな会話を許しているのかをルールとして決めているかを示すので重要なのだ。留意していただきたいのは、ケントはかつて一度も犯罪で起訴されたことはなく、彼に会った人は誰もが彼のことを親切でおしゃべりな人だと思うことだ。

2017年８月14日当省はヘッケンライヴェリー氏が2017年12月にオーストラリアで反ワクチン活動を広め、反ワクチン書籍の販売促進ツアーを計画しているという情報を入手した。

オープンソース情報によるとヘッケンライヴェリー氏はオーストラリアツアーにおいて、製薬会社と政府機関が人命を危機にさらしているという内容で講演する計画であることも分かった。彼は自身を「世界一の反ワクチン主義者」だと自称しているとのことである。

オーストラリアの科学及び医療団体のオープンソース情報によるとワクチン制度はオーストラリアの共同体の健康を守るために不可欠なものであり、現在オーストラリアで実施されている免疫実行計画なしでは、オーストラリア共同体における健康は著しく脅威にさらされることになる。オーストラリア政府のオーストラリア免疫化計画は無料ワクチン制度の資金を提供し、児童免疫登録制度を管理し、そしてオーストラリア国民と保健に関わる専門家に情報を提供している。

厚生省のウェブサイトでは免疫化が子どもを病気から守る最も安全で効果的な方法であり、オーストラリア共同体において充分な数の人々が免疫化されれば、病気の拡散は防止でき、さらには絶滅することができると記載されている。

これらの情報に基づけば、ヘッケンライヴェリー氏が反ワクチンの見解を広めようとする試みはオーストラリア共同体の秩序に対するリスクになると結論できる。[10]

私が敬愛する共著者ケントが、強固で繁栄する民主主義の良き秩序に対する脅威ですって？　彼は私の長話をしっかり聞いてくれるし、彼が本を書くときはその意見の根拠となる脚注を何百も明記している。ドライブするときは、あまりに制限スピードを厳格に守るために家族からおちょくられるし、通りを横切るときは必ず横断歩道を歩くし、毎晩フロスを使って歯を清潔にしている。彼が書いたCDCのワクチンプログラムにおける腐敗を描くこの著書はアメリカ下院から入手した書類に基づいている。彼は常々ワクチンの影響について、適切な科学的調査がなされるべきだと主張しているが、いまのところ全く調査は実施されていない。

オーストラリア政府はケントが書簡を書くに当たり、少しばかり不敬な表現をしたと批判するかもしれない。国のリーダーに対して「高貴な」とか、「すべての統治者であられます」とかの表現が必要かもしれない。

でもそれは外交上の挨拶にすぎない。

オーストラリアの反ワクチン運動家たちが弾圧されている頃、彼は食料衣類などの提供を呼びかけただけでなく、民主主義が元通り機能するまで海軍による閉鎖を呼びかけた。しかしこの2つの呼びかけは彼がオーストラリア入国禁止にされた後のことだった。この呼びかけの前にケントは『ワクチン接種されて－科学は自閉症でこのように魂を売り渡した』という著書を実際にオーストラリア政府に送付し、同国を訪問するのにふさわしくないと思われる誤った記載があれば指摘してくれるようお願いしていた。

彼は偽名で変装して密かにオーストラリアへ行く計画を雑誌に書いた。それは実際にはおかしな黒縁の眼鏡に大きな鼻をつけ毛虫のような眉のお面だった。彼はオーストラリアの地図の前で変装した顔写真を撮って公表し、オーストラリア政府には秘密にするよう読者に呼びかけた。

オーストラリア政府はその後ケントに連絡することはなかった。

しかし、最後の侮蔑的扱いはその後やってきた。

＊　＊　＊

ケントは妻が家族のメンバーとハーフマラソンに出場するということでフロリダに滞在していたが、カリフォルニアにいる兄から電話があった。ケントの兄は電話口でひどく笑うものだから、何を言っているのか分からないくらいだった。

「R.ケリーがオーストラリアで入国禁止になったんだ。サクラメントビー紙に載っているよ」と兄が言っているのを、ケントはやっと理解できた。

R.ケリーは歌手で若い女性らに不適切な行為をしたと批判されていることをケントはおぼろげに覚えていた。「分かったよ。それが僕と何の関係があるんだ？」

「そのR.ケリーの記事にお前のことが書かれているんだ」彼は笑いをこらえてやっと言うことができた。

ケントはすぐにインターネットに向かい、自分の名前とR.ケリーを入

力してハリウッドレポーターの記事を見つけた。

> ケリー自身は否定しているが、彼の女性や少女たちへの性的虐待への抗議で勢いづいたR.ケリーを黙らせるキャンペーンが昨年からさらに高まり、ケリーの歌手生命が危うい状況になっていた。彼の生涯を描いたドキュメンタリー映画『生き残るR.ケリー』が先月放映されたが、かえって彼に対する訴えへの注目を集める結果となり、音楽配信会社は彼との契約を打ち切ったとも言われている。
>
> オーストラリアは人格上問題のある外国人の入国を禁止しており、その中には事件を起こしたR&Bの歌手クリス・ブラウンや機密文書を漏洩したと起訴されたチェルシー・マニング、反ワクチン主義者のケント・ヘッケンライヴェリー、それに男性だけで構成された極右グループのプラウドボーイズの創設者ギャヴィン・マッキンスがいる。[11]

メディアによる私の共著者への本格的な攻撃が頂点に達した。彼がオーストラリアの良き秩序への脅威であるという言い方は不充分なのか、今や彼は性的虐待で告発されたR.ケリー、家庭内虐待で起訴されたクリス・ブラウン、文書窃盗で起訴されたチェルシー・マニング（彼女の罪はオバマ大統領により軽減されたが）、それに極右集団のメンバーと言われるギャヴィン・マッキンスらとひとくくりにされるようになったのだ。

ケントは馬鹿げておかしいと考え、「私はR.ケリーやチェルシー・マニングとともにオーストラリアの人格テストに不合格になった」と皮肉の効いた文章を書いた。ならず者の集団を率いて不可能な使命を完遂するという第二次世界大戦時の大衆映画『特攻大作戦』をもじった「特攻半分作戦」と命名し、彼がこのグループとともに活躍する話である。[12] オーストラリアを製薬産業の支配から解放するというものだった。

それでもケントは何でも哲学的にとらえるのだ。「でもね、僕は世界の7大陸のうち、6つの大陸で今でも歓迎されているんだ」と私に言った。

ケントはいつも人生の明るい側を見る人なのだ。

第11章

これから

本書で私は現在の科学が情けない状況にあるとグチをたくさん言ってきた。でもそれは問題解決して意義ある発展ができるよう正しい問題意識を持つ必要があるからだ。

私の好きな映画の中にアンディ・ワイアーの『オデッセイ』がある。この物語の主人公はマーク・ワットニーという宇宙飛行士で、火星の基地が砂嵐に襲われたとき、仲間たちは彼が死んだものと考え、彼を残して飛び立ってしまう。彼独りが火星に取り残されるというストーリーである。俳優のマット・デイモンはこの役を見事に演じた。ワットニーが映画の終わりで、多くの宇宙飛行士候補生を前にして問題解決のために知的に作業することの意義を説明するシーンがある。これが良かった。この信じられない波乱に満ちた旅から生きて帰った彼は、教室をゆっくりと歩きながら次のように話しかける。「やることなすことすべてうまくいかなくなる事態に直面することがある。すべてうまくいかない。その時、君は『これがそうなんや。こうやって僕は終わるんや』と言うだろう。その時点で君はその事態を受け入れるかもしれないが、受け入れず活動し始めることもできるんだ。これがポイントなんだ。始めるんだ。計算するんだ。そうすれば問題を一つ解決できる。そして次の問題解決に取りかかるんだ。そしてまた次の問題に着手する。そして必要な問題をすべて解決すれば帰還できるんだ」[1]

人類の健康と医療の問題で、誰もが何かがうまくいっていないと考えていると私は思う。私自身完全に見捨てられて、あたかも他の星に取り残されたただ独りの宇宙飛行士になったように感じたことが幾度かあった。「これがそうなんや。こうやって私は終わるんや」と言えたかもしれない。

でも神を信じ、科学を信じる私にはそれはできなかった。

まず始めることだ。取りかかるのだ。まず一つ問題を解決する。そして次の問題に取りかかる。

必要な問題を解決していけば、私たちは健康の黄金時代に到達できるだろう。

＊　＊　＊

ここである病人に関する現実をお話ししたい。

私が治療指導しているある患者がいるのだが、彼の話はこれまで述べてきた話と同様、腹立たしい話である。彼の名前を仮にショーンとするが、現実の彼は現在42才のトップ10のアイビーリーグ出身のエリートであり、これから述べる困難に直面する前には、シリコンバレーのハイテク企業で年収30万ドルを稼ぐエンジニア部門の管理者だった。

問題は2004年に熱と胸の痛みが生じ病院に行ったときに始まった。検査結果は知らされず、彼はバイコディン（麻薬性鎮痛剤）を処方され、入院はなかった。

その後の2015年、彼は数日間発熱し、彼に言わせると「大きなボウリングのボールが胸にぶち当たったような」強い痛みを感じ始めた。病院に行くと彼の血圧が高いことが分かり、心電図検査では異常値が示され、トロポニン値を調べるために血液検査が実施された。トロポニンとは心臓の組織にダメージがあれば血液中に放出される物質で、その数値がゼロ以上であれば何か問題があることになり、２以上では心筋梗塞があることを意味する。ショーンのトロポニン値は14を超えていた。

集中治療室で彼は急性心筋炎と診断され、ショーンの話ではその医療チームは彼の命を救うために素晴らしい仕事をしてくれたという。

彼が危機的状況を脱したとき、医師が来て彼の妻を外してショーンと話をしたいと言った。

ショーンは妻に聞かれて困ることはないと言った。

するとその医師はショーンに静注薬物を使ったことがあるか、最近輸血を受けたことがあるか、あるいは妻以外の女性、たとえば売春婦と衛生ゴムを使わず、セックスをしたことがあるかと質問した。

ショーンはその質問に思わず笑ってしまった。「私は退屈なソフトウェ

アのエンジニアです。そんなこと一切したことありません」
医師は少しむっとした感じでショーンに言った「私はあなたとちゃんと話をしたいと思っているんです。というのはあなたの病気が何か分かっているからです。あなたのような急性心筋炎の症状をいくつも見てきましたが、その患者らは全員エイズに罹っていたんです」
ショーンは医師の言葉に一瞬戸惑ったが、全く説明のつくことではなかった。そこでショーンは「あなた方はたくさん血液検査をしたでしょう。その中にはエイズの検査もあったと思うけど、その結果はどうなんですか？」と言った。
「まだ結果は出ていません。すぐに分かるはずです」
「それなら結果が出てから、また話をさせてください」
数時間後医師は戻ってきた。ショーンはエイズに罹っていなかった。医師は当惑した。
ショーンは徐々に回復し、2～3ヶ月後仕事に戻ったが少し動くだけで心室性期外収縮の症状がでた。医師たちは数々の検査を実施した結果、彼はアメリカ心臓協会の定める心機能安定性クラス3をオーバーすることが分かった。
ショーンはアイビーリーグの大学に進学したり、その後シリコンバレーの新興企業5社を次々と渡り歩くことを可能にした諦めることのない根性を再び生かして、医師探しを始めた。彼はやがて急性心筋炎を熟知する優秀な心臓移植専門医を見つけた。多くの急性心筋炎の患者にとって結果的には心臓移植が必要になるのである。
その心臓移植の専門医は彼の治療記録を徹底してレビューし、見逃されている点がないか調べたが、ある困惑する事実を発見した。「一般に急性心筋炎の発作を起こした人の5年生存率は約50パーセントだと言われています。あなたの治療記録によると、今ほどは悪くないが2004年に同じ病状があったようですね」と彼はショーンに言った。
「2度そういう状況になった人に関する生存率について信頼できる統計はあるのですか？」
「ありません」
「もし3度目の発作がおこれば？」

「深刻な問題ですね」

その心臓移植の専門医はショーンに繰り返し心臓の不調を起こす慢性的な免疫上の問題があるのではないかと疑い、その原因を解明しようとした。彼はライム病の診断検査を実施したが、結果はニューヨーク市とCDCが定めるライム病診断基準にすべて合致した。

その心臓移植の専門医はショーンをアメリカ国立衛生研究所系列の免疫専門医に紹介した。心臓移植の専門医はショーンに関して、内在性ウイルスの発現かどうかの検査、生まれつきの免疫と適応的免疫、それに逆転写酵素の検査などを実施してもらうことを考えていた。ショーンはその免疫医がコロンビア大学で（多分イアン・リプキン博士と共に）学んだことを知ったが、ここから物事がうまくいかなくなった。分かりやすくするため、この免疫医をヤブ医師と呼ぶことにしよう。

初診時にはすべてがうまく進んでいるように思えたが、ヤブ医師は検査結果をアメリカ国立衛生研究所のデータベースで照会したいと言いだした。医師は２分して戻ると言って去ったが、15分ほど経過して戻ってきた。

戻った医師は少し笑顔を浮かべていたことをショーンは覚えているが、視線を下に向けたままショーンに近づいて「あなたはCFS、慢性疲労症候群のことを聞いたことがありますか？」とたずねた。

「ありますよ」

「あなたはCFSに罹っていると思います」

ショーンは「でも、今までそんなことを言われたことがないです。それにCFSの患者は通常症状があるようですが、異常な検査数値がでるような病気ではないでしょう。私の場合、複数の心肺ストレス検査をした結果として、生物学的機能不全による長期的傷害の要件を充分に満たすことになっています。ラブコープ社とクエスト社の血液検査を何度も実施しましたが、その結果複数のウイルスに対して高い免疫反応があることが分かっています。MRI検査によると脳幹に炎症があり異常なウイルスの活動を示しているとのことです」と言った。

ヤブ医師は「あなたには他の健康上の問題があるかもしれないが、CFSに罹っていると思います。CFSに罹っているとなると、どんな検査をしても仕方ないので、これ以上検査する必要はありません。残念なことですが、

CFSは誰にも分からない病気なんです」と言った。
ショーンは彼の血液凝固の第8因子の数値が低いとか、あるいは彼のトランスフォーミング増殖因子ベータ1の数値が高いので、内部出血があるようだとかいろいろ言ってみた。
「もしCFSに罹っているなら、どんな検査をしたところで関係ないんです。もしあなたがCFSにかかっているなら、そういうことなんです」
ショーンはエンジニアとして自分の状況を考えてみた。これはあまりに不合理に思えた。
「あなたはCFSであれば、他に何かの病気があっても、その状態はCFSだとでもいうのですか？　全くイコールだとでも？」
「残念ながら、誰もCFSのことを知らないのです」とヤブ医師は答えた。
「では私はいつCFSに罹ったのですか？　心筋炎でICUに入ったあとのことですか？　それ以前には週に70時間以上働くという生活をしていましたが」
「あなたがいつCFSに罹ったなんて関係ないんです。問題はあなたが今CFSに罹っているという事実なんです」
「それは私が18才で血液検査を受けたときにさかのぼるのですか？」
「CFSにいったん罹れば、いつ罹ったかは関係ないんだよ」
ショーンは彼と議論を続けた。あるときヤブ医師はスタンフォードのホセ・モントーヤ博士に連絡しようかなと言ったりしたが、結局はやる気がなかった。
ショーンは抗議した。「私は家族と一緒にいて、子どもたちと遊んで楽しみたい。でも少しでも動くと、心臓が異常になるようでそれもできない」
「あなたの病状を改善する治療法はないのです」とヤブ医師は言った。
「治療できないのだから、どんな検査をしても無駄なんだ。ここではあなたが検査を受けたいと思っても、しません。どこの病院にいっても検査をしてもらえないだろう。うちの病院ではあなたのための治療法はありません。他の病院でも治療できないでしょう。あとはさっさとお帰りください」
そう言ってヤブ医師は部屋を去った。
こんな男が医者として存在が許されるとは私には信じられない。
私と科学的真実が不当に攻撃されたことを私が熱をこめて話すのは、私の業績をことごとく破壊した汚職体制をショーンがまさに直接体験していることが分かるからだ。

真実を抹殺すれば、その解決の可能性まで抹殺することになる。少なくとも10年間はその解答は存在した。ワクチンはレトロウイルスによって汚染されていた。ゲリー・オーエンが心臓血管の病気でレトロウイルスを発見し、2009年11月10日にクリーブランド病院の会議で論じたのが、XMRV-2だった！　ゲリー・オーエンの専門は心臓病だった。ではジョン・コフィンとNIHは何をしたか？　彼らはオーエンの研究所に2013年まで公表しないようにと釘をさし、コフィンの研究所と共同で、しかもウイルスの名称をウイルスBV2と付け替えて発表したのだ。ここでもまた不正と隠蔽が行われた。現在の先進国の医薬業界で真実らしきものは何もない！

こんなことを続けさせてはならない。

＊　＊　＊

フランク・ルセッティが医者にならず、科学研究者の世界を選んだ理由は根本的真実を発見することで、自己の死後も長く人類の健康向上に貢献できると考えたからである。物理学者の場合、このようにはいかない。彼は何か未知なるものを発見したいという前向きな姿勢を持つ。私も同じだ。彼の科学研究への愛は変わることはない。しかし科学研究は情報が増えるにつれ、困難になっていると彼は認識している。科学者は問題解決のためにより大きな道具箱に技術を詰め込んでいることが必要になっている。

現代の科学が間違った方向に進んでしまったことを正すために、フランクは次の４つの改善案を提唱する。

1．科学者間の協力関係を破壊することから、科学者へ金銭授与する賞をすべて廃止する。
2．補助金が絡む研究や論文のレビュー者の匿名をすべて廃止する。科学者が名前を出して堂々と発言できないとしたら、発言する意味がないからだ。
3．個人研究者に与えられる公的補助金の上限額を制限する。活動する科学者が多いほど、一般に科学は良くなっていく。
4．退職年齢を設定し、次世代科学者へ門戸を開く。[2]

現在の科学、医学のやり方を変えようとするフランクの提案に私も同意見だ。私はさらに、連邦政府から資金提供された研究者にその発見事項に関する特許、商標権を認めるバイ・ドール法を撤廃することを加えたい。個人的に常々この法律について気に障ることがあった。どういうことかというと、私は納税者の納めた税金のお陰で教育を受けることができ、いろいろと施設を提供され、指導してもらってきたのに、どうして「知的財産権」を所有する権利があると主張できるのかということだ。私はバイ・ドール法が制定される以前に研究者の世界に入ったが、当時は研究者の間にはもっと協力的な精神があったように思える。科学は他の人々の成果の上に築かれていくものだ。科学の発見には「私が」でなく、「私たちが」しかないのだ。自由な知的活動と人体の理解促進のチャンスのために私は喜んで安い給料であってもそれに甘んじてきた。

私は科学者のことを最高の職業だと信じてきた。というのは私自身もそうだが、多くの科学者はお金のために動くことはないからだ。そして科学研究において最も知的で、創造的であると認められた人に限って、最も謙虚な人でもあった。現代の体制では科学者の世界でこういう特質を持つ人たちは生かされていないと思う。むしろこれら良き人々を反逆者扱いしているのだ。

＊　＊　＊

以上がフランクが考える今の科学の世界を正常にする方法である。

さて、では現在病気で苦しむ人々を助けるにはどうすれば良いか？　いくつかのアイデアがある。

もしウイルスやレトロウイルスから常に攻撃され、さらには私たちの免疫機能を狂わせる化学物質の影響があるとき（そして携帯電話や携帯基地局から流れる電磁放射の悪影響についてはここでは省略する）、健康を取り戻すにはどうすれば良いだろうか？

本書で幾度も述べたが、私たちの健康が実際どう影響されているかを知るために私たちは多くの科学論文に目を通してきた。ここで述べるのは2019年現在で最善のプランであると言える。

2020年に何が起こるか、その後はどうかは神のみぞ知るである。しかし

ながら私たちがここで述べることは基本的に健全なものであると信じている。私たちは効果が見込まれ、安全であればいつも新しいことを試してきた。ここで述べる対処法はまだ完成したものではないが、その枠組みは今後５年、10年あるいは15年間は揺らがないと考えている。

＊　＊　＊

レトロウイルスの影響で後天性免疫不全と思われる症状に苦しんでいる患者に対し検討している対処法の一つがいわゆる重水素除去水を使う治療である。この情報を教えてくれたのがペトラ・ドルフマン博士だ。彼女はアメリカにおけるこの治療のパイオニアであり、私に対してもこの驚くべき簡単な方法で治療指導してくれている。

治療が水のような簡単なもので始まるとは私には全く意外だった。水の化学分子（H_2O）は２つの水素と１つの酸素からなることは誰でも知っている。ポイントは水素のアイソトープ（D_2O）である重水素がミトコンドリアの働きを妨害し機能低下させているということである。私たちの細胞には重水素がたまってくる。重水素にはレトロウイルスを含むすべての病原菌とその病原菌が生育する細胞を成長させ、そして変質させる機能があるとペトラは私たちに教えてくれた。重要な点は、重水素はミトコンドリアを内包する哺乳動物の細胞においてガンを引き起こすオンコイソタイプであるということだ。思い起こすと私たちはガン研究者として科学の世界に入ったのだが、重水素除去水を調査し始めて、これが昔からある化学療法の際に医療設備で使用されてきたことに気づき、好奇心がかき立てられたのだった。

この理論を推し進めている医学界の専門家としてハンガリーのラズロ・ボロス博士がいるが、以下の記述はボロス博士がカリフォルニア大学ロサンジェルス校、アリゾナ大学それにジョンズホプキンス大学と共同研究した論文の抜粋である。

> 自然発生の水素のアイソトープである重水素には生物学的に重要な役割がある。重水素除去水はネズミ、犬、猫それに人間における腫瘍の進行を遅らせる……ミトコンドリアの電子伝達系チェーンの最終複合体が重水素除去水（DDW）によって酸素分子を減少させると主張

> するモデルが提案されている。これがブドウ糖生成のみならず、脂肪酸の酸化にも影響する……DDWは自然なケトジェニックダイエットを推奨するガン予防と治療において提案されている。具体的には重水素が少ない飲料水やアバスチンやグリベックなどの抗ガン剤を標的にするミトコンドリアの下流メカニズムとしてのDDW製品などがある。未解明のガンの謎において生物学における重水素の役割は失われたリンクの一部かもしれない。西側社会におけるガン増加の傾向は自然油脂に代わって加工炭水化物を多く食べるようになったことで過度の重水素が体内に蓄積した結果もたらされたと考えられている。[3]

今までのキャリアを通じて、私は新しいアイデアに常にオープンであった。そのアイデアが知っているつもりのものや既存のものにどう適合するか、すぐに確認しようとする性癖が私にはある。フランクからは新しい情報を取り入れることで、問題をさらに良く理解できるようになると教えられてきた。科学の世界ではこのような協力的思考が一般的だと思いたいところであるが、実際はそうではない。私の経験では、新しい情報、それが真に飛躍的進歩に関わるものであっても提示されたその分野のトップクラスの科学者がそれを無視し、一歩譲っても別のやり方で確かめてみることさえしないことを目撃したことが何度かあった。科学においてエゴの余地などないはずだが。

重水素がレトロウイルスなどの微生物の成長要素として機能するとペトラが私に言ってくれたとき、それは私にとって衝撃だった。もしこれを前提として研究していたなら、多くの疑問が氷解したに違いない。確かにワクチンやその他の医薬品製造に動物の組織を使用したということが分かって多くの謎を解く鍵になったが、この重水素を豊富に含む水がミトコンドリアの機能に影響するという情報が加わると、さらに多くの興味深い発見の可能性が見えてくる。私はガンが私たちの体内にあるレベルの状態で常に存在しているが、適切な免疫機能があることで、その暴走が抑えられていると考える学説を支持する一人である。

重水素除去水が健康促進の有効な武器になり得るという証拠として、他にどのようなことが考えられるだろうか？　加工食品の食べ過ぎは健康を

害するということは私たちはすでに理解している。ペトラたち研究者は加工食品には重水素がたっぷり入った水が多く含まれていると考えている。重水素除去水は新鮮な食べ物、特に健康な脂質に含まれている。てんかんの発作を起こす人々の多くにとって、いわゆるケトジェニックダイエットが良いという理由の一つなのだ。ケトジェニックダイエットにより体は健康な脂質からエネルギーを得ることになる。この健康な脂質には重水素除去水が豊富に含まれている。また断食が体に良いというのも、断食によって体内に蓄積された脂質を燃やすことになるからだ。そのため体内の脂肪細胞内の重水素除去水が放出され、健康なミトコンドリアのエネルギー源となる。

このことから健康な脂質が私たちの健康に良いことがよく分かる。適切な水分が含まれているからだ。それは同時に低脂肪食品を推進するキャンペーンに対する警告でもある。私たちの祖先は低脂肪食品を食べて進化してきたわけではない。何百万年もの間食べてきたものが体に悪いと言って、私たちは不自然な食べ物を体内に入れている。狂っているとしか言いようがない。先日夫のデービットがコーヒーに低脂肪ミルクを加えようとしたので、私はそれを取り上げ、流しに捨てて言った。「何考えているのよ？」可哀想に夫はびっくりしていた。「成分表示の1つ目は高濃度果糖コーンシロップって書いてあるわ。ダーリン、ちゃんと完全な脂質を含む食べ物を食べてね。そのほうが美味しいし、健康にもいいわ」

この件で個人的なことを付け加えたい。XMRVマウス白血病ウイルスの研究を開始する前に、私は研究所でエイズの研究をしていたので、6ヶ月に1度エイズに感染していないか検査を受けていた。XMRV研究を始めた頃は他の研究者と同様、私もこのウイルスに関し陰性であった。2011年にフランクが突然私を呼び出し、2623番の患者がXMRVの血清とタンパク質検査で陽性だというニュースを告げた。2623番の患者とは患者ではなく私のことだった。私はバイオセーフティレベル2の環境で研究を続けていた。二重に手袋をつけ、ゴミはすべて滅菌し、すべてを漂白するのだ。もし私がXMRVに感染したなら、その可能性は一つしかなかった。あのウイルスはエーロゾル化する、すなわち空気中に浮遊するということだ。結局、放射能を研究して、その害によって死んでいったキュリー夫人のように私は研究対象である怪物の犠牲者になってしまった。

慢性疲労症候群の患者はよく頭がボンヤリして思考できないとか、多発性硬化症のような症状で歩いたり話すのが困難になると言うが、私もそのような症状に苦しんだ。特に飛行による長旅のあと、酸化ストレスにさらされたあとがひどかった。そう、今では私自身が研究する患者と同じ症状で苦しむことになった。この病状にどう対処するかという問題はもはや私にとって学問的なものではない。

個人的な問題なのだ。

ペトラは私に重水素除去水を勧めてくれ、私は素晴らしいアイデアだと思い受け入れた。私は安全である限りいつも新しいことを前向きに試す。水を飲むほど安全なことがあるだろうか！　私にとってその成果はめざましいものだった。私はこの治療前には老化していたと思う。今ではかつて最も感染しやすいXMRVという人間に感染する病気に関わるレトロウイルスを研究していた10年ほど前の頃に持っていた認知機能を取り戻した。もし私のミトコンドリアを見ることができるなら、今ではストレス下の警告シグナルを出しているのではなく、むしろ適切なエネルギーを生成している状況を目にするだろうと思う。

重水素除去水にはもう一つの利点があると考えているので、ここで正しく説明したいと思う。もし私たちの体に正しいアイソトープの水素原子から成る水分子があるなら、その分子は実際に全く異なる様相である。このような正しい形の水とは細胞に浸透しやすく、細胞を水和化できる。この状態でミトコンドリアは危険警告シグナルを送るのをやめ、細胞が回復、修復するために必要なエネルギーを供給する体制に切り換える。体内の発電所が効率的に機能しておれば体内の各組織は充分なエネルギーがあることを知って機能するようになる。もしエネルギーが不足するなら体内の組織は工場管理者のように操業を続けるために、一部プロセスを省かざるをえなくなる。場合によっては電力事情が回復するまで、できる限りダメージを抑えるために工場の一部を閉鎖することになる。重水素除去水はアマゾンのオンラインサイトで入手可能だ。

以上の話はもしあなたが昔の遺伝子理論とその機能しか学んでいないなら異端学説と思えるかもしれない。しかし今では私たちの環境と遺伝子との間に文字通りのシンフォニーが存在することが分かっている。

この科学の分野を公式には「エピジェネティクス」という。

単純に言うと、あなたの環境があなたの遺伝子の機能に影響するという意味である。DNAのメチル化とは遺伝子のスイッチをオンにしたり、オフにする基本的エピジェネティクス機能をいう。でもこれは多くの機能のうちの一つである。もしあなたが汚染された環境に暮らしているなら、ある遺伝子にはスイッチがオンになり、ある遺伝子のスイッチがオフになることがある。強いストレスの状態にいる人にも同様のことが起こる。特定の遺伝子にスイッチがオンになり、別の遺伝子のスイッチがオフになるのだ。

こういう理由で私は何よりも食べ物に含まれる遺伝子組換え作物（GMO）から何が起こるかと恐れている。これらのGMOが私たちの体内環境においてどう作用し、どの遺伝子に現状とは逆のスイッチをオンにしたり、オフにするかどうか全く想像もつかないのが現状なのだ。私自身は自然プロセスを研究するのが正しい科学と考えており、できる限りその方向で進んで行きたいと思っている。

＊　＊　＊

私は今までの人生で気晴らし目的のマリファナなど一切避けて暮らしてきたが、今では慢性病治療のための医療用カンナビス（大麻）を熱心に支持する者の一人である。本書共著者のケントは社会人として最初に就いたのが司法省の麻薬捜査部門のサンフランシスコ支部での勤務で、当時オークランドの麻薬王の通話を盗聴するのが仕事だった。彼は私たち２人とも若い時はどれほどくそまじめな人間だったかと言って笑う。今では私たちは医療用カンナビスを強力に推奨している。

カンナビスには治癒力があると考えている。しかし慢性病の患者にはカンナビスの処方は助けになるが、大多数の人にとって「治療」になるわけではないと明言したい。体内でカンナビスがどう機能するかというと、神経炎症のスウィッチを、明かりを暗くするように弱にするのである。もし症状がひどくなければ、カンナビスの効果は治療したように感じられるかもしれない。しかし体内の免疫にかかるエンドカンナビノイドシステムが破壊されておれば、その再構築にカンナビスが貢献できるわけではない。

カンナビスと私たちが言うエンドカンナビノイドシステムとを理解できれば読者にとって有益かもしれない。エンドカンナビノイドシステムは1987年に発見されたばかりだが、私は体内における最も重要なシステムの一つだと考えている。エンドカンナビノイドシステムは「体内での安定性を維持するためのスーパーコンピュータ」と呼ばれている。カンナビノイドと呼ばれる分子群とその分子を結びつけるレセプターから構成される。これらのレセプターが多くの機能、たとえば食欲、痛み、炎症、体温調整、筋肉コントロール、新陳代謝さらにはストレスへの対応コントロールを調整する。カンナビス医療の父として知られるラファエル・メコーラム教授は「エンドカンナビノイドシステムは実質的にすべての病状に関わっている」とまで明言している。[4] カンナビスには鎮痙性、抗精神症性、抗炎症、抗酸化力そして抗鬱性成分があることが発見されている。

私たちの体がストレス下にあるとき、自然のカンナビスを生成することができない。慢性疲労症候群の患者や自閉症の子どもたち、それにガンに罹っている人々はこの状況にある。大麻やカンナビス以外で自然由来のカンナビノイドを豊富に含むのが母乳であると聞くと読者は驚くだろう。そう。母乳にカンナビノイドが含まれる。母なる自然が母乳を通じてもたらしてくれる素晴らしいものはどれほどあることか！

カンナビノイドの受容体が脳細胞と幹細胞に存在することが発見されたため、今後カンナビスが多くの慢性病に治療効果があることが解明されていくと考えられる。植物由来の少量のカンナビノイドが体内でより多くのカンナビノイドを生成させ、さらにカンナビノイドの受容体の生成を促進するようシグナルを出すことが起こりうるのだ。私たちの健康維持には機能するエンドカンナビノイドシステムは不可欠である。

カンナビスについての科学研究は検閲と腐敗によって一般国民や医薬業界には知らされず、ねじ曲げて報道されてきた。自然の生薬が治療に使われるように専門家と科学者が関与して偏見のない科学を通じて役立つ医薬品にしていく必要がある。

低コストでしかも治療においての安全性が高いという実績から実務家が様々な状況で使いやすく、役立つと思われるので、カンナビスによる治療法の確立がまず最初になされるべきだと私たちは考えている。私たちはト

ランスレーショナルサイエンティストとして、そのあと安全で患者に貢献できる治療を政治的バイアスから無関係に推し進めることができると考えているが、今のところこういう動きは見られない。

あなたはミシガン州フリント郡での水質汚染の話を聞いたことがあると思う。飲料水に多量の鉛が含まれていたのだ。この話を聞いたとき「カンナビスを水中にどっさりぶち込めばいいのよ。天然の重金属吸収植物なんだから。ただし洗浄しないとそのあとは使えないわ」と私は言った。カンナビスはものすごい解毒剤であり、あらゆる重金属を吸収する。人体に蓄積された重金属をとても簡単に、安価に、しかも効果的に取り除くことができるのだ。敵の正体が分かれば、それと闘うための戦略を工夫することが可能になる。

カンナビスの持つもう一つのメリットとはエンドカンナビノイドシステムは造血幹細胞と間葉系幹細胞の機能になくてはならない重要なリピッドシグナリングシステムであるということだ。具体的に言うと脳、免疫システム、消化システムそれに心臓などが適切に機能するのに欠かせないものだ。私たちの体が一つの大きなシグナリングシステムであると考えれば分かりやすいかもしれない。ミトコンドリアはこのシグナリングシステムの中核に位置することになる。もし体に充分な量のエネルギーがなければ体内のすべての臓器は機能停止するか、低いレベルのエネルギーで機能することになる。私たちが解明したいと考えている課題の一つが冬眠中の熊の生物学的マーカーがどうなっているかということだ。その数値は慢性疲労症候群の患者や他の神経系免疫疾患の患者の数値に似ているものと予想している。

エネルギーの枯渇に関し、長年見聞きしてきた恐ろしいものの一つに、自閉症で亡くなった子どもたちがすぐさま死後硬直するという話がある。これがどういうことか考えてみてほしい。彼らの身体は必死に生き延びようとしているが、死んでしまうとすぐに死後硬直が始まる。私は2011年に膵臓ガンで亡くなった叔母を介護していて、同じ事象を目撃した。慢性病とはあなたの体が生き続けようとしていることを意味する。ただ死に近い状態なので、死後硬直するのに時間がかからない。恐ろしいことだ。

この事象が叔母にすぐさま起こったことが私にとってショッキングなことであり、よく理解できていなかったのだが、カリフォルニア大学（サン

ディエゴ校）の研究者ロバート・ナヴィー博士が私に説明してくれた。彼は「カオスはエントロピーなんだ。動きはない」と言った。私たちはカオスとは不規則な動きと考えがちであるが、エントロピーをランダムであり静態であると考えることに驚かされた。私は自閉症の子ども達ではなく、むしろ一日中暗い部屋で横たわり、動くことのない慢性疲労症候群の患者のことを思い浮かべた。明かりも音もない。恐ろしい苦痛に耐えるためにエネルギーを使い果たしてしまう。死の淵にいてどちらへも動くことができないという身の毛もよだつ状態なのだ。私は死後の世界には地獄があると信じているが、この状態はまさに生き地獄としか言いようがない。

最近の研究結果により神経変性疾患と脳腫瘍の新たな治療法が発見された。「洗脳」と言ってみたい方法であるがもちろんそれは良い意味である。

この数十年来、体内にリンパ組織体が存在することが知られている。これは本質的には体液のスーパーハイウェイであり、タンパク質を主成分とする体液が体から排除すべきバクテリア、ガン細胞、死滅した細胞、毒物などを除去する。リンパ組織体とは簡単に言うと血液をのぞく体内のすべての液体から構成されている。この中には主としてマクロファージから成る免疫細胞の分子を移動させるコネクターとポンプのネットワークがあり、マクロファージ（小さなゴミ回収車のようなもの）が有害物質を丸呑みして安全に処分する。

脳には「免疫特権」があると広く考えられてきた。どういう事かというと、抗原が導入されたとしても脳内では免疫反応を誘発せず、炎症を起こさないと考えられていたのだ。ところが2015年に、脳にリンパ組織体が存在するということが発見された。ニューロサイエンスニュースで以下のように報道された。

> これまでの教科書で教えられてきた常識をひっくり返すような驚くべき発見がなされた。バージニア医科大学の研究により脳は免疫システムに直接脈管でつながっていることが分かった。従来はこのような脈管はないと考えられていた。リンパ組織体が体中に完璧に張り巡らされている状況でこれらの脈管が発見されていなかったことは驚くべきことであるが、これは今後自閉症からアルツハイマー病や多発性硬

> 化症にいたる難病の研究と治療に影響を与える重要な発見である。
> 　思いもしなかった脳内におけるリンパ管の存在が判明したことは今後脳の機能やその病気に関する多くの疑問の解明につながるだろう。[5]

これはとてつもなく重要である。というのはワクチンは免疫システムの機能を抑えると広く知られており、しかもワクチンは脳内には影響しないと考えられていた。その理由として脳へは侵入できず、従って脳は守られているということだった。この発見により実際には脳は免疫システムにつながっており、免疫システムに反応を起こすものは脳の機能にも影響することがあきらかになった。

これはとても大きな「あちゃー！」であり、あらゆる分野で「科学は確立済みだ」という考えに対する反証となった。

カンナビスは神経システムにおける炎症を鎮め、細胞シグナルを補佐し、エンドカンナビノイドシステムのバランスを修復することで多くの人々の健康回復に重要な役割を果たすことができる。

＊　＊　＊

カンナビスについて記載した箇所でカリフォルニア大学（サンディエゴ校）の研究者ロバート・ナヴィー博士に触れたが、彼は自閉症とその治療方法に関し最もよく研究している人物の一人だと私は評価している。

ナヴィーは私たちの現代社会が古代から引き継いだ「細胞危機反応」といわれる細胞の防御システムを起動しているという仮説をたてた。彼は細胞を中世の城に喩える。当時の城は難攻不落の要塞であり、緊急事態には村民が受け入れられた。侵略者が攻め入り、王の軍隊が応戦できないと、村民は城に逃げ込み、吊り橋を引き上げ、脅威がなくなるまで村民は安全にそこに留まることができる。ナヴィーは私たちの細胞も病原菌に冒されると同じ戦略をとると考える。しかし、脅威が去らない場合どうなるのか？村民は城から出ることができない。日常の商取引もなされることはない。城内の人々は飢餓状態になり、共食いになるかもしれない。このシナリオでは細胞は事実上の冬眠状態に入る必要が生じる。

2013年３月13日のサイエンスデイリーに記載されたナヴィーの研究に関

する記事では彼の理論の主要点が記載されている。

「細胞がウイルス、汚染あるいは有害環境物質などの通常の危機状況にさらされると防御機能にスイッチが入る」とナヴィーは説明する。「その結果、代謝と遺伝子発現に変化が生じ、隣接する細胞間でのコミュニケーションが減少することになる。簡単に言うと、細胞がお互いに話さなくなると、子どもたちも話さなくなる」[6]

これで多くのことが分かるようになると思えないだろうか？　ナヴィーの理論のいいところは、どんな物質が問題を引き起こしているかなどの狭い範囲の問題にこだわらず、ダメージが身体にどう影響しているかという広い範囲の疑問に誘導してくれる点だ。身体が細胞危機反応状態かどうか私たちが判断でき、しかも危機が去ったというシグナルを身体に送るためにやるべきことを示す明確な指標が必要になる。

ナヴィーは人のミトコンドリアが細胞危機反応のストレス状態にあることを識別する17の炎症シグナリング分子を明確にした。これらは「マイトカイン」と呼ばれ、ナヴィーは特別にプログラムされた大型スペクトル計を研究室に設置して測定している。彼は17のマイトカインを明示し、治療に役立つ明確な目標値を定めた。

ナヴィーはさらに細胞危機反応を鎮めると期待できそうな薬を見つけた。スラミンという薬で、アフリカ眠り病の治療に100年以上も使われた安全なものである。私はガンとエイズの初期の試薬実験でスラミンを使ったことがあり、ある患者らには信じられないほどの良い結果をもたらしたことがあった。当時はパターンを認識できていなかったが、今になって考えてみるとエイズ患者で早く死ぬ人たちはエイズとマウス白血病ウイルスの両方に感染していた。ナヴィーはまずネズミを使って細胞危機を誘発させ（ネズミに注入することでネズミの免疫システムに感染したと信じさせ）そのあとスラミンを投与してテストした。サイエンスデイリーには次のように報道された。

この薬により17タイプの複数システム異常、たとえば脳シナプス構造、細胞と細胞との間でのシグナル伝達、社会行動、運動協調性それ

にミトコンドリアのメタボリズムなどが正常化、ないしは回復されることになった。「この研究でAPT（反プリン受容体セラピー）を使い、細胞危機反応をプログラムし直し、炎症を鎮めることで驚くほどの有効性が示され、その結果自閉症やその他の疾患を治療する全く新しい種類の鎮炎症薬品の開発可能性が見えてきた」とナヴィーは語った。[7]

ナヴィーは人間で言うと30才に該当するネズミと遺伝子自閉症とよく言われる脆弱X症候群のネズミを従来のネズミに加えてこの薬を試してみた。私たちは自閉症を老齢化が加速する病気と考えているので、脆弱Xやレット症候群のような遺伝子的病気にはその分子経路に類似性があるのかもしれないと思う（レット症候群はDNAのメチル結合蛋白MECP2により引き起こされる）。これら2種類のネズミを加えた実験は成功し、この薬は年齢や遺伝子の状況に関わらず、効くことが判明した。

その後、ナヴィーはこの100年にわたり使われてきたアフリカ眠り病の薬を自閉症の子どもたちに試してみる許可を与えられた。2015年5月にUCSDスラミン自閉症治療実験が開始され、2016年3月に終了した。この研究は薬が本物か被験者には知らされない試験として実施され、5人の子どもには薬が投与され、他の5人にはプラセボ（偽薬）が与えられた。2016年1月18日に治験の最新結果としてナヴィーは次のように取りまとめた。

スラミンは自閉症のすべての基本症状を改善させる効果をもたらした。薬を投与した5人の子ども全員が言語、社会交流、それに興味を示す態度に著しい改善を示した。スラミンは根本的レベルで作用しているように思われる。スラミンは細胞危機反応により形成された発達障害を取り除くことによって、子どもたちがそれまで完了していなかった発達プロセスを開始させる効果が見られた。良く知られた自閉症の症状として、脳幹によりコントロールされた生理学的な異常とそれに関連する低度の副交感神経性緊張があるが、これらの多くはスラミンの1錠投与で数時間のうちに改善された。[8]

以上がUCSDスラミン自閉症治療実験の主要課題に関する親からの報

告である。もしあなたの子どもであったとしたらこの状況にどう感じるか想像してほしい。治験された子どもの両親は共に医師であったので、その観察は信用できるものといえよう。

あなたは映画『アウェイクニング』に出てくる閉じ込められたような患者の親であることがどのようなものか想像できるだろうか？　私たちの息子は11歳だ。１歳半のとき色、形、それに数を英語、スペイン語、ペルシャ語で言うことができた。同年代のどの子どもよりも早くジグソーパズルを組み立てることができた。彼には社会性があり、誰とでも親しくした。３歳のとき言語能力とコミュニケーション力をすべて失い、自閉症と診断された。

治験を受けた最初の夜、晩ご飯をすべて食べたあと、私を落ち着いた様子で見上げて「僕晩ご飯全部食べたよ」と言った。彼はそれまでそのように言ったことはなかった。通常は晩ご飯を食べ終えると「やった」と言うだけだった。投薬して２日後、診察のために投薬センターを訪れたとき、彼は看護師に「僕もう一度トイレに行きたいんです」とはっきりと言った。多分この言葉は生まれてこの方彼が話した最も長い文章だったと思う。投薬後６日目、彼は今までとは違う新しい食べ物を食べたいと言い出した。なんとレタスを食べたのだ。もともと好き嫌いの激しい子どもだったので、これは大きな変化だった。

私たちは過去８年間、自閉症に関するあらゆる治療法を必死になって試してきた。しかしこのスラミンによって得られた効果に及ぶものはなかった。スラミンを１錠投与しただけで、映画のあの子どもが病気によって閉じ込められていた状況を垣間見ることができた。

映画『アウェイクニング』における閉じ込められた患者の親の気持ちが想像できるだろうか？　最後にその患者は目覚め、微笑み、踊り出す。しかし、そのあとすべて消えてしまう。[9]

自閉症の子どもたちとその親が耐えてきた苦しみを知れば何をすべきか明確だが、なぜ政府が全力で急いでこの薬を自閉症治療薬として承認しないのか私には理解できない。

そんなに難しいことなのだろうか？

スラミンはすでに使われて１世紀以上経過しており、世界保健機関（WHO）の基本的医薬品にリストされている。これらの薬は保健制度において、重要な需要を満たす最も有効で安全な薬と考えられている。問題視する理由の一つには、1980年代にカンサーカウボーイのグループがエイズとガンの患者たちに高濃度のスラミンを投与したため腎臓障害を起こしたという事件があったことが考えられる。ここで私たちが子どもたちに投与しようと考えている分量は過去75年間安全に投与されてきた量の５パーセント以下であることを忘れないでほしい。

多分現実の問題はスラミンが特許切れであり、この製造権を持つバイエル社が少しばかり異なる分子構造の新薬を作り、何十億も儲けることを考えているということかもしれない。

ナヴィーはその研究を始めた頃、積極的に私に相談していたが、私に起こった様々なことを知ると、連絡を絶ってしまった。スラミンは結論的には障害を引き起こしやすい病状に関連するガンマレトロウイルスやメチル化並びにミトコンドリアの欠陥に最もよく効いた。今でも私は自分の死後、神様に会うときに人々が苦しんでいたときも自分は大丈夫でしたとは言いたくないと思う。人々が苦しんでいて助けを求めているにもかかわらず、お前は自分の評判を気にしていたのではないかと神様に聞かれたくないのだ。

以下のコメントはナヴィーが2018年に発表した記事からの抜粋である。すべての科学者が迫害を恐れずに使命を果たしてほしいと思う。しかしながら、ここに記載されているのは強力な利害関係者に圧力をかけられたものではないと思いたい。

筋肉リューマチ・脳脊髄炎／慢性疲労症候群（ME/CFS）は省エネ状態を意味し、代謝と遺伝子発現が変化した状態であり、過酷な環境下において機能のキャパシティを低減させ、その結果慢性的苦痛と無能力状態を継続させている。しかしながら過酷な環境状況によって、いくつかのエネルギー節約状態を活性化するケースが知られている。その一つが持続、忍耐を意味するドイツ語のダウアーと呼ばれるものだ。過酷な状況により、ダウアーが起動されると古典的な遺伝子モデルである１ミリの長さのセンチュ

ウ（カエノラブディティス・エレガンス）の寿命が２～３週間から４ヶ月まで延びることが分かった。さらに良いニュースとして、センチュウのモデルでのダウアー状態は完全に逆にもできるのである。もしダウアーが慢性疲労症候群にとって適切なモデルになるのであれば、ダウアーの表現型の分子コントロールを研究することで、新しい治療法が発見されるかもしれず、その結果、ダウアー状態から離脱し回復過程が開始されるよう作用する可能性がある。[10]

私たちがなぜ冬眠中の熊の生理機能を研究したいと思っているか分かっていただけるだろうか？　当然であるが熊の方が虫よりずっと人間に近い。パズルの中で抜け落ちている重要な一片がどうやらスラミンだと思われる。これが危機シグナルを吸い上げてしまうスポンジの役割を果たし、身体にもう大丈夫というシグナルを送ることになる。城の吊り橋を下ろし、日常生活と回復活動が始まるのだ。

重水素除去水でミトコンドリアの機能を適切なレベルに持っていき、そしてカンナビスを使って炎症を鎮め、スラミンのような薬を使って危機は去ったというシグナルを身体に送ることができるなら、現代の最も困難な慢性病を治療する新たな段階に到達することになるだろう。

＊　＊　＊

1998年にアンドリュー・ウェイクフィールドと12名の研究者はランセット誌の連載レポートに以下の事例を公表した。それは自閉症スペクトラム障害の12名の子どもたちの大腸に軽いあるいは中程度の炎症があり、しかも小腸の上皮細胞にあるリンパ腺に腫れが生じているということだった。そのうちの９人の親ははしか、おたふく風邪、風疹（MMR）ワクチンの関係で胃腸の不調と自閉症的行動が共に生じていることを訴えていた。これが自閉症の関連でのちに「腸脳相関」と呼ばれるようになった最初の科学論文である。アンドリュー・ウェイクフィールドをどう評価しようが、これは自閉症研究における最も重要な成果の一つだといえる。

私のエイズ研究の経験から言っても、納得のいく話だと考える。レトロウイルスは消化管に潜む傾向がある。消化管には非常に多くの免疫システ

ムが散らばっている。だから、もしレトロウイルスの立場になって、免疫システムを機能させないようにしようとするなら、腸がぴったりの場所ということになる。容易に考えつくことだ。ロケットを打ち上げるような難しい話ではない。常識的にそうなると思う。

このレトロウイルスが腸の免疫システムとその延長である脳へ影響しているなら、腸に桁外れに多くのバクテリア集団が存在すると思いつくだろう。これが科学研究で注目される分野となり、この消化システム内のバクテリアの集団は一般に「微生物叢」として知られるようになった。

この分野での現代の権威者の１人はアリゾナ州立大学のジェームズ・アダムズ博士だろう。自閉症と腸に問題をかかえる子どもたちを抗生物質バンコマイシンで治療したところ、自閉症と腸のトラブルが改善し、場合によっては劇的に改善したという報告に彼は興味を持った。ところが治療が途絶えたとたん、子どもたちの病状は元に戻ってしまった。アダムズはこの子どもたちの腸内微生物叢が異常なものだと仮説し、このバクテリアの集団が身体と精神が適切に機能するために必要な化学物質を生成していないのではないかと考えた。そこで当初はバンコマイシンで治療し、そのあと他の健康な人の微生物叢から採取した物質を供給してみることを考えた。この物質とは人間の便を浄化したものから生成されることになる。便には約50パーセントのバクテリアが入っている。2019年のスミソニアン誌の記事ではこの治験と同時にアダムズ博士の研究も注目している。

> 10年以上も前に、腸における不調が脳の機能に影響するという腸と脳の相関性を主張する理論が現れた。「中央神経システムにつながる神経の70パーセントが腸にもつながっている。これはなぜか？」とカリフォルニア工科大学の医学研究者サルキス・マズマニアンはいう。マズマニアンによると腸にバクテリアがいない無菌マウスは「不安さ、動作、鬱状態、脳の発達状況において、普通の動物と比較すると変わってしまっているようだ」という。マズマニアンの研究チームは2013年に自閉症状態のネズミを使ってこの腸脳相関の実証実験を行った。３年後このチームはパーキンソン病に関し同様の実験を行った。近年、彼らは自閉症の人間の便を無菌マウスに移植したところ、動物におけ

る自閉症スペクトラム障害で見られる多くの症状が確認された。[11]

アダムズとマズマニアンは自閉症における腸脳相関を明らかにしたウェイクフィールドに感謝しなければならない。でもマズマニアンは研究をさらに進めており、良くやっていると評価できそうだ。彼らの調査の結果、慢性疾患のうち自閉症スペクトラム障害とマウス白血病ウイルスにおいて腸内バクテリアの多様性が著しく減少していることが明らかになった。無菌ネズミのケースで人間のことを語ることはできないが、腸にバクテリアがないネズミには不安さ、動作、鬱状態、脳の発達異常などの問題があるというのは興味深い指摘だ。この発見の意味するところは非常に重大である。

不安さ、鬱状態その他精神健康面の問題は腸の微生物叢と直接結び付いているのだろうか？　自閉症の人のバクテリアを無菌ネズミに移したところそのネズミは自閉症に特有の行動を示すようになったという。これは仮説の強力な実証といえる。私たちは科学における革命の可能性の氷山の一角を目にしているのかもしれない。パーキンソン病も異常な腸内バクテリアによって発生するとは言えなくとも、少なくともそれに影響された難病だということができるかもしれない。

以上のことから、アダムズ博士はまず最初に抗生物質で腸内をきれいにし、その後健康なドナーからバクテリアを移植して腸内を再構築することで自閉症の治療法を打ち立てようとした。アダムズは小規模の診療所で実験を行った。スミソニアン誌の記事の後半部では以下のように書かれている。

この研究では７歳から18歳までの18名の自閉症スペクトラム障害と重い胃腸病の症状を持つ子どもたちが対象になった。養生法は厳格であったが、子ども向けになっていた。

彼らは腸内の特定のバクテリアを殺す抗生物質を使用した。実験結果はそれまでの研究やアンドリュー・ウェイクフィールド博士が予想した通りだった。

16名の子どもたちは少なくとも胃腸の症状が70パーセント改善し、

なによりも自閉症的行動面の病状に改善が見られた。この報告書は2017年1月に公表され、ペンタゴンの注意を引き、国防省が成人自閉症の微生物叢の移植研究に巨額の予算をつけることを決定した。その結果2018年の初めに患者の収容が始まった。[12]

この記事の後半部に書かれているが、2年の治療の結果、重症度の症状を持つ患者が47パーセント減少した。開始時には自閉症スペクトラム障害の重度患者と区分されていた者が83パーセントいたが、2年後には17パーセントに減少し、そのうち44パーセントは改善したためもはや自閉症とは言えないほどだった。

我が国の自閉症やその他の慢性的精神あるいは神経疾患の原因については様々な意見があるとは思うが、このニュースは希望をもたらすものだ。

ただ患者に移植するためのバクテリアに有害なものが含まれないよう確認するなどの警戒が必要だ。また患者の「リーキーガット」（腸漏れ）が治療されていることが必要である。どういうことかというと、ウェイクフィールドが最初に腸管に穴があるケースを発見しており、そういうことがないということだ。「リーキーガット」はいろいろな状況で発生すると言われており、私たちが自閉症とマウス白血病ウイルスにおいて言及しているが、多分多くの異なる病気においても該当する可能性があると考えられる。

ここで一つ気になることがある。それは私が引用した論文の最後の文章であるが、「ペンタゴンの注意を引き、国防省が成人自閉症の微生物叢の移植研究に巨額の予算をつけることを決定した」というところだ。

ペンタゴン？

国防省？

一体なぜ軍組織がこの問題で主導権をとるのか？　彼らの仕事は戦闘機、軍艦、潜水艦、戦車、爆弾、ミサイルを作ることではないか？

なぜアメリカ国立衛生研究所ではないのか？　アメリカ疾病予防管理センター（CDC）ではないのか？　調べてみたが、ペンタゴンは悪い奴らを殺す担当であって、病気の人を治療するところではない。

それともここには異なるアジェンダがあるのだろうか？　軍人家族はワクチンを強制され、多くの軍人の子どもたちが一般家庭よりもずっと高い

比率で自閉症や他の神経障害に罹っているのかもしれない。多分、我が国の軍隊は各軍人がその家庭において直面する日々の闘いを制することで、兵士が遠く離れた異国での戦闘で戦えるようにしているのかもしれない。

＊　＊　＊

2019年３月22日、23日の週末に私はフロリダのある会議で講演した。この会議は有望な若い科学者クリスティン・コメラ博士が主催したもので、若い頃の私自身を思い起こさせる人物であった。彼女は強い使命感を持ち、幹細胞の科学の先端をいく科学者だった。そして当然ながら、彼女のキャリアを壊そうとする国からの訴訟や脅しで攻撃されているが、今のところそれに立ち向かっている。彼女の犯罪とは何か？　FDAの主張では、体から脂肪吸引により脂肪細胞を取り出し、幹細胞を取り除き、同じ人間の別の部分にそれを再注入することは薬事法違反になるということだ。

コメラ博士はUSステムセル社の主幹研究者であり、再生医療アカデミーの理事長でもある。私の出席した会議とは再生医療アカデミーの年次総会で、この分野での先端をいく科学者と意見交換できるのは素晴らしい機会でもあった。このような最先端の知識に触れるのは楽しい。

この会議ではアンドリュー・ウェイクフィールド博士など私と同じ反体制研究者とも顔を合わせることができた。彼ははしかについて素晴らしい講演をした。すなわち、はしかを根絶するにはただ放置しておき、新種がどんどん生じるようにしておけば、自然と死滅していくということだった。私たちは長い会話を楽しむことができた。10年以上の知り合いでありながら、このようにゆっくり話し合うチャンスがこれまでなかった。コロンビア大学のイアン・リプキン博士がマウス白血病ウイルスに関する私たちの研究にケチをつけるために行った妙なごまかしが、全く同じようにウェイクフィールドに対しても行われていたことがお互い認識できた。リプキンは新三種混合ワクチンに関わり、その結果生じた胃腸不全と自閉症について巧妙にごまかしていた。リプキンを描いた「病理学の楽観主義者」というドキュメンタリーなんか見ておれないわと私は彼に言った。私は事前に、法律上の責任に関する問題は法律システムが操作されていて、彼が法廷に呼ばれて弁明することなどありえないことを知っていたからだ。ネバダ州

でも私に対して同じごまかしがなされていた。ウェイクフィールドはそれまで私たちそれぞれのケースがほぼ同じであることに気づいていなかったと思うが、別れるとき、次の彼のドキュメンタリーでは私をインタビューしたいと言った。

私は自分自身がノンポリだとよく冗談を言っているが、会議で言論統制に関する講演があり、ロジャー・ストーンが話すことになっているということだった。私は友達のロリーに「ロジャー・ストーンって誰？」と小声できいた。ロリーはロジャーのことを教えてくれた。ドナルド・トランプの第1回の選挙運動の責任者で、長年トランプのアドバイザーを務めており、政治アジテーター、そしてインフォウオーの戦線本部というネット番組の共同ホストで、なによりもフロリダでジョージ・W・ブッシュがアル・ゴアに勝ったときの功労者だった。ロリーによるとロシア疑惑を調査しているロバート・ミュラー特別調査官がストーンに目をつけているということだった。どうやらストーンが攻撃的な報道をしているので、ミュラーはストーンがロシアのエージェントだと思っているようだ。このおしゃれで有名なベストドレッサーである67歳の政治アジテーターの自宅がFBIに急襲されたのだ。

ロリーがロジャー・ストーンのことをいろいろ教えてくれたとき、彼の講演を聴いてみたいと思ったわけではなかった。「あれっ、よく似た話だわ」と私はつぶやいた。そう、私も逃亡中の麻薬王やテロリストのような扱いを受けたのだ。私の自宅が襲われたとき、53歳だったが、CNNの撮影隊が私の逮捕される瞬間を撮そうとしていたわけではない。他の科学者が慢性疲労症候群とレトロウイルスの繋がりを研究すればこうなるという警告として、権力者は私の逮捕時の犯罪容疑者顔写真をサイエンス誌に掲載させた。「彼の話を聞いたら、またPTSDがよみがえると思うわ」と思った。

とは言っても彼の講演を聴いてしまった。ロジャーの講演では彼が経験したストレスが感じられた。彼は風邪気味だとも言った。講演のあと質問を受け付けると言ったので私は立って指名されるのを待った。「私の質問はワクチンを受けるかどうかを決める自由と信仰の自由に関してです。いつになったらトランプは我が国の国民の健康を破壊している事実を暴こうとしている科学に対する言論統制をとりはらうつもりなんですか？　このことについて、声を上げる人がいつになったら出てくるのでしょうか？」

私は感情をコントロールできず、声が震えてしまった。
「素晴らしい質問です。第2期における優先課題ですね」とストーンは答えた。

講演のあと、ロリーが私をロジャーに紹介してくれ、私がどんな目にあったかを手早く説明してくれた。「頑張ってください。なんとかしますから」と彼は言った。

*　　*　　*

私はメディアによるとウェイクフィールドと同様、ならず者の一人ということになっている。そんな状態であっても前向きな考えを持ち、生き残って偉大な業績を残せたのはなぜかと聞かれ、アンドリュー・ウェイクフィールドは「それって僕のことではないと自分に言い聞かせただけのことです」と答えたが、まさにその通りだ。

私が体験してきたことを真に理解してくれるのは、子どもたちを死なせたいと思っていると報道された博士（ウェイクフィールド）であり、ロシアのエージェントだと報道された政治アジテーター（ストーン）なのだ。私の夫デービットやフランク・ルセッティはこの科学と医療業界の腐敗の程度を充分理解していないかもしれないが、少なくとも私のことは理解してくれている。

私は幸運にもロバート F・ケネディ Jr.とそのチルドレンズヘルスディフェンス組織と協働するチャンスに恵まれた。この組織は医療業界における腐敗に対し、華々しい勝利を収めている。ケネディは最近、1986年制定の全国児童ワクチン障害法において、ワクチン接種の安全性を証明する報告書を2年ごとに下院に対し提出することが義務づけられているにも関わらず、このような研究と報告が一度も実施されていないことを連邦政府に認めさせて勝利した。[13]

このことがどういう意味か考えてみよう。

全国の保健医療担当の役所が児童のワクチン接種計画の安全性を確かめる仕事を過去36年間怠ってきたのだ。子どもを持つアメリカの親には少なくとも15の報告書が提出されているべきだったし、アメリカ合衆国保健福祉省は16番目の報告書を完成していたはずになっている。

現在のところ児童向けワクチンの安全性を証明する報告書は皆無であり、今後ワクチンの安全性を証明する予定も全くない。それでいて、WHOの基本的医薬品にリストされている、二重盲検プラセボ試験で画期的な成果を示したスラミンについては、病気に苦しむ子どもたちへの投与が認められていないのだ。

本当のならず者はどちらなのか？

私は落ち込んだときには、ロバート・ケネディ Jr.の素晴らしい著書『アメリカンバリュー』のある箇所を読むようにしている。そこで彼は彼の父親がいかにストイックな哲学を愛したかを述べている。ケネディ Jr.はこう記載している。

> この哲学によると馬鹿げた世の中において苦難を受け入れるには、もがき苦しむ覚悟が必要だ。それがごく普通の人間を英雄に変身させ、その中でも最も悲劇的英雄に平穏さと安堵感をもたらす。シシュポスは神々から大石を山頂まで永久に押し上げ続けるよう命じられ、幾度も繰り返し転げ落ちることになるが、結果的には幸せな男だった。自分の努力が無駄に終わることを認識し受け入れることで、彼はもがき苦しむことに崇高さを見いだした。ストア学派の哲学者によると人間の本質を決めるのは社会的地位や環境ではない。その環境にどう対処するかだという。運命が私たちを押しつぶそうとするとき、わずかであれ英雄的態度で勇気と実際の行動を示すことができれば、心の平和と満足感を得ることができる。転がり落ちる大石を肩で支えることで、混乱した宇宙に秩序をもたらすのだ。[14]

私はこの馬鹿げた世の中ににこにこと服従しますなどと決して言うことはできない。むしろこの腐った社会に対し全力で怒り狂うだろう。でもこの怒りを前進する力につなげ、転がり落ちる大石を肩で支えるつもりだ。

読者の皆さんは私の話を知ってくれたので、問題解決に参加してくださるだろう。私と一緒に転がり落ちる大石を肩で支えていただきたい。

第12章

最後に

こんな状態で私たちはどうなるのだろうか？

汚職の伝染はひどいもので、科学、医薬業界、さらには身近な政治の世界にまで及んでいる。

製薬会社はワクチンに関する法律をねじ曲げ、腐敗したマスメディアは一般大衆に害毒を流し続けている。大衆は簡単な次のような質問すらしない。もしワクチンが砂糖水のように安全なら、なぜ製薬会社はワクチンによる薬害に対する賠償責任を完全に免れる必要があるのか？　しかもアメリカ司法省の弁護士軍団に守られる必要があるのか？

製薬会社はアメリカ下院への最も大きな政治献金提供者であり、下院と上院の議員合計を超えるロビイストを抱えている。これは彼らが連邦政府の役人をコントロールしているということであり、まさにそれを防止するために、権力の集中を抑制し、均衡を保つための手順を我が国憲法が定めているのである。

製薬会社は夕方のニュース時に巨額の広告費を投入してメディアを買収している。信じられないなら、あなたの好きなチャンネルを1時間見て、製薬会社の広告を数えればよい。多分、50から60パーセントの広告が製薬会社のものだ。百日咳のワクチンを打たないとおばあちゃんが悪い大きなオオカミになってしまうというコマーシャルに私の同僚は怒っている。

もし法律、財務、政治的力を持つ権力側の銃口が私たちに向けられているのを見れば、刃向かう気持ちが失せるのは当然かもしれない。

しかし、彼らは生物学のプロセスを懸命に研究している私たちのことを過小評価している。私たちは多種多様な不測の事態への対処を常に考慮している。私たちは未知のことを扱うのに慣れているのだ。私たちは人類の

健康に関する差し迫った問題に答えようとしたあまり、人間の闇の部分に対処する準備ができていなかっただけなのだ。

＊　＊　＊

1983年6月に私はフランクのもとで働き始めたが、それ以来彼が科学者として、そして人間として最高の存在だと思って生きてきた。彼は常にすべてのデータを見て確かめようとした。毎週研究所で会議があり、誰もが自由に発言できるが、統計を利用してデータをこねくり回すのは決して受け入れられなかった。このことが私の心に深く刻まれ、忘れたことはなかった。だから私が2000年にデービットと結婚し、西海岸に引っ越したあとも、私たちはデータや最新の論文について議論することを続けた。通常太平洋標準時午前5時と東部標準時午前8時に長距離電話で話すのだ。

フランクは1970年代に科学の世界で体制側の研究者になったが、当時は汚職はさほど目に余るほどのものではなく、闇を見ることなく職を全うすることもあり得た。そして闇を見ることがなければ、闇の存在を信じることもあり得ない。

最初にヒトレトロウイルスHTLV-1（ヒトT細胞白血病ウイルス1型）を分離するのに成功したバーニー・ポイズ博士はフランクのもとで臨床研究者として働いていたが、彼はフランクのことを最後の真のルネッサンス人だと評価している。それもレオナルド・ダヴィンチと、研究し尽くされて決して手加減しないロッキー・マルシアノを足して2で割ったような人物だという。[1] 日本人研究者が何年もこの研究に苦労したのに、バーニーとフランクは一体どうやって史上初めてヒトレトロウイルスを分離するのに成功したのだろうか？　それはフランクがバーニーに細胞培養によりウイルスを育成し、その逆転写酵素の活動を追跡する方法をすべて教えたからだった。確かにロバート・ギャロはHTLV-1を発見した功績でラスカー賞（科学研究においてはアメリカ版ノーベル賞だとよく言われる）を与えられる結果となった。でも実際に研究を実施したのはバーニーとフランクだった。多分ギャロは数年後同じごまかしをやっていたなら、エイズ研究に対するノーベル賞まで獲得していたかもしれない。

エイズ研究の評価は正当になされ、ノーベル賞はエイズウイルスを分離

したフランス人研究者リュック・モンタニエに与えられた。しかしながらモンタニエが賢明ではなくHTLV-1の分離のケースを教訓として学んでいなかったなら、2007年のノーベル賞は受賞しなかったかもしれない。あらゆる名誉を貪欲に求めるギャロとは異なり、モンタニエはフランクに対し、エイズ研究におけるフランクの貢献に対し幾度もチャンスを見つけ称賛を分かち合った。

フランクの指導がなければ、私たちはマウス白血病ウイルスの分離に成功することがなかったかもしれない。今から考えると、フランクと私はアメリカ国立ガン研究所のバイオセキュリティレベル3の研究室の特別な私たちだけのスペースにいて、ただひたすらデータだけを考え、たとえ私たちが理解できないデータであっても公表することに没頭していたのだ。フランクは彼のビジョンと職業倫理があるからこそ、レトロウイルスによる病気と免疫システムの機能を最前線で発見しようとしていた。それゆえに彼は守られるのではと思うかもしれない。しかし実際はそうではなかった。

*　　*　　*

フランク・ルセッティを陥れるキャンペーンが最高潮に達したのはマウス白血病ウイルスの第1回国際シンポジウムの後だった。ちょうどこの会議でフランシス・コリンズがイギリスで入手した陽性率が4パーセントだったという研究対象の血液をどこで入手したのかと質問したのに対し、イギリスの血液銀行のサンプルをベースにしたと回答した後である。

この会議の後コリンズはファウチに対し、私たちの研究を「確認する研究」体制を作り実行するよう命じたのだ。どうやらシー・チン・ローとラスカー賞受賞のハーヴェイ・オルターによる研究は彼らの意向を満足させるほどの確認作業ではなかった。

これは偶然かもしれないが、2010年まではアメリカ国立ガン研究所はジョン・ニーダーヒューバーという優れた医師により運営されており、彼はマウス白血病ウイルスと前立腺ガンの研究を支持していた。ところがマウス白血病ウイルスの話題がますます世の中で話題になりつつあった2010年に何が起こったのだろうか？

彼らはジョン・ニーダーヒューバーの首をすげ替えて、ハロルド・ヴァー

ムスを任命した。

これがどれほど馬鹿げたことかというと、まずハロルド・ヴァームスはビル・クリントン政権で1993年から1999年までアメリカ国立衛生研究所の所長だったことを知っておく必要がある。アメリカ国立ガン研究所はアメリカ国立衛生研究所の一部門なのだ。ヴァームスはアメリカ国立衛生研究所の所長を退任後、ニューヨーク市のメモリアルスローンガンセンターの所長を10年間務めた。

彼の転職の動きを見て、これが常識に合うものか検討してみよう。

アメリカ国立衛生研究所の所長の年俸は経験（と多分政治的なバックアップ）により、23万ドルくらいになるだろう。

2016年にメモリアルスローンガンセンターの所長だったクレイグ・トンプソン博士の報酬は294万4000ドルだと報じられ、アメリカ国立衛生研究所の所長の年俸の約10倍ほどだった。

さて、アメリカ国立ガン研究所の所長の年俸は、最新データによると15万1000ドルを少し超える程度だ。

ここでこの転職の流れを整理してみよう。

あなたがハロルド・ヴァームスだとして、あなたはノーベル賞とラスカー賞を共に受賞したと仮定しよう。

あなたはアメリカ国立衛生研究所の所長を８年間務めた。

アメリカ国立衛生研究所を退職後、あなたはニューヨーク市のガン病院のすてきなお仕事にありつけ、年額数百万ドルの報酬を得ることができた。

そして突然、あなたはアメリカ国立衛生研究所の一部門であるアメリカ国立ガン研究所に転職する決心をする。そこでの年俸はたかだか15万ドルにすぎず、前年の収入の５パーセントぐらいなのだ。

なにかおかしいと私は思う。

ハロルド・ヴァームスはフランク・ルセッティを管理するために送られてきたのだ。

＊　＊　＊

ハロルド・ヴァームスはアメリカ国立ガン研究所に赴任すると、ジョン・コフィンにチームを作らせ、フランク・ルセッティを貶めるよう命じた。

これは2010年5月のことで、マウス白血病ウイルス関係でいろいろなことが起こった。シー・チン・ローとハーヴェイ・オルターによる確認研究が米国科学アカデミー紀要（PNAS）の機関誌に掲載された。この2番手の確認研究は私たちにとって援護になるはずのものだった。もしも国民の健康を守る守護神がいたならば、彼らがマウス白血病ウイルスの研究を脱線させるかもしれないと警戒モードに入っていたに違いない。

コフィンはフランクに会議することを求め、常にスティーブ・ヒューズとダグ・ローウィーを同席させた。ローウィーは子宮頸ガン予防ワクチンを開発してラスカー賞を受賞している。このワクチンは今では多くの若い男女の命を奪い、しばしば不妊にさせている。このワクチンによって半身不随になる者がいて、死者もでている。

長々と会議が続いたあるとき、なんで他の研究者と共にマウス白血病ウイルスに関し確信を持っているのかと何度も質問するんだとフランクがつぶやいたことに対し、ヒューズは「これは尋問じゃないんだ！」と言った。「尋問のように思えるよ」とフランクは言い返した。

フランクはこの毎月の会議に関しては、あまり私に話さなかったが、彼らがフランクに生データを廃棄させようとして、彼はあたかも拷問にかけられているようだったと言ってくれた。2010年10月にはひどく汚染された血液供給の実態を示す証拠が出始め、コフィンが「科学がこんなことを始めたんだ。だから科学がこれを終わらせるんだ」と激高して言ったのをフランクは目撃したと語った。

＊　＊　＊

2011年9月22日のオタワでの講演のあと、私はコフィンの予言通り火あぶりにされた。私たちはエイズウイルス研究から独自に発見したものとDNAメチル化を統合して、この新発見のレトロウイルスが人類に徹底的な被害を与えていることを明示した。彼らはこれをデタラメだと言った。ホント？　サイエンス誌の査閲者と編集者はすべてのデータをレビューし、出版前にピアレビューも完了していた。サイエンス誌は出版前に誌面の3分の2を削減し、そこにDNAメチル化抑制を伴う細胞培養の詳細を掲載した。私たちは脅しに屈しなかったため、2011年9月29日に私が解雇され

たとき、彼らはすべての生データを盗み取る計画をし、その後論文の撤回を強制してきた。サイエンス誌は血液供給が汚染されているという真実の研究を掲載する代わりに、事実を知ったうえで、マイケル・ブッシュとシモーヌ・グリンによる不正な「確認不能」研究を９月22日に公表した。2011年に私が留置場から解放された後、フランクへのお仕置きが始まり、アメリカ国立ガン研究所内のフランクの研究室にある資料をはじめとするマウス白血病ウイルスの研究データすべてに対し調査がなされた。

もちろん、フランクの研究室は調査を楽々と乗りこえ、調査自体撤回させられる結果となったが、調査撤回時に、数字はデタラメだという声明が出された。そうではないのだ。

フランクと妻のサンディは事実無根であるにもかかわらず、２人とも2013年に引退させられた。そしてマウス白血病ウイルスについては、もう決して元にはもどらないのだが、あたかもなかったことかのように隠蔽されてしまい、あの騒ぎはすべて汚染が原因だとして幕引きされてしまった。念のために彼らはフランクに全くデタラメな論文を共著させて、しかもその汚染はアメリカ国立ガン研究所の535号ビルではなく、ネバダ大学内の私の研究室で発生したと責任を押しつけた。ジョン・コフィンは宣言したことを実行した。科学世界での私たちのキャリアは、この恐ろしい慢性病で苦しむ何百万人の希望とともに終止符を打たれた。ジョン・コフィンに関して心配は無用である。コフィンは2011年の夏、血液供給と生物学的原料に存在したマウス白血病ウイルスの汚染を発見したとして特許権を与えられた。

彼らはすべてごまかし、あとは証拠を隠滅するだけだった。

ネバダの私の研究室は閉鎖され、研究ノートは取り上げられ、生データはすべて取り払われた。リプキンは指示された「暴露」研究を実施し、クリーブランド病院のシルバーマン、ウィットモアとネバダの研究所は今までと同じように何百万ドルの研究補助金の供与を受け続けた。

1934年から1935年にかけてロサンジェルス カウンティのゼネラル病院で最初に慢性疲労症候群が大流行したときに、被害者である医療スタッフにカネを支払って口封じしたようなことが繰り返された。

組織的隠蔽が続いている。

＊　＊　＊

しかしながらフランクがフレデリックで過ごした最後の２年間に重要な仕事をしていたことをアメリカ国立ガン研究所の誰一人気がつかなかった。フランクは私たちの当初のサンプルに立ち戻り、再度マウス白血病ウイルスを分離し、その過程をすべて記録した。彼はＢ細胞株の当初のものと患者のウイルスサンプルを液体窒素サンプルにして保存した。これらは私たちによる自然分離のマウス白血病ウイルス発酵槽を彼らがVP62の発酵槽の横に設置したために汚染されたあの535号ビルには決して近づけなかった。

それゆえ、フランクによって保管された当初のオリジナルサンプルは汚染の恐れは全くないと言ってよい。

フランクに研究室を明け渡すよう命令が来たとき、マウス白血病ウイルスに関する記録と生物学上のサンプル以外の書類とデータはすべて持ち帰ることができると言われた。すべてのサンプルは加圧滅菌器で処理し、データはアメリカ疾病予防管理センター方式で処理するよう命じられた。彼らはガードマンを派遣し、フランクが従っているか確認しようとした。

フランクはすべてのデータをリサイクル用青色ゴミ箱に放り込み、生物学的サンプルは荷造りしてミッドウエストにあるバイオ保管施設に送付した。私たちは月額500ドル支払って保管できるようにしていた。サンプルやデータの破棄は連邦法違反になる。

フランクとサンディは以前からカリフォルニアのカールスバットで引退後住む計画をしていて、15年ほど前に家を購入していた。彼らは寛大にも私がサポートしているガン患者らの気晴らし滞在用にその家を提供してくれていた。彼らがそこへ引っ越して数週間後のある日、フランクが私の家の玄関に大きな青色ゴミ箱を持って現れた。

「なんでこのゴミ箱が僕の車の中にあったのか分からないよ」と言いながらそれを指さした。

「ありがとう」と私は小声でささやいたが、涙が溢れてきた。

データをすべて確認してみた。すべてそこにあった。彼らは私と同僚研究者たちのノートを取り上げてしまっていたが、研究協力者たちはすべてのデータを記録保存するのが常である。しっかり調査した結果、フ

ランクの研究室はすべてのデータに関する正確な記録を保存していることが分かった。

私はこれらのデータを一つ残らずハードディスクに読み込み、念のために信頼できる弁護士デービット・フォリンの事務所でFBIの職員と面談し、そのコピーを渡した。もしまともな人間がFBI組織のトップに就くことがあるなら、私たちはこの汚職を証明することができ、闇による支配を終わらせることができるかもしれない。そうだとしてもこの疫病で命を失った人々は戻らないし、今も苦しんでいる数百万人の患者に対し償うことができないことはよく分かっている。私たちはできることをすべてやった。

あとは神に任せるしかない。私は一人の科学者ではあるが、この世界の向こう側に何かがあると信じてきた。どこかの時点で私たちは抱えているトラブルを地面に下ろして神様に任せ、神様自身のミステリアスな方法で対処してもらうことになるだろう。神様はこのチャレンジに対し、多分先に活動した私たちよりずっと知恵があり、洞察力に優れた適切な人々を投入してくれ、彼らはよりよい世界へと私たちを導いてくれるだろう。

すべての皆さんが神のご加護を受け、健康に恵まれますように。

Notes

Introduction

[1] Byron Marshall Hyde, MD, et al., *The Clinical and Scientific Basis of Myalgic Encephalomyelitis/Chronic Fatigue Syndrome* (Ottawa, Canada: The Nightingale Research Foundation, 1992), 125.

[2] John R. Paul, MD, *A History of Poliomyelitis* (New Haven, London: Yale University Press, 1971), 224.

[3] Maurice Brodie, "Attempts to Produce Poliomyelitis in Refractory Lab Animals," *Experimental Biology and Medicine* (March 1, 1935), 832–836, doi: 10.3181/00379727-32-7876.

[4] W.A. Sawyer et al., "Vaccination Against Yellow Fever with Immune Serum and Virus Fixed for Mice," *Journal of Experimental Medicine* (May 31, 1932), 945–969.

[5] John F. Kessel et al., "Use of Serum and the Routine and Experimental Laboratory Findings in the 1934 Poliomyelitis Epidemic," *American Journal of Public Health and the Nation's Health,* Vol. 24, No. 12, (December 1934), 1215–1223. Doi: 10.2105 / AJPH.24.12.1215.

[6] G. Stuart, "The Problem of Mass Vaccination Against Yellow Fever," *World Health Organization—Expert Committee on Yellow Fever,* September 14–19, 1953, Kampala, Uganda, Presentation.

[7] Hillary Johnson, *Osler's Web: Inside the Labyrinth of the Chronic Fatigue Syndrome Epidemic* (New York: Penguin Books, 1996), 200.

[8] The Rockefeller Foundation Annual Report (1936) (1937) (1938) (1939).

[9] Vincent Lombardi, Francis Ruscetti, Judy Mikovits, et al., "XMRV in Peripheral Blood Cells of Patients with Chronic Fatigue Syndrome," *Science*, Vol. 326, (October 23, 2009), 585–588.

[10] Ben Berkhout et al., "Of Mice and Men: On the Origin of XMRV," *Frontiers in Microbiology,* Vol. 1, Article 147, (January 17, 2011), 4–5.

[11] Ian Lipkin, Public Conference Call with the Centers for Disease Control, September 10, 2013. Transcript by ME/CFS Forums.com/wiki/Lipkin.

CHAPTER ONE

[1] Jon Cohen, "The Waning Conflict Over XMRV and Chronic Fatigue Syndrome," *Science*, Vol. 333, September 30, 2011, www.science.sciencemag.org/content/333/6051/1810.summary.

[2] Judy Anne Mikovits vs. Adam Garcia et al., Plaintiff's First Amended Complaint and Jury Trial Demand, Case no. 2:14-cv-08909-SWV-PLA, filed July 27, 2015.

CHAPTER TWO

[1] Sarah Yang, "Virus in Cattle Linked to Human Breast Cancer," *Berkeley News,* September 15, 2015, www.news.berkeley.edu/2015/09/15/bovine-leukemia-virus-breast-cancer/, accessed March 16, 2019.

CHAPTER THREE

[1] Benjamin Wesiser, *A Secret Life: The Polish Officer, His Covert Mission, and the Price He Paid to Save His Country Public Affairs* (New York; Public Affairs, a member of the Perseus Group, 2004).

[2] Michael Kellet, *The Murder of Vince Foster* (Columbia, Maryland; CLS Publishers, 1995).

[3] Michael Isikoff and Dan Balz, "Foster Note Reveals an Anguished Aide," *Washington Post,* August 11, 1993.

[4] Telephone Interview with Thomas and Candace Bradstreet by Kent Heckenlively, May 25, 2016.

[5] Kuan Teh-Jeang, "Moving to the Fore," *Retrovirology*, August 13, 2012, doi:10.1186/1742-4690-9-66.

[6] Matthew Cockerill, "Obituary: Kuan-Teh Jeang," *Retrovirology*, March 21, 2013.

[7] Krista Delviks-Frankenberry et al., "Generation of Multiple Replication Competent Retroviruses through Recombination between PreXMRV-1 and PreXMRV-2," *Journal of Virology*, (November 2013): doi:10.1128/JVI.01787–13.

[8] Baxter Dmitry, "CDC Doctor, Who Claimed Flu Shot Caused Outbreak, Missing Feared Dead," *NewsPunch*, February 22, 2018.

[9] Phil McCausland, "CDC Employee Timothy Cunningham Went Missing More Than a Week Ago," *NBC News*, February 23, 2018.

[10] Tonya Layman, "Forty Under Forty," *Atlanta Business Chronicle*, October 30, 2017.

[11] Tanasia Kenney, "New Report Hints at 'Personal Struggles' Dr. Timothy Cunningham Faced Weeks Before his Suicide," *Atlanta Black Star*, June 6, 2018, www.atlantablackstar.com/2018/06/06/new-report-hints-at-personal-struggles-dr-timothy-cunningham-faced-weeks-before-his-suicide/.

[12] Alexis Stevens, "EXCLUSIVE: CDC Researcher Had Personal Struggles Before Suicide," *Atlanta Journal-Constitution*, June 4, 2018.

[13] Alex Horton, "The CDC Researcher Who Mysteriously Vanished Had Recently Been Passed Over for a Promotion, Police Say," *Washington Post*, March 1, 2018.

[14] Beverly Gage, "What an Uncensored Letter to M.L.K. Reveals," *New York Times*, November 11, 2014.

CHAPTER FOUR

[1] Paul Kix, "In the Shadow of Woburn," *Boston* magazine, September 22, 2009.

[2] Ibid.

[3] Dan Olmsted, "Olmsted on Autism: 1979 Wyeth Memo on DPT," *Age of Autism*, August 12, 2008.

[4] Richard Nixon, "Statement on Chemical and Biological Defense Policies and Programs," November 25, 1969, www.2001–2009.state.gov/documents/organization/90920.pdf.

[5] Ibid.

[6] Ibid.

[7] Ibid.

[8] Bishop Randy White Biography, www.withoutwalls.org/bishop-randy-white/Accessed December 31, 2018.

[9] Cameron Dodd, "Supreme Court Won't Hear $750 Million Fort Detrick Contamination Death Lawsuit," *Frederick News Post*, May 25, 2018.

CHAPTER FIVE

[1] Walt Bogdanovich and Eric Koli, "2 Paths of Bayer Drug in 80's: Riskier One Steered Overseas," *New York Times*, May 22, 2003.

[2] "Contaminated Blood Scandal: We Are Sorry, Says Government," *BBC News*, September 26, 2018.

[3] Andrew Pollack, "Japanese Suits on H.I.V.-Tainted Blood Settled," *New York Times*, March 15, 1996.

[4] Phillip Boffey, "Long-Running Debate on AIDS: How Well Did Americans Respond?" *New York Times*, October 13, 1987.

[5] Abstract on July 22, 2009 Meeting—"Public Health Implications of XMRV Infection, Center for Cancer Research, Center of Excellence in HIV/AIDS and Cancer Virology (CEHCV)," National Cancer Institute.

[6] U.S. Senator Harry Reid, Letter to Dr. Frank Ruscetti, November 17, 2009.

[7] Ana Sandoiu, "Alzheimer's May Soon Be Treated with HIV Drugs," *Medical News Today*, November 26, 2018, www.medicalnewstoday.com/articles/323797.php.

CHAPTER SIX

[1] "Strains of Xenotropic Murine Leukemia-Related Virus and Methods for Detection Thereof," US Patent and Trademark Application, submitted April 6, 2011, #20110311484.

[2] CBS, Suzanne Vernon: 'Agency Heads are Scared to Death . . . if XMRV Works Out,'" *Phoenix Rising Forum*, Discussion in "Action Alerts and Advocacy," February 23, 2011.

[3] Shyh Ching Lo, Natalia Pripuzova, et al., "Detection of MLV-Related Virus Gene Sequences in Blood of Patients with Chronic Fatigue Syndrome and Healthy Blood Donors," *Proceedings of the National Academy of Sciences*, August 23, 2010, doi:10.1073 /pnas. 1006901107.

[4] Judy Mikovits, Frank Ruscetti, et al., "Detection of Infectious XMRV in the Peripheral Blood of Children," First International Conference on XMRV, Abstract, September 7, 2010.

[5] Press Release, ORTHO, June 22, 2010.

[6] Cerus, 2017 Annual Report, p. 5.

[7] Cerus, "Whittemore Peterson Institute and Cerus Announce Inactivation of XMRV in Platelets and Red Blood Cells by the INTERCEPT Blood System," Press Release,

September 7, 2010, www.businesswire.com/news/home/20100907005754/en/Whittemore-Peterson-Institute-Cerus-Announce-Inactivation-XMRV.

8 Ibid.

9 Cerus, "Cerus Announces Preliminary Fourth Quarter and Full Year 2018 Product Revenue," Press Release, January 7, 2019.

CHAPTER SEVEN

1 Joseph DeRisi, "Hunting the Next Killer Virus," *TED Talks*, Monterey, California, January 29, 2006.

2 Ibid.

3 Ibid.

4 Yu-An Zhang, Adi Gazdar, et al., "Frequent Detection of Infectious Xenotropic Murine Leukemia Virus (XMLV) in Human Cultures Established from Mouse Xenografts," *Cancer Biology and Therapuetics*, October 1, 2011, 617–628; doi: 10.4161/cbt.12.7.15955.

5 Ibid.

6 Jay A. Fishman, Linda Scobie, Yasuhiro Takeuchi, "Xenotransplantation-Associated Infectious Risk: A WHO Consultation," *Transplantation*, Vol. 19; 72–81 (2012); doi: 10.1111/j.1399–3089.2012.00693.x.

7 Ibid.

8 Francis Ruscetti, Judy A. Mikovits, et al., "Development of XMRV Producing B Cell Lines from Lymphomas from Patients with Chronic Fatigue Syndrome," *Retrovirology*, June 6, 2011, 8 (Suppl.1): A230 doi:10.1186/1742-4690-8-S1-A230.

9 Frank Ruscetti, email to Robert Silverman, July 7, 2011.

CHAPTER EIGHT

1 Kent Heckenlively, "Inoculated: How Science Lost its Soul in Autism," *Waterfront Press*, 181, (2016).

2 Nora Freeman Engstrom, "A Dose of Reality for Specialized Courts: Lessons From the VICP," *University of Pennsylvania Law Review*, Vol. 163, 1659, (2015).

3 Nora Freeman Engstrom, "Heeding Vaccine Court's Failures," *National Law Journal*, June 29, 2015.

4 Telephone Interview with Special Master Gary Golkewicz by Kent Heckenlively, January 29, 2016.

5 Ibid.

6 "Scientific Review of Vaccine Safety Datalink Information, June 7–8, 2000, Simpsonwood Retreat Center, Norcross, Georgia," Centers for Disease Control and Prevention, Accessed February 7, 2016, National Immunization Program, www.thinktwice.com/simpsonwood.pdf.

7 Ibid.

8 MARC Inc. Response to Questions to Andrea Heckman at Law Offices of Jeffrey M. Leving, Ltd.

9 Ibid.

10 Ibid.

11 Written Testimony at Georgetown University by Dr. Theresa Deisher, September 2008, www.bioethicsarchive.georgetown.edu/pcbe/transcripts/sept08/deisher_statement.pdf.

12 Letter to Clifford Shoemaker from Frank Ruscetti, Bhattacharyya v. HHS, No. 16-195V (ECF).

13 Expert Opinion Testimony of Judy Mikovits, PhD, and Francis Ruscetti, PhD (McKown, CM).

14 Letter to Clifford Shoemaker by Frank Ruscetti and Judy Mikovits, Re: George Dominguez vs. HHS, Case 12-378V.

15 George Dominguez v. Secretary of Health and Human Services, Published Decision on Remand Awarding Attorneys' Fees and Costs on an Interim Basis; Attorneys' Fees and Costs: Hourly Rate for a PhD Immunologist, May 25, 2018, Special Master Christian J. Moran, No. 12-378V, Case 1:12-vv-00378-EDK.

16 Ibid.

17 Ibid.

18 Richard Smith, "Doctors are Not Scientists," *British Medical Journal*, June 17, 2004, doi.org/10.1136/bmj.328.7454.0-h.

19 Email from Frank Ruscetti to Kent Heckenlively, April 4, 2019.

20 Sharyl Attkisson, "How a Pro-Vaccine Doctor Reopened Debate About Link to Autism," *The Hill*, January 13, 2019.

21 Ibid.

22 Sharyl Attkisson, "Dr. Andrew Zimmerman's Full Affidavit on Alleged Link Between Autism that U.S. Government Covered Up," *Sharyl Attkisson.com*, January 6, 2019, accessed February 24, 2019, www.sharylattkisson.com/2019/01/06/dr-andrew-zimmermans-full-affidavit-on-alleged-link-between-vaccines-and-autism-that-u-s-govt-covered-up/.

23 Ibid.

24 Ibid.

25 Ibid.

26 Letter from Dr. Andrew Zimmerman to attorney Clifford Shoemaker, November 30, 2007.

27 Dr. Richard Kelley, written affidavit, January 24, 2016.

28 J.B. Handley, *How to End the Autism Epidemic* (White River Junction, VT: Chelsea Green Press, 2018), 194.

29 Sharyl Attkisson, "Dr. Andrew Zimmerman's Full Affidavit on Alleged Link Between Autism that U.S. Government Covered Up," *Sharyl Attkisson.com*, January 6, 2019, accessed February 24, 2019, www.sharylattkisson.com/2019/01/06/dr-andrew-zimmermans-full-affidavit-on-alleged-link-between-vaccines-and-autism-that-u-s-govt-covered-up/.

CHAPTER NINE

1 "Zoonotic Diseases," Centers for Disease Control and Prevention Website, www.cdc.gov/onehealth/basics/zoonotic-diseases.html, accessed March 14, 2019.

2 Diana K. Wells, "Zoonosis," Healthline, www.healthline.com/health/zoonosis, accessed

March 14, 2019.

[3] Edward Hooper, "The Origins of the AIDS Pandemic," *AIDS Origins*, May 25, 2012, www.aidsorigins.com/print/origin-aids-pandemic.com, accessed March 14, 2019.

[4] Ibid.

[5] David Quammen, *The Chimp and the River: How AIDS Emerged from an African Forest*, (New York: W.W. Norton, 2015), 84–85.

[6] Ibid, 130.

[7] Edward Hooper, "Edward Hooper Biography," AIDS Origin, www.aidsorigins.com / print/biography, May 26, 2004, accessed March 14, 2019.

[8] Annie Jacobsen, *The Pentagon's Brain—An Uncensored History of DARPA, America's Top Secret Military Research Agency*, (New York, Back Bay Books, 2015), 298.

[9] Ibid, 298–299.

[10] Andrea Lisco, Cristope Vanpouille, and Leonid Margolis, "War and Peace between Microbes: HIV-1 Interactions with Co-infecting Viruses," *Cell Host and Microbe*, November 19, 2009, doi:10.1016/j.chom.2009.10.010.

[11] "History of Ebola Virus Disease," Centers for Disease Control and Prevention, November 9, 2018, www.cdc.gov/vhf/ebola/history/chronology.html, accessed March 19, 2019.

[12] Ibid.

[13] Ibid.

[14] Yoichi Shimatsu, "The Ebola Breakout Coincided with UN Vaccine Campaigns," *Rense News*, August 12, 2014, www.rense.com/general96/ebobreakout.html.

[15] M. Fernandez-Garcia, M. Majumdar, et al., "Emergence of Vaccine-Derived Polioviruses during Ebola Virus Disease Outbreak, Guinea, 2014–2015," *Emerging Infectious Diseases*, 24(1), (2018): 65–74. www.dx.doi.org/10.3201/eid2401.171174.

[16] Kent and Amber Brantly with Dave Thomas, *Called for Life: How Loving Our Neighbor Led Us into the Heart of the Ebola Epidemic* (Colorado Springs, CO: WaterBrook, 2015), 1.

[17] Ibid., 12.

[18] Ibid., 80.

[19] Ibid, 128.

[20] Ethan Siegel and Alex Berezow, "Opting Out of Vaccines Should Opt You Out of American Society," *Scientific American*, March 21, 2019, www.blogs.scientificamerican .com/observations/opting-out-of-vaccines-should-opt-you-out-of-american-society/.

[21] Ibid.

[22] General Maddow, "BOMBSHELL, Corvela Releases Next Vaccine Analysis Results," *Real News Australia*, December 23, 2018, link to Italian study—www.drive.google. com /file/d/1mufQ9Ueoph4T4BufJ71M6v95KvOfhXAw/view.

CHAPTER TEN

[1] Telephone Interview with Dr. Andrew Wakefield by Kent Heckenlively, February 25, 2016.

[2] Sophie Borland, "Dishonest and Irresponsible Doctor who Triggered MMR Vaccine Scare is Struck Off," *Daily Mail*, May 24, 2010.

3 Ibid.

4 "Events Surrounding the De Stefano et al (2004) MMR-Autism Study," Prepared by Dr. William Thompson for Congressman William Posey, 2–5, September 9, 2014.

5 Comments of Congressman William Posey, Congressional Record, Vol. 161, No. 121, July 29, 2015.

6 Kent Heckenlively, "Australia Bans Autism Mom as an ENEMY OF THE STATE," *Bolen Report*, August 12, 2015.

7 Kent Heckenlively, "Kent Heckenlively's Dangerous Science Tour Heads to Australia," *Bolen Report*, August 15, 2017. www.bolenreport.com/kent-heckenlivelys-dangerous-science-tour-heads-australia/.

8 Stephanie Pending, "World's Number 1 Anti-Vaxxer Kent Heckenlively Denied Entry to Australia," *Sydney Morning Herald*, August 31, 2017.

9 Notification of Cancellation Under Section 128 of the Migration Act 1958, sent to Kent Heckenlively by Australian Government: Department of Immigration and Border Protection, August 31, 2017.

10 Decision Record of Visa Cancellation Under Section 128 of the Migration Act 1958, sent to Kent Heckenlively by Australian Government, Department of Immigration and Border Protection, August 31, 2017.

11 "R. Kelly Deletes Post About International Tour Amid Backlash," *The Hollywood Reporter*, February 7, 2019.

12 Kent Heckenlively, "I Fail the Australian Character Test," *Bolen Report*, February 10, 2017, www.bolenreport.com/i-fail-the-australian-character-test-with-r-kelly-and-chelsea-manning/.

CHAPTER ELEVEN

1 *The Martian*, 2015, Twentieth Century Fox.

2 Email from Frank Ruscetti to Kent Heckenlively, April 3, 2019.

3 Laslo Boros et al., "Submolecular Regulation of Cell Transformation by Deuterium Depleting Water Exchange Reactions in the Tricarboxylic Acid Substrate Cycle," *Medical Hypotheses* (2015) vol. 87, 69–74, www.dx.doi.org/10.1016/j.mehy.2015.11.016.

4 Miles O'Brien Interview of Dr. Raphael Mechoulam, "Medical Marijuana Research Comes Out of the Shadows," *PBS Newshour*, July 13, 2016, www.pbs.org/newshour/show/medical-marijuana-research-comes-shadows.

5 "Researchers Find Missing Link Between the Brain and Immune System," *Neuroscience News*, June 1, 2015, www.neurosciencenews.com/lymphatic-system-brain-neurobiology-2080/.

6 "Drug Treatment Corrects Autism Symptoms in Mouse Model," *Science Daily*, March 13, 2013, www.sciencedaily.com/releases/2013/03/130313182019.htm.

7 Ibid.

8 Robert Naviaux, "Suramin Treatment of Autism-Clinical Trial Update," University of California, San Diego, School of Medicine, January 18, 2016.

9 UC San Diego Health, "Parent Personal Statements of Their Observations from Phase I/II Randomized Clinical Trial of Low Dose Suramin in Autism Spectrum Disorder,"

accessed April 1, 2019, www.health.ucsd.edu/news/topics/Suramin-Autism/Pages/Parent-Statements.aspx.

10 Robert Naviaux, "Metabolic Features and Regulation of the Healing Cycle—A New Model for Chronic Disease Pathogenesis and Treatment," *Mitochondrion*, August 2, 2018, www.doi.org/10.1016/j.mito.2018.08.001.

11 Bob Roehr, "How the Gut Microbiome Could Provide a New Tool to Treat Autism," *Smithsonian*, June 14, 2019.

12 Ibid.

13 "Stipulated Order Confirming Non-Compliance with 42 USC 300 AA-27C—The 1986 National Childhood vaccine Injury Act," Health and Human Services, July 9, 2018, accessed April 2, 2019, www.icandecide.org/wp-content/uploads/whitepapers/Stipulated%20Order%20copy.pdf.

14 Robert F. Kennedy, Jr., *American Values: Lessons I Learned From My Family* (New York: HarperCollins, 2018), 286–287.

CHAPTER TWELVE

1 Kendall Smith, "The Discovery of the Interleukin 2 Molecule" (from Dr. Kendall Smith's Immunology Research Site. Dr. Smith is the Rochelle Butler Professor of Medicine and Immunology at Cornell's Weil Medical College and Graduate School of Biomedical Sciences, Accessed August 21, 2019, www.kendallsmith.com/molecule.html).

謝　辞

ジュディから

この困難な10年を通して揺らぐことのない支持をしてくれた家族に感謝したいです。母グロリア・ファーフォーンシルと父ジョンL.マイコヴィッツそれにきょうだいのジョン、ジュリー、カレンとその家族はすべてを投げ出して私のために闘ってくれました。そしてもっと大切なこととして、私たち家族の名誉と私たちが引き継いだチェロキーとオーストリア・ハンガリーの誇りが、この一連の腐敗した体制によって屈辱と侮辱で汚されたことにつき私を責めることが一切なかったのです。母は私が10歳のときから女手一つで私たちを育ててくれ、何よりも誠実であることと正直であることの大切さを教えてくれました。もっとも責められるべきは、間違ったことを黙認することだというのが母の教えでした。悪事を目撃しても何もしないでいると母はひどく怒り、お仕置きされるのは確実でした。今年の初め、母は死の床に就いていましたが、「神様から頂いた口なんだから、使いなさい！」といつも唐突に言われるものだから困ったわと言って母を笑わせました。のちに母が愛した夫のケンは誰彼となく、「ジュディの口は災いのもとになっている」と言っていたので、それを聞いた母は誇らしげに喜んでいました。夫のデービットがいなければ私は生き残ることができなかったかもしれません。彼ほど優しい人はいないと思います。自分の妻を牢屋に入れないようにするために財産をすべて失ってもいいと言う彼のような人はほとんどいないでしょう。私が落ち込むと、彼はマリリン・マックブライドの『エニウェイ』とトレインの『コーリングオールエンジェル』の歌詞をメールで送ってくれます。

カリフォルニア、ベンチューラ地区の長老教会派教会及びカールスバットのノースコースト教会の教会家族とピアポイント湾ヨットクラブの友達にも謝意を述べたいと思います。特に私にとって救いになったのは長老教会派教会のステファン牧師のプログラムとノースコースト教会の牧師ラ

リー・オズボーンの著書『バビロンの繁栄』でした。絶望的な時期において私に寄り添ってくれたこのような信頼できる友の愛と教えがなければ、私は耐えることができなかったかもしれません。この暗黒の10年における唯一の希望の光だったのです。

ルイ・ハートとロビンE（この2人はチェロキー系の親戚の双子）とトラビス・ミドルトンには特に感謝したいと思います。彼らは全く報酬もとらずに約10年間もネバダ州において正当な司法制度により私が守られるよう懸命に働いてくれ、その結果政府による人類に対する犯罪を許す結果となった犯罪行為と司法妨害の実態を暴いてくれました。

かつての同僚や、このとんでもない病気に苦しんだ多くの新しい友人を失ったこと、更には慢性疲労症候群、自閉症それにガンで愛する家族を失った人々のことを私は悲しく思っています。いくら語ったところでこの失われた数十年と死んでしまった愛する人を取り戻すことができないのは承知していますが、本書がその症状を改善させ、想像できないほどの深い傷を負った家族の方々の気持ちを少しでも和らげることに役立てばと思っています。すべての人が私にとってヒーローであり、ヒロインなのです。しかし更なる嫌がらせを受けることが考えられるので、謝意を表すために名前を述べることはしません。

ケントから

まず私の人生における素晴らしいパートナーである妻リンダと2人の子どもジャクリーンとベンに感謝したいと思います。彼らは常に愛を持ってサポートしてくれました。母ジョセフィンと父ジャックは結果を恐れず真実を語ることの大切さを教えてくれました。そして困難なときも愛を示してくれたことに感謝します。また世界一の兄ジェイとその素晴らしい妻アンドレアそして3人の子どもアンナ、ジョンそしてローラにいつも私の味方でいてくれることに感謝したいと思います。

小学校7年生だったときの科学担当のポール・ラゴ先生、8年生のときの英語担当のエリザベス・ホワイト先生、高校生だったときの科学担当のエド・バルスドン先生、宗教担当のリチャード・オロナ先生、大学のときでは英語担当教授であるクリントン・ボンド先生、ロバート・ハース先生、

キャロル・ラショフ先生、政治学部教授のデービット・アルベルツ先生に感謝したく思います。アルベルツ先生は私を大学のローズ奨学制度に推薦してくださいました。大学のボート部コーチ、ジアンカーナ・トレビザンは熱狂的なイタリア人であまり人気のないスポーツに熱中する意義を体当たりで教えてくださいました。感謝致します。法科大学院では刑法専門の弁護士であるバーニー・シーガル先生に感謝します。彼は法律上の正義はいつの日か必ず実現するという希望を持つことを教えてくれました。私の物書きとしての師であるジェームズ・フレイはあるとき私のことを見つめて、「そうだね。君は作家になるだろう」と言ってくれました。ドンナ・レビンとジェームズ・ダレッサンドロはいつもまず面白い物語を見つけることが大切で、あとはトコトン書いて表現するんだと指導してくれました。彼らに感謝します。

以下に述べる素晴らしい友人たちがいなければ私の人生は全くつまらないものだったと思います。大切な友人、ジョン・ウィブル、ジョン・ヘンリー、ピート・クレナウ、クリス・スウィーニー、スザンヌ・ゴリバート、ジーナ・チオフィ、エリック・ホルム、スザンヌ・ブラウン、リック・フリードリング、マックス・スワフォード、シェリル・トッド、リックとロビン・クロイツアー夫妻、クリスティーとジョワカン・ペレイラ夫妻、トリシア・マンジャペーネその他私の人生で巡り会った人々すべてに感謝します。

私はゲール・ランチ中学校で科学担当の先生グループと友に働きましたが、ダニエル・ピサ、ニーラム・ボカーニ、アメリア・ラーソン、マット・ランバーグ、カティー・シュトループ、デレク・オーガルテン、アラッシュ・パクダールがその仲間です。いつも議論してくれ、特に生徒たちにとっての最良の授業はどうあるべきかを考えさせてくれたことに感謝します。

活動家としての世界では、J.B. ハンドリー、ティム・ボーレン、メリー・ホーランド、ルー・コンティ、デル・ビッグツリー、ブライアン・フッカー、バリー・シーガル、エリザベス・ホーン、ブライアン・バローズ、ポリー・トメイ、アンドリュー・ウェイクフィールド博士それにロバート F・ケネディ Jr. に感謝します。彼らは腐敗した科学の巨人との闘いにおける友情溢れる戦友であります。

一部、差別的な用語が含まれていますが、原著のまま翻訳、掲載をしています。

最後に私のエージェントであるジョアンナ・マーグル、優秀な編集者アンナ・ウォステンバーグ、スカイホース社のキャロライン・ルッソマンノそれに長年私のことを信頼してくれた出版者トニー・ライオンに感謝いたします。

〈著者紹介〉

ジュディ・マイコヴィッツ博士は、ヒトレトロウイルス学の基礎を築いた父とも言うべきフランク・ルセッティ博士と共にアメリカ国立ガン研究所で20年間研究を続け、50名以上のレビューを受けた科学論文を共同発表した。彼女は2006年にシステムバイオロジーを活用した最初の神経系免疫疾患の研究所を共同設立し、責任者となった。マイコヴィッツ博士は夫のデービットと共に南カリフォルニアに住んでいる。

ケント・ヘッケンライヴェリーは科学の教師、弁護士そして「自閉症の時代」の創設編集長であり、ボレン報告への寄稿者でもある。ケントと妻のリンダは2人の子どもジャクリーンとベンと共に北カリフォルニアに住んでいる。

ロバート F・ケネディ Jr. はニューヨークタイムズ紙でベストセラーになった作者で、全米きっての環境活動家の一人である。彼の著作にはアメリカにおける犯罪、科学、政治などの分野で突出した作品がある。清潔な水の必要性を主張する世界最大のウォーターキーパーアライアンス社の社長である。そしてニューヨーク市ホワイトペンにあるペース大学法学校の環境訴訟の教授でもあり、天然資源防護協議会の上級法律顧問でもある。ケネディ氏はかってニューヨーク市の地区検事補であった。

〈翻訳者紹介〉
伊藤裕幸（いとう ひろゆき）
公認会計士
昭和 57 年 8 月「コンピュータ不正とその対策」（清文社）翻訳
令和 2 年 8 月「ケネディを殺した男」（幻冬舎メディアコンサルティング）翻訳
令和 3 年 1 月「AFTERMATH 金融クライシスから財産を守る 7 つの秘策」（幻冬舎メディアコンサルティング）翻訳
令和 4 年 1 月「司法妨害　このようにディープステートは民主党スキャンダルを隠蔽した」（幻冬舎メディアコンサルティング）翻訳

腐《ふ》敗《はい》した医《い》療《りょう》製《せい》薬《やく》複《ふく》合《ごう》体《たい》によるワクチン薬《やく》害《がい》

2023年1月26日　第1刷発行

著　者　ジュディ・マイコヴィッツ、ケント・ヘッケンライヴェリー
　　　　ロバート F・ケネディ Jr.（まえがき）
翻　訳　伊藤裕幸
発行人　久保田貴幸

発行元　株式会社 幻冬舎メディアコンサルティング
　　　　〒151-0051　東京都渋谷区千駄ヶ谷4-9-7
　　　　電話　03-5411-6440（編集）

発売元　株式会社 幻冬舎
　　　　〒151-0051　東京都渋谷区千駄ヶ谷4-9-7
　　　　電話　03-5411-6222（営業）

印刷・製本　シナジーコミュニケーションズ株式会社
装　丁　秋庭祐貴

検印廃止

Printed in Japan
ISBN 978-4-344-94279-0 C0047
幻冬舎メディアコンサルティングＨＰ
https://www.gentosha-mc.com/